幼児・
小学生ママ
必読！

成功する子は食べ物が9割

監修
予防医療コンサルタント
細川モモ
管理栄養士
宇野 薫
Luvtelli Tokyo & NewYork

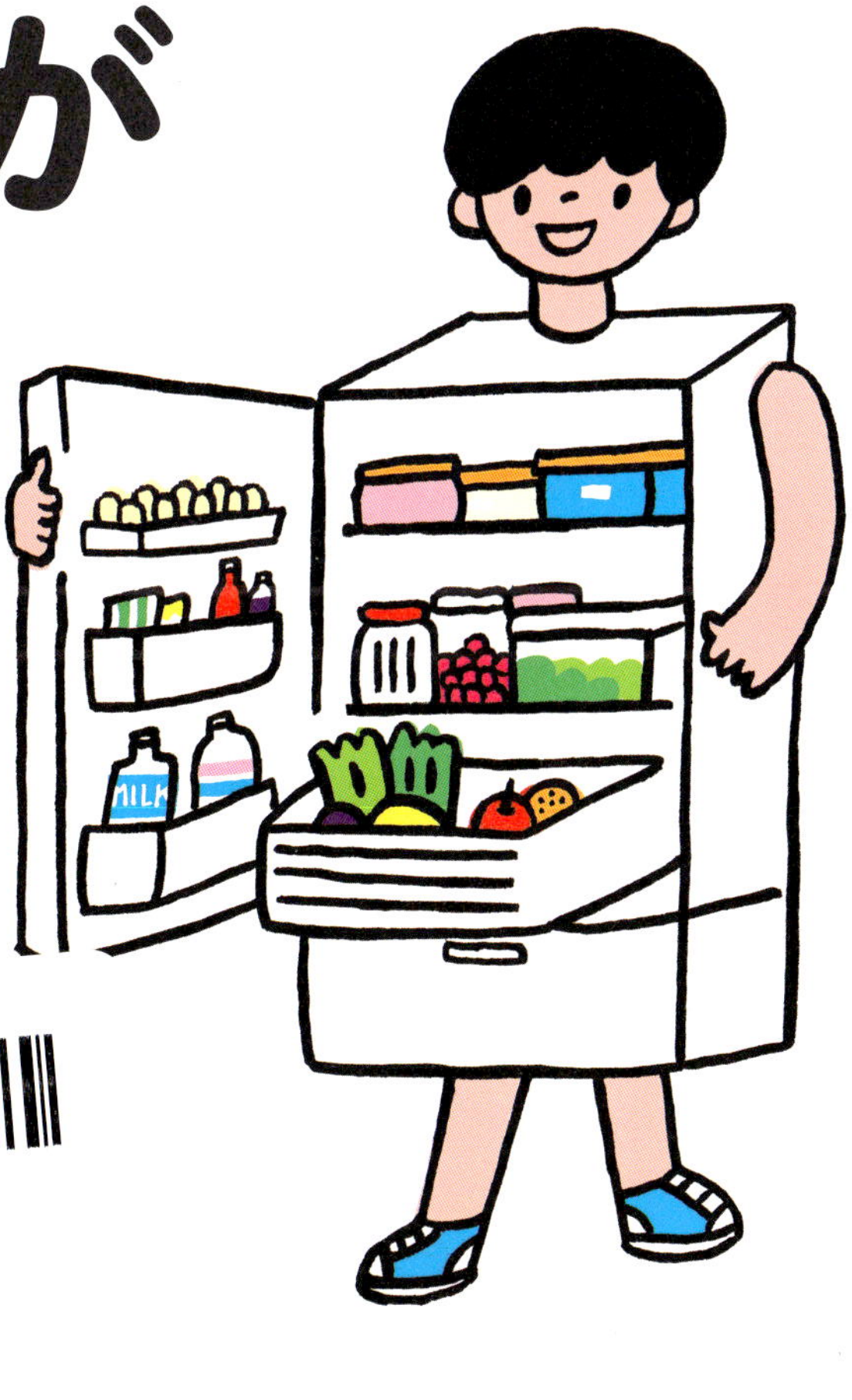

はじめに

いつもスーパーで同じ食材ばかり買っている。
メニューが（特に朝食が！）毎日ワンパターン。
親子そろって甘いものがやめられない。
でも忙しいし、しかたないよね。大丈夫だよね……。

そう思っていると、どこかでツケがくるかも!?

子どもの栄養状態は年々悪化しています。
「やせ」と「肥満」が二極化し、「生活習慣病」がふえています。
世界でいちばん睡眠が短くて、運動量も減っていて、
身長・体重は伸び悩み、体のあちこちに不調が出ている。
それがリアルな日本の子どもたち。

小中学生に実施されている※「小児生活習慣病予防健診」では、
血糖値やコレステロール値などで
ひっかかる子どもが約40％も！
血液検査の結果を見れば驚くのですが、

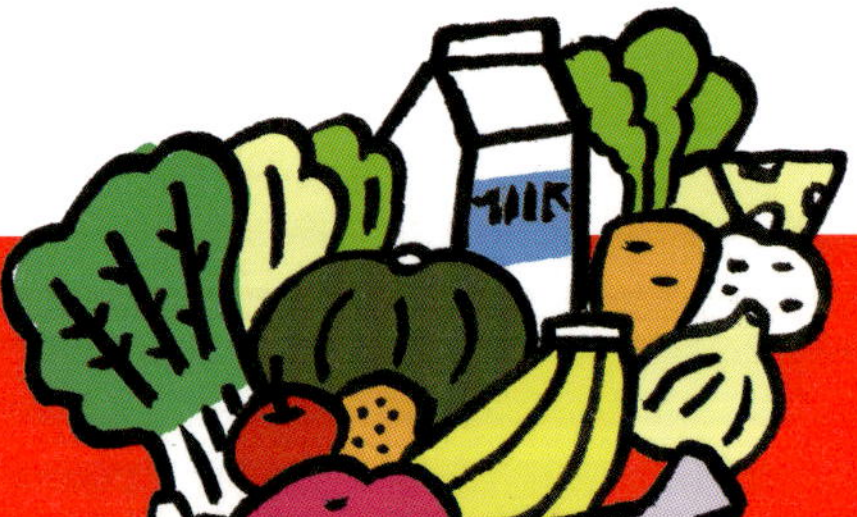

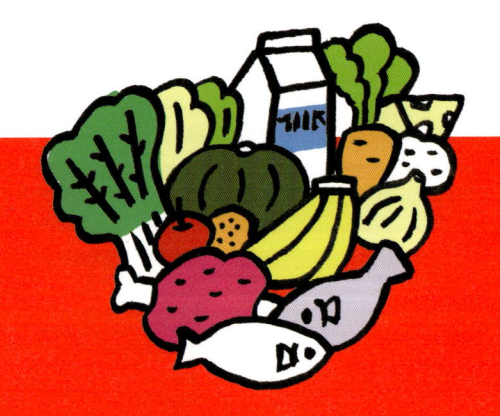

見た目には「太っていないから大丈夫でしょ」と
思っている親がほとんどです。
※自治体によって実施率が異なります。

子どもの健康を守るのは、お母さんの作る食事です。
カロリーを満たしていても、量を食べていても、
栄養のあるものを食べさせなければ、
子どもが育たないのは当然のこと。
食べなければ、やる気や集中力も生まれません!
子どもは食事から「パワー」をもらってはじめて、
学校や塾の勉強、習い事もがんばれるのです。

忙しいお母さんにとって、食事作りはたいへん。
でも、長い目で見れば、子ども時代ってほんの十数年。
ここで手を抜いて不健康にしてしまうか、
一生の健康を手に入れるか?
子どもの人生の成功は、食事で決まるのです。

母子の栄養研究や
小学生の食事調査、
たくさんのカウンセリングを
してきた私たちが、
今、お母さんたちに伝えたいこと。
この本に詰まっています。

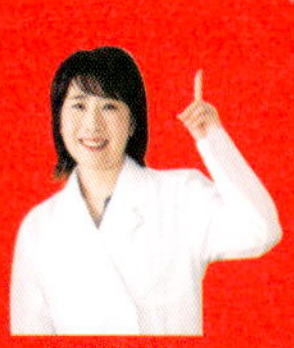
管理栄養士
宇野 薫さん
(UNO)

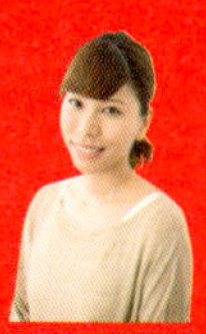
予防医療コンサルタント
細川モモさん
(MOMO)

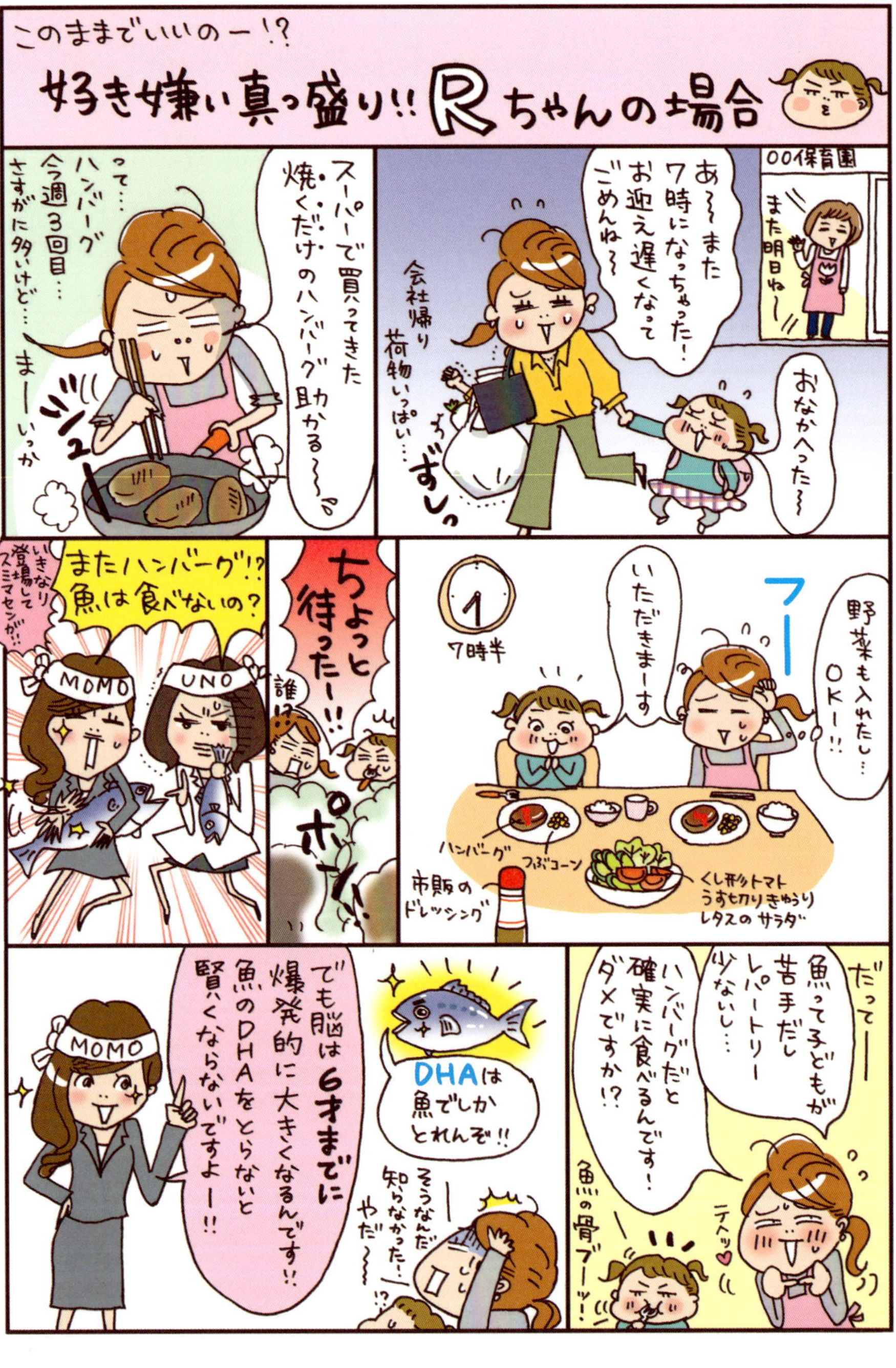

このままでいいのー!?
好き嫌い真っ盛り!! Rちゃんの場合
○○保育園
また明日ねー
あ～また7時になっちゃった！お迎え遅くなってごめんね～
会社帰り荷物いっぱい…
ずしっ
おなかへった～
スーパーで買ってきた焼くだけのハンバーグ助かる～♪
って…ハンバーグ今週3回目…さすがに多いけど…
まーいっか
ジュー
7時半
野菜も入れたし…OKー!!
フー
いただきまーす
ハンバーグ
つぶコーン
くし形トマト うす切りきゅうり レタスのサラダ
市販のドレッシング
ちょっと待ったー!!
誰!?
ポー!!
またハンバーグ!? 魚は食べないの？
いきなり登場してスミマセンが!!
MOMO
UNO
だってーー
魚って子どもが苦手だしレパートリー少ないし…
ハンバーグだと確実に食べるんです！ダメですか!?
テヘッ♥
魚の骨ブーッ！
DHAは魚でしかとれんぞ!!
そうなんだ知らなかったーやだ～～
!?
でも脳は6才までに爆発的に大きくなるんです!! 魚のDHAをとらないと賢くならないですよーー!!
MOMO

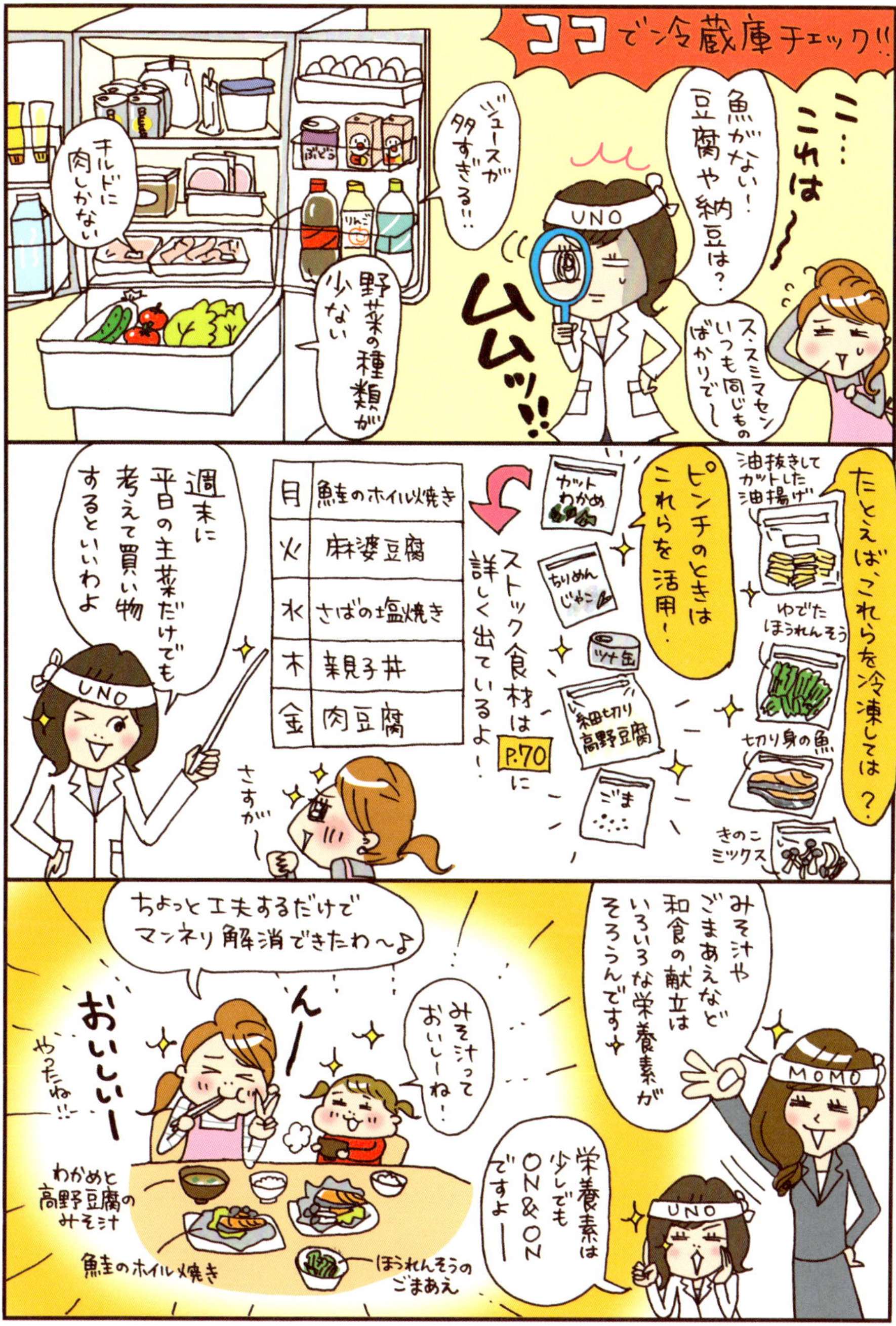
ココで冷蔵庫チェック!!
ン…これは〜
魚がない! 豆腐や納豆は?
ス・スミマセン いつも同じものばかりでし
ムムッ!!
ジュースが多すぎる!!
チルドに肉しかない
ぶどう
りんご
野菜の種類が少ない
たとえば、これらを冷凍しては?
油抜きしてカットした油揚げ
ゆでたほうれんそう
切り身の魚
きのこミックス
ピンチのときはこれらを活用!
カットわかめ
ちりめんじゃこ
ツナ缶
細切り高野豆腐
ごま
ストック食材はP.70に詳しく出ているよ!
月 鮭のホイル焼き
火 麻婆豆腐
水 さばの塩焼き
木 親子丼
金 肉豆腐
週末に平日の主菜だけでも考えて買い物するといいわよ
UNO
さすが〜
みそ汁やごまあえなど和食の献立はいろいろな栄養素がそろうんです
MOMO
栄養素は少しでもON&ONですよ〜
ちょっと工夫するだけでマンネリ解消できたわ〜♪
ん〜
みそ汁っておいしーね!
おいしい〜
やったね!!
わかめと高野豆腐のみそ汁
鮭のホイル焼き
ほうれんそうのごまあえ

このままでいいのー!?

甘いもの大好き太りぎみ Kくんの場合

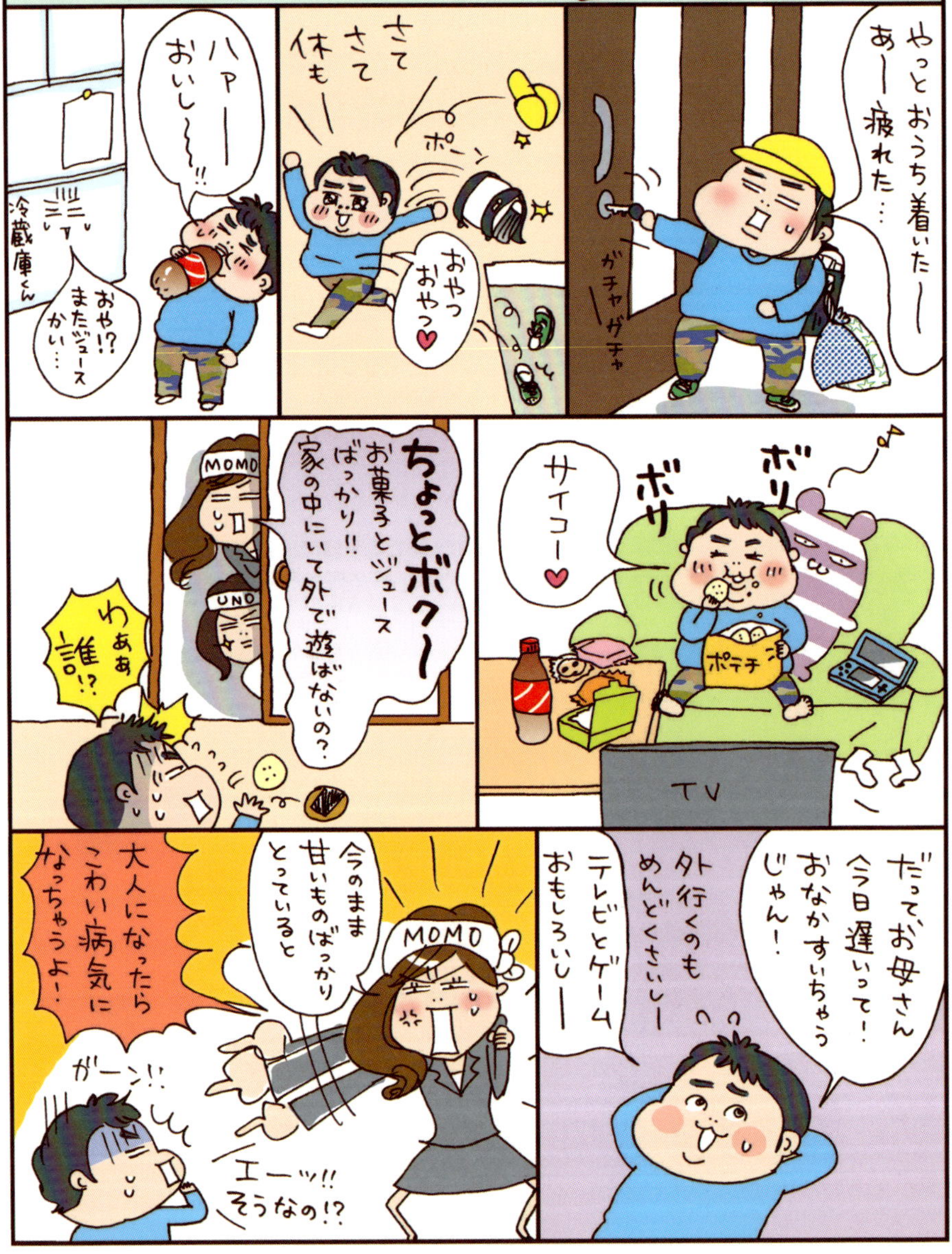

やっとおうち着いたー あー疲れた…
ガチャガチャ
さてさて 休もー
ポーン
おやつおやつ♡
ハァーー おいし〜〜!!
冷蔵庫くん
おや!? またジュースかい…
サイコー♡
ボリボリ
ポテチ
TV
ちょっとボク〜 お菓子とジュースばっかり!! 家の中にいて外で遊ばないの?
MOMO
UNO
わぁぁ 誰!?
だってお母さん今日遅いって! おなかすいちゃうじゃん!
外行くのもめんどくさいしー テレビとゲームおもしろいしーー
今のまま甘いものばっかりとっていると
MOMO
大人になったらこわい病気になっちゃうよ!
ガーン!!
エーッ!! そうなの!?

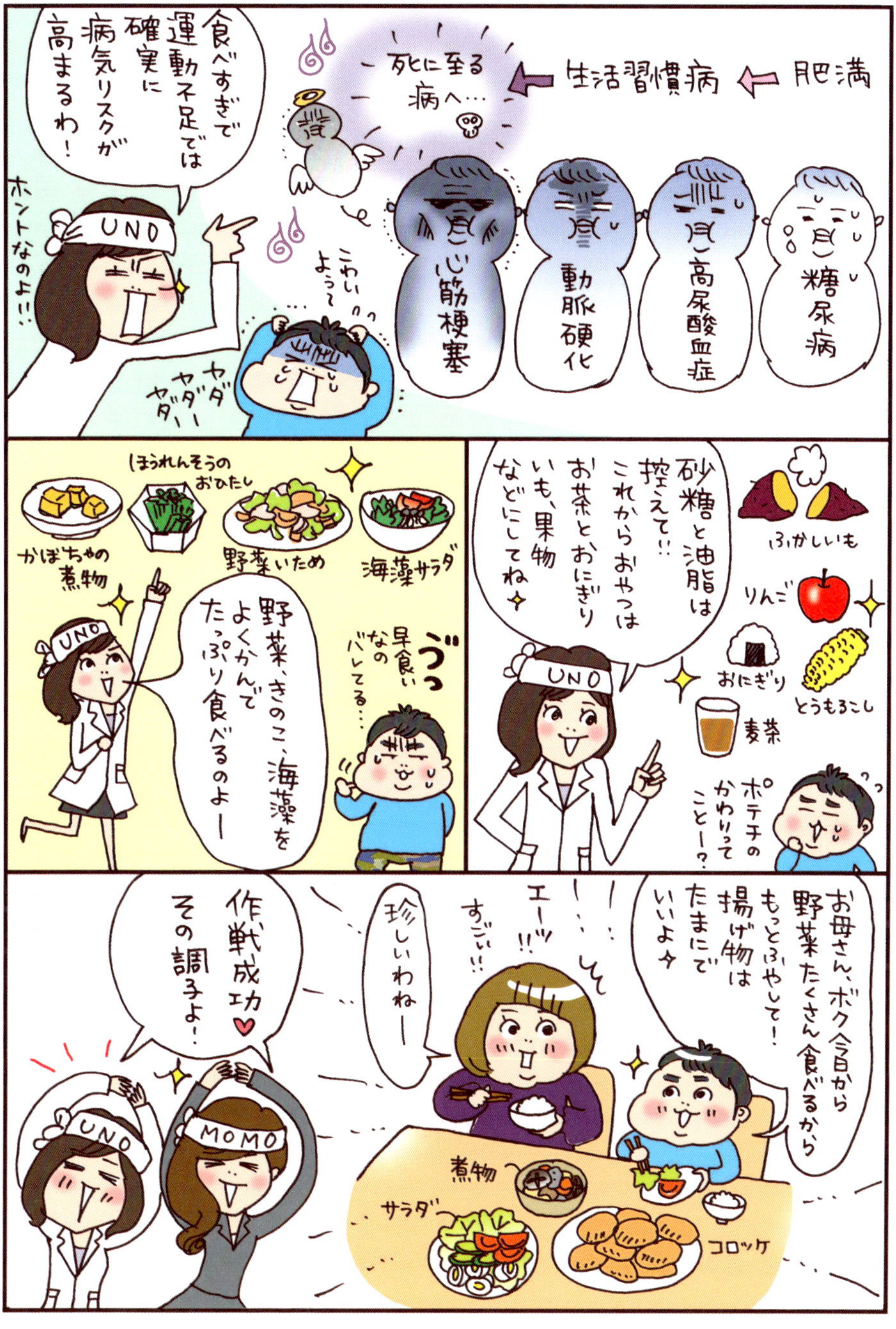

肥満
生活習慣病
死に至る病へ…
糖尿病
高尿酸血症
動脈硬化
心筋梗塞
こわいようって
食べすぎで運動不足では確実に病気リスクが高まるわ！
ホントなのよ!!
ヤダヤダヤダ
砂糖と油脂は控えて!! これからおやつはお茶とおにぎりいも、果物などにしてね
ふかしいも
りんご
おにぎり
とうもろこし
麦茶
ポテチのかわりってことー？
ほうれんそうのおひたし
かぼちゃの煮物
野菜いため
海藻サラダ
野菜、きのこ、海藻をよくかんでたっぷり食べるのよー
ゔっ
早食いなのバレてる…
お母さん、ボク今日から野菜たくさん食べるからもっとふやして！揚げ物はたまにでいいよ
エーッ!!
すごい!!
珍しいわねー
作戦成功♥ その調子よ！
煮物
サラダ
コロッケ

予防医療コンサルタント・細川モモさん（MOMO）と

管理栄養士・宇野 薫さん（UNO）の

カラダに本当に必要な食事を

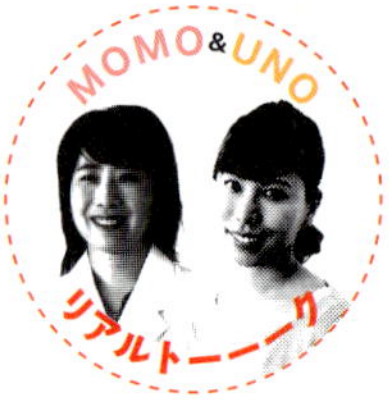

忙しいから、どうしようもない！ でも、やりくり上手になりましょう!!

MOMO 「忙しくて時間がない」「食事がワンパターン」というお母さんの声は圧倒的に多いですね。「帰宅後はヘトヘト→何を作ればいいか思い浮かばない・考えるのも苦痛→だから結局、そうざいを買ってしまう」というくり返しは、どこかで見直したい！

UNO 私もそうですが、お母さんが「今日、何にしよう？」なんて帰宅後に考えていたら、おなかをすかせた子どもたちにはタイムアウトです！ だから1週間分をやり抜く食材は、用意しておかないと。

MOMO いちばん手間のかかるのは主菜だから、うちでは親子丼用にカットした鶏もも肉、角切りの豆腐、干物、さばのみそ煮などを冷凍ストックしています。鶏だんごの肉だねは製氷皿に入れておき、時間がないときは「鶏だんごと小松菜のスープ」や、たれで焼いて「鶏つくね」に。野菜は切っただけでもなんとかなるし！

UNO フリージングするとラクよね。しじみやあさりは汁物にポン！ きのこミックスは、「炊き込みごはん」や「ホイル焼き」にポン！

MOMO あとは温泉卵が便利。めん類、丼、サラダにのっけるだけ。

UNO 「食材を腐らせるのがいや」と聞くけれど、フリージングするとか、卵や納豆など1週間もつ食材もありますよね。宅配やネットスーパーも上手に使ってね。

MOMO 食事を作るお母さんだって、元気じゃないと始まらないから、しっかり食べてほしい！ 私たちも仕事と子育ての両立で常に寝不足だけれど元気でいられるのは、とにかく食べているからです（笑）。

子どもの

「食べてきたものが悪かった」と20年後に後悔しても、とり戻せません

MOMO　お母さんたちは「栄養バランスが悪い」と思っていても、「体に悪いものを食べさせている」という自覚はないんですよね。

UNO　そうそう、そこが問題よね！　講演会などでは、「食事の塩分や糖分、トランス脂肪酸などが、子どもの健康を害する可能性があることは衝撃だった」という声をたくさん聞きます。そもそも食べ物は何でも体にいい、と思っているのはまちがい。

MOMO　日々忙しくて、〝今〟食べているものが子どもの将来に与える影響まで、想像できないのかもしれません。でも、子どもの成長期に向き合っているのは今だけ。大きくなってからでは絶対にとり戻せない。

UNO　「あのとき、こうしておけばよかった」と後悔しても遅い！

MOMO　親が塾や習い事に通わせるのは、子どもをより優秀にしようという投資ですよね。もしお金と時間を使うのなら、最大の投資は「食事＝栄養」ですよ！と言いたい。

UNO　戦時中に疎開した子どもたちは、栄養失調で6㎝も(！)身長が縮んだのよね。実は今の子どもたちも身長が伸び悩んでいます。私たちが小学生を対象に実施した食事調査では、男女ともにカロリー不足でした。即効性がないから実感もないけれど、成長期に食事の力はとても大きいのです。

MOMO　食の豊かな時代、今こそ、子どもに本当に必要な食べ物を「親が選ぶ力」が問われています。たいへんかもしれないけれど、見返りは何十倍にもなりますよ!!

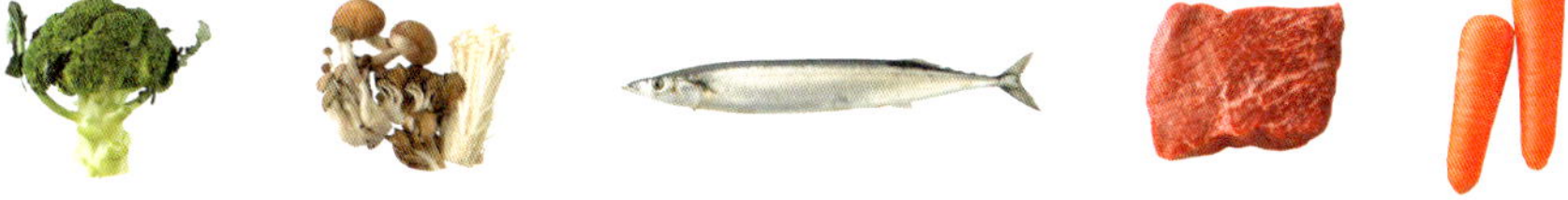

Contents

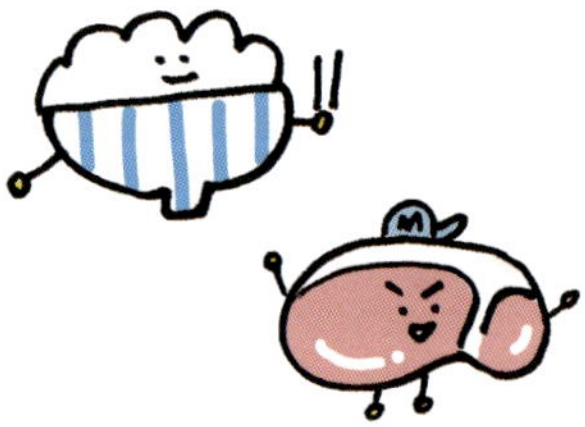

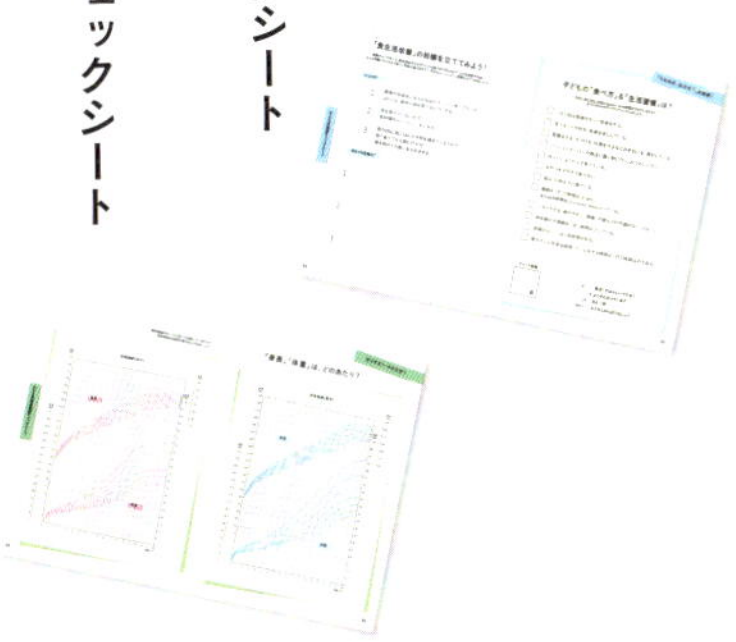

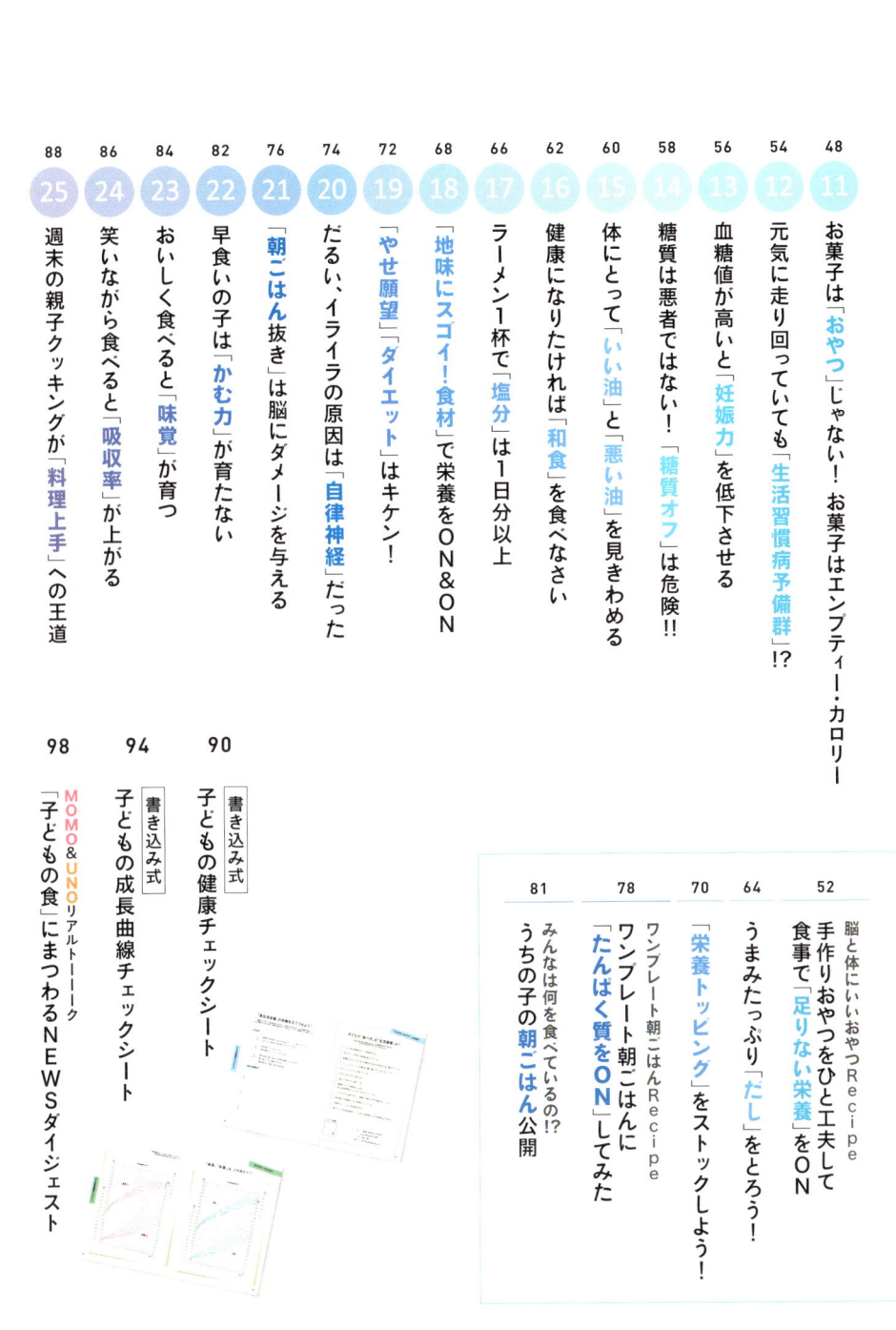

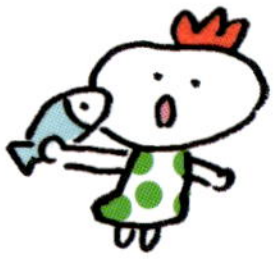

分量と調理について

- 材料は4人分、または作りやすい分量です。
- 小さじ1=5mℓ、大さじ1=15mℓ、1カップ =200mℓ、米1カップ =180mℓです。
- 野菜類は、洗う作業をすませてからの手順を説明しています。皮をむく、根を切り落とすなどの記述を省略している場合もあります。
- つけ合わせにする野菜や好みで使用するものは、材料から省略していることもあります。
- 作り方の火かげんは、特に記載のないときは「中火」で調理してください。
- 電子レンジの加熱時間は600Wの場合の目安です（500Wなら1.2倍にしてください）。オーブントースターの加熱時間は1000Wの場合の目安です。機種や食材の水分量などによって加熱時間には多少の差があるので、様子を見てかげんしてください。

食事の目安量について

- 「女子栄養大学四群点数法」を参考にしています。
- あくまでも目安量なので、お子さんの体格や食欲に合わせて調整してください。
- 乳糖不耐症など、牛乳でおなかがゆるむお子さんの場合は、牛乳の分をヨーグルトに変更する（乳糖が分解されているため）ことをおすすめします。
- 食物アレルギーのあるお子さんは、各栄養群の中から食べられるものを選んで栄養バランスをととのえてください。

Part1

食べたもので カラダは できている！

成長期の子どもを育てていくときに、
覚えていてほしい食事のこと。
20年後に後悔しない！ 25のルールがあります。

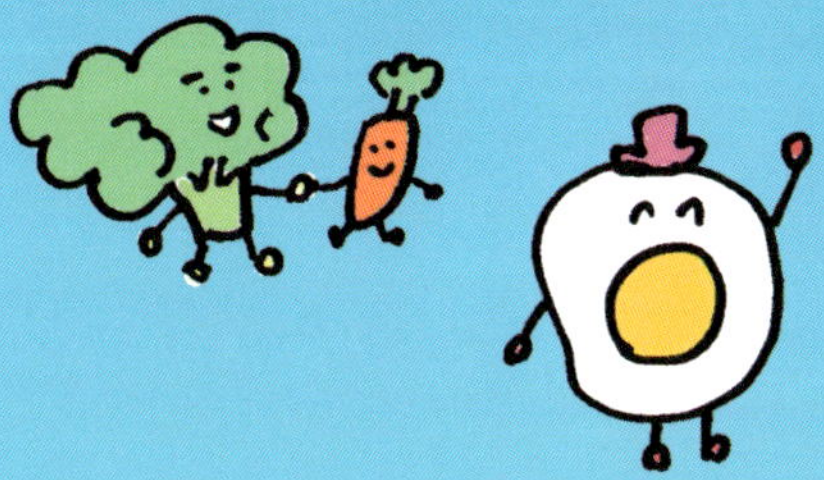

「脳神経」は6才までに9割が完成する

年齢によって、体の部位は発育スピードが違う

子どもに対して「大きくなったね！」と言うとき、つい、身長や体重という体格だけを見てしまいがちですよね。でも、重要なのはその中身。子どもは食べて栄養をとることで、体の臓器や筋肉、骨、血管、皮膚などが育ち、脳も成長していきます。

親として覚えておきたいのは、体の部位が、子ども時代を通してずっと同じ速度で成長するわけではないということです。脳や脊髄などの神経系は「幼児期」に、骨や生殖器は「思春期」に、ほかの時期とくらべてめざましく発育発達することを知っていますか？

0〜6才が、脳を育てるビッグチャンス

生まれてから6才までに、爆発的に大きくなるのが「脳」です。

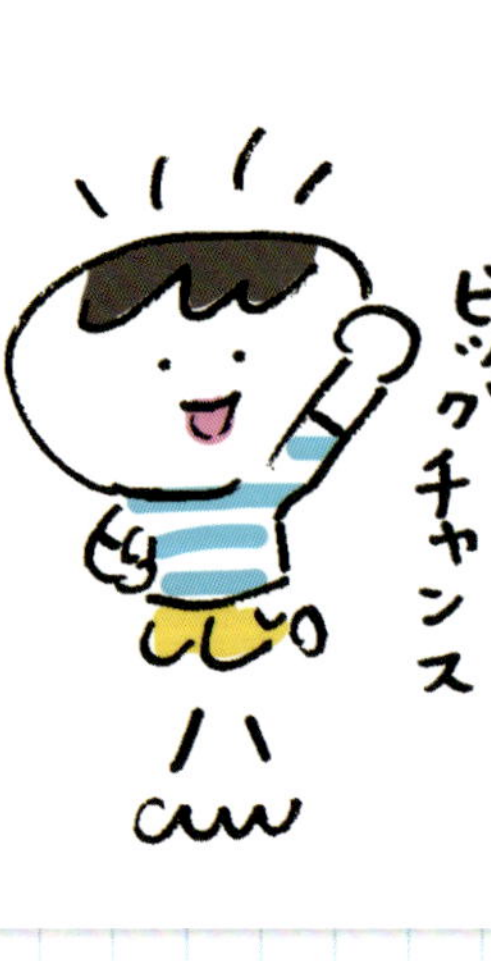

赤ちゃんの脳には、すでに大人と同じ数の神経細胞がありますが、働きは未熟です。これは、神経細胞同士がうまくつながっていないため。五感がさまざまな刺激を受けることで「シナプス」という結合部ができ、神経細胞同士がつながり、神経回路のネットワークがつくられていきます。

6才までに脳の神経回路は約9割が完成し、同時に脳の重さもふえていきます。新生児期に350〜400gだった脳の重さは、3才で1000g、4〜6才で1200〜1500gになり、大人の95%に！「頭がいい」「運動神経がいい」とは、脳の神経回路のネットワークがよく働いているということにほかなりません。

この時期に、毎日の食事から、★1脳をつくる材料になる食材や、脳の働きをよくする食材を十分にとることを、ぜひ心がけたいもの。また、脳を刺激する運動や、脳の記憶を定着させる睡眠も、とてもたいせつです。**外遊びをせずにお菓子ばかり食べ、ゲームで夜ふかしをしていては、将来、「頭がよくなる」「運動が得意になる」といった可能性も摘みとってしまいます。**

ここまで読んで、「うちの子は6才を過ぎてしまった！」とハッとしたお母さん、お父さん。安心してください。6才を過ぎても、何才になっても、脳はゆるやかに成長しつづけます。これから先は、脳を育てるための食習慣を実践しましょう。

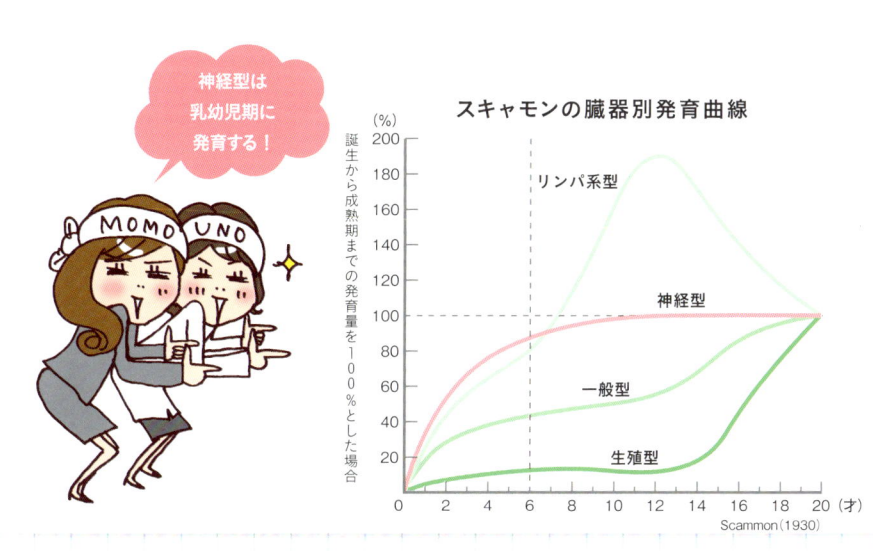

スキャモンの臓器別発育曲線

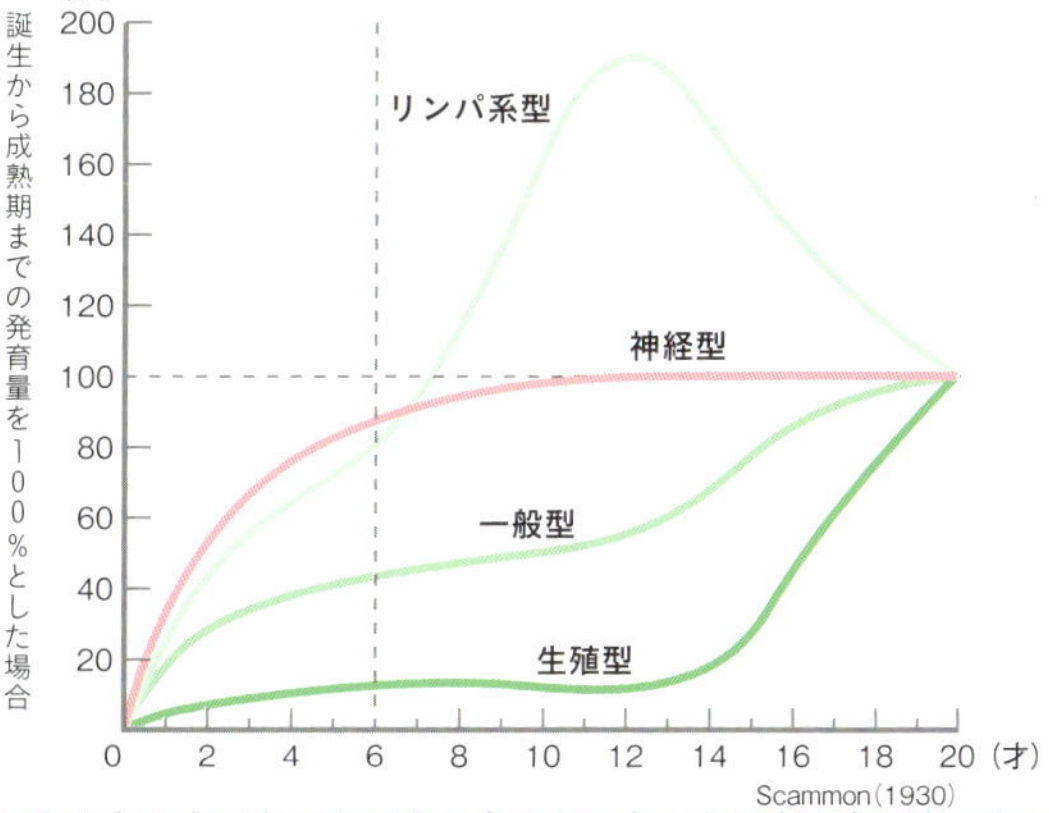

★1 脳をつくる材料になる食材➡p.17へ

脳と体をつくる「5大キーワード」

成長期に大人と同じ〝栄養〟では足りない

たとえば体重15kgの子どもには、体重45kgのお母さんの食事の3分の1量を与えればいいでしょうか？　いいえ、そうではありません。成熟した大人と違い、成長期の子どもは体を大きくするために、それだけ栄養をたくさん必要とします。新陳代謝が活発なので、大人以上に生きるためのエネルギー（食事のカロリー）もたくさんいるのです。

子どもは大人とくらべて、体重1kgあたりで見ると、エネルギーは約2倍、たんぱく質は約1・5倍、鉄・カルシウムは2〜3倍も多くとらなければなりません。

もし「子どもの身長を伸ばしたい！」と思ったら、栄養不足には要注意。骨の発育を促す「IGF-I」という体内の成長因子は、た

子どもは新陳代謝が活発なので、体重1kgあたりの基礎代謝（生命維持に必要なエネルギー）は大人よりも高い！

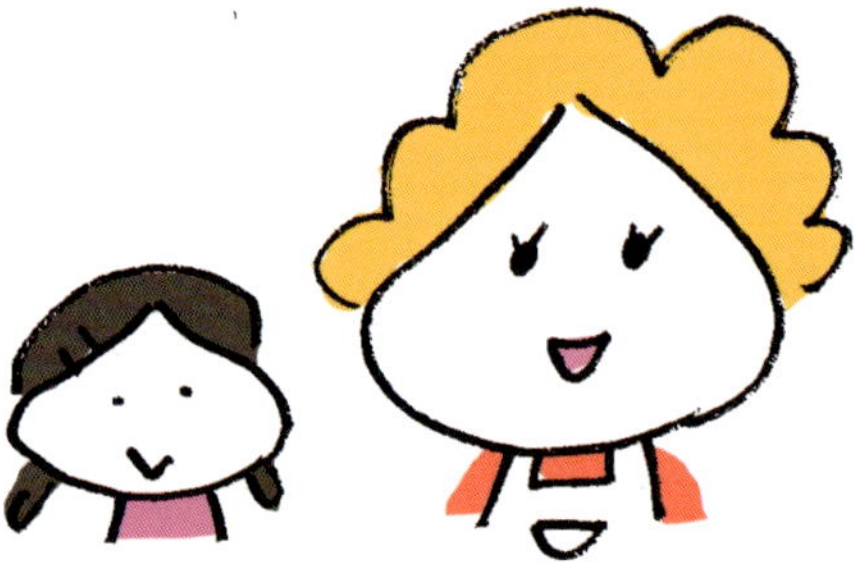

んぱく質×カロリーの摂取量に比例してふえます。そのため、食事からの栄養が足りなくなると、身長は伸び悩んでしまうのです。

「5大キーワード」を意識して食べさせる

「おなかすいた！」と子どもに言われると、とにかく空腹を満たすために食べさせる、という人もいるかもしれません。でも、たとえ満腹になっても、そこに体をつくる栄養素が入っていなければ、子どもは育ちません。

まずは、成長期の子どもの脳と体をつくるために欠かせない、5つのキーワードを覚えましょう。**5つとは、筋肉をつくる「たんぱく質」、骨をつくる「カルシウム」、脳をつくる「DHA」、血液をつくる「鉄」、腸をととのえる「発酵食品」のことです。**

下図のような食材を「頭の中」と「冷蔵庫の中」にいつも入れておいて、毎日、意識して食べましょう。

もちろん、この5つのキーワードの食材だけをとっていれば子どもは順調に成長する、というわけではありません。バランスよくとらないと、栄養素はうまく働かないという話はのちほど詳しく説明しますが、ここでは**「どの食べ物が、子どもの体の、どの部分をつくるのか？」ということを、イメージしてほしいと思います。**

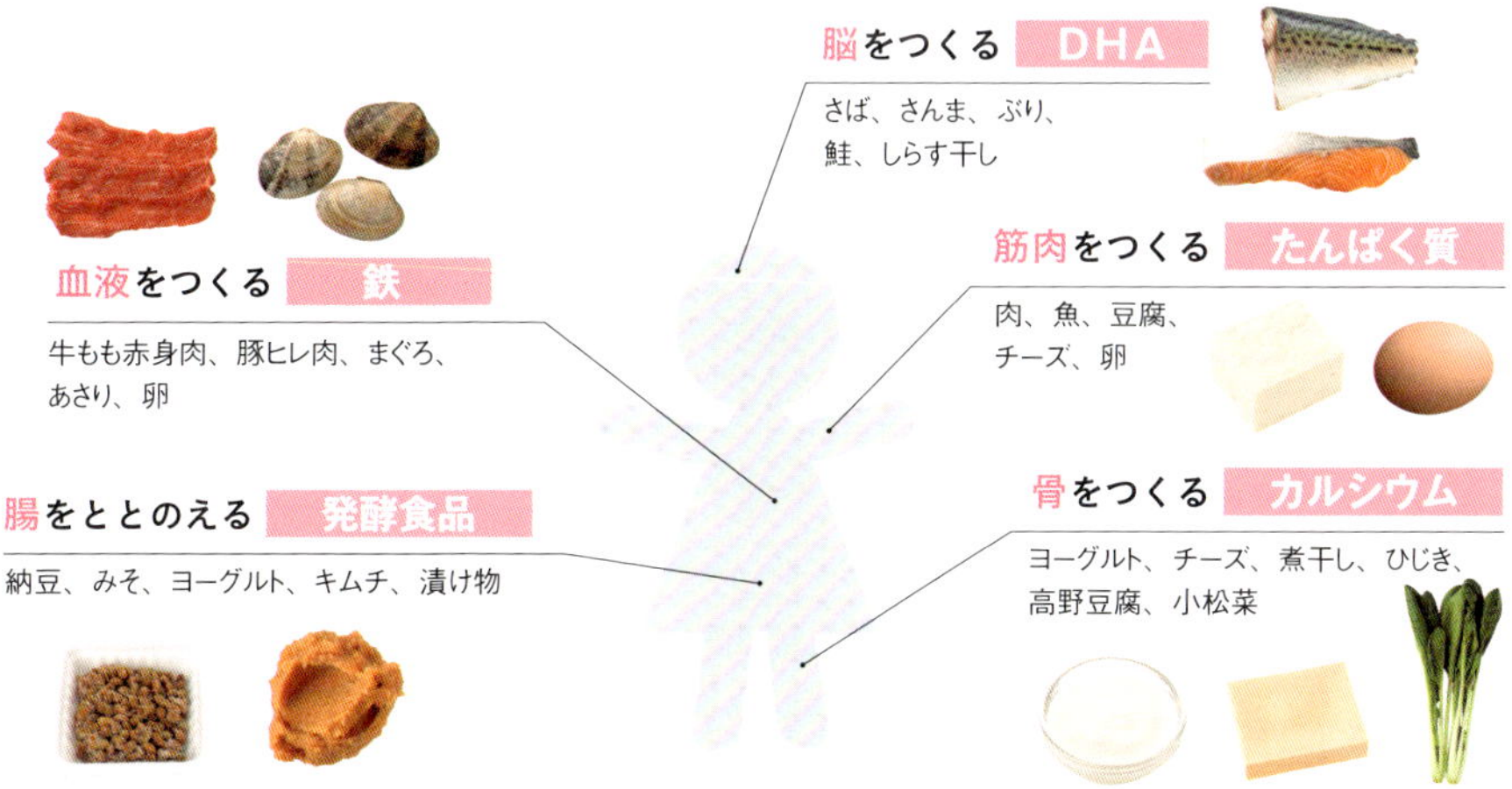

食べ方File
03

明日の筋肉は「必須アミノ酸」で決まる

食事からとるべき必須アミノ酸は9種類

体をつくるたんぱく質は、20種類のアミノ酸が結合してつくられています。

人間を含めて生物のたんぱく質になるアミノ酸は、わずか20種類。このうち9種類（乳幼児は10種類）のアミノ酸は、体内で十分に合成できないために「必須アミノ酸」と呼ばれ、毎日の食事からとるのが私たちの体のルールになっています。

たんぱく質が優秀であるかどうかは、必須アミノ酸をどれだけ含むか（アミノ酸スコア）で決まります。9（10）種類がすべて基準値を満たすと、アミノ酸スコアは100点満点。ただし、基準値以下のものが1つでもあると、体内での利用効率が下がってしまいます。

これは、アミノ酸の板をつないだ「桶」にたとえられます。たと

必須アミノ酸は9種類（乳幼児は10種類）

1 イソロイシン
2 ロイシン
3 リジン
4 メチオニン
5 フェニルアラニン
6 スレオニン
7 トリプトファン
8 バリン
9 ヒスチジン
10 アルギニン★

★大人では非必須アミノ酸のアルギニンは、乳幼児は体内で十分に合成できないため、必須アミノ酸に分類される。このため、乳幼児では必須アミノ酸は10種類になる。

えば、卵のたんぱく質はアミノ酸スコアが100なので、桶いっぱいまで水をためることができます。その一方で、小麦のたんぱく質は「リジン」の数値が29なので、桶に29％しか水をためることができません。そうすると、29％しかたんぱく質を利用できません。つまり、**アミノ酸スコアが低いと、「明日の筋肉もつくられない」ということになってしまいます。**

子どもに必要なたんぱく質は大人の1・5倍

成長期の子どもは大人の1・5倍のたんぱく質を必要とします。では、効率よく良質なたんぱく質をとるには、どうしたらよいでしょうか？　**1つは、アミノ酸スコアの高い「優等生」を選ぶことです。**たとえば「卵」「ヨーグルト」「肉類（牛肉、鶏肉、豚肉）」「魚」は、アミノ酸スコアが100点満点の優等生です。

もう1つは、いろいろな食材を食べて、欠けているアミノ酸を補い合うことです。たとえば、米のアミノ酸スコアは65ですが、米に不足しているリジンは大豆に多く含まれるため、「納豆ごはん」にすればアミノ酸スコアは100に！　和食でおなじみの組み合わせは、理にかなっているわけです。もし朝食はパン（小麦）という家庭なら、アミノ酸スコア100の卵やヨーグルトをセットで食べましょう。

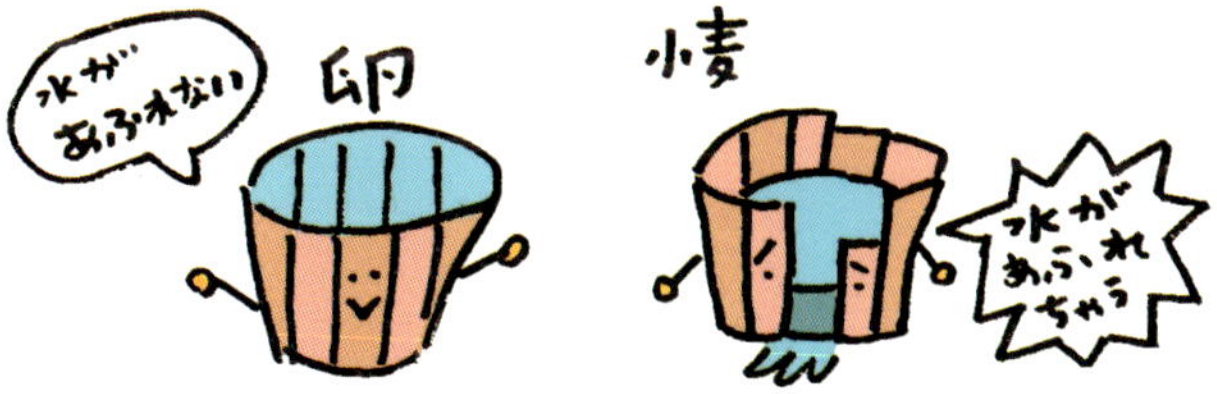

アミノ酸スコア100点満点の食材

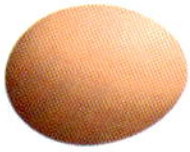
卵

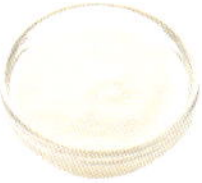
ヨーグルト

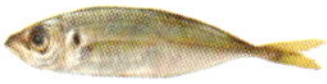
魚

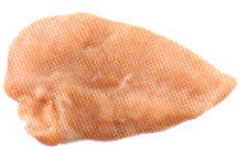
鶏肉

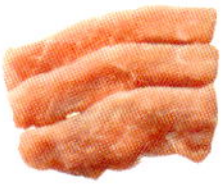
豚肉

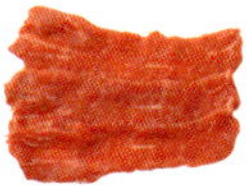
牛肉

いつものハンバーグを「脳を育てるバーグ」にかえてみた

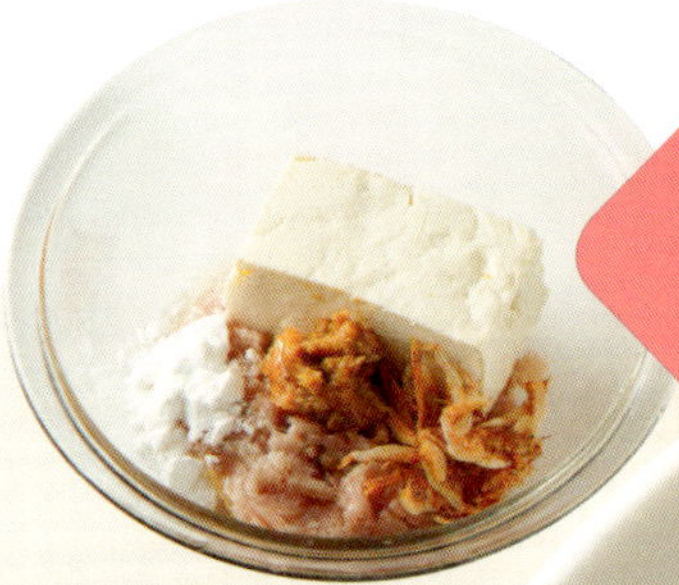

＼たんぱく質をチェンジ／

鶏ひき肉 ＋ 豆腐

豆腐＆桜えびで栄養素がぐんとふえる！

和風ハンバーグ

材料（4人分）

A
- 鶏胸ひき肉…200g
- 木綿豆腐…200g
- 桜えび…大さじ1
- みそ、はちみつ、かたくり粉…各大さじ1

ピーマン…2〜3個

B
- はちみつ、しょうゆ…各大さじ1
- 水…1/4カップ

C
- かたくり粉…小さじ1
- 水…大さじ2

作り方

1. ボウルに**A**を入れてよくまぜ、4等分する。
2. ピーマンは四つ割りにする（へたのかたいところを除き、種は栄養があるので残す）。**B**はまぜる。
3. 手にごま油（分量外）をつけて**1**を小判形にまとめ、中火で熱したフライパンに並べる。肉のわきにピーマンも入れる。ふたをして3〜4分焼き、上下を返して1〜2分焼く。**B**を加えて1〜2分煮て、ハンバーグとピーマンを器に盛る。
4. **3**のフライパンに**C**をまぜながら加え、とろみをつけてハンバーグにかける。

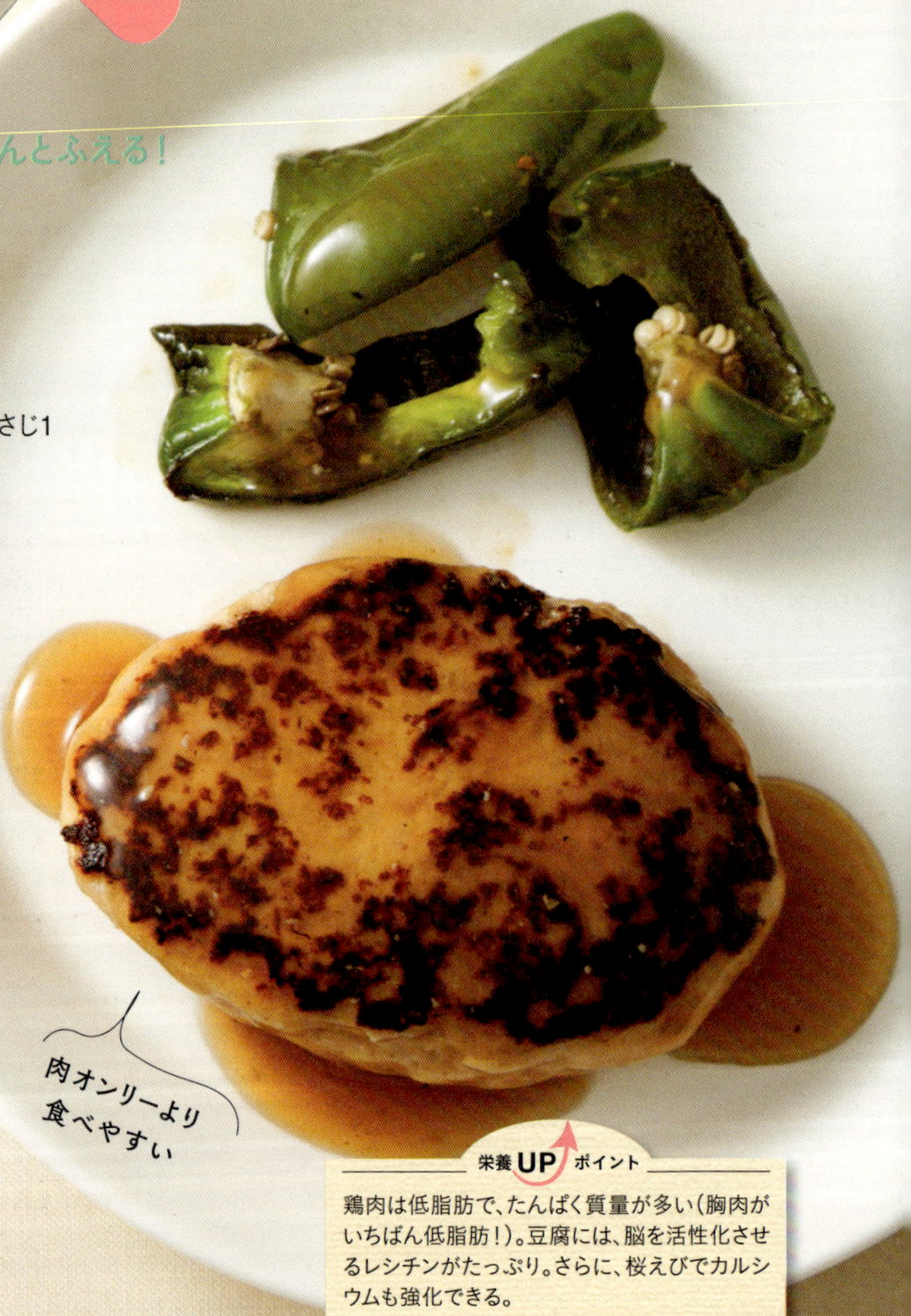

栄養UPポイント

鶏肉は低脂肪で、たんぱく質量が多い（胸肉がいちばん低脂肪！）。豆腐には、脳を活性化させるレシチンがたっぷり。さらに、桜えびでカルシウムも強化できる。

たんぱく質おかずで、登場回数の多いハンバーグ。
でも、合いびき肉は脂肪が多め……。
肉の脂肪は減らして、豆腐や魚をプラスしたら
脳を育てるヘルシーバーグになりました。

＼たんぱく質をチェンジ／

豚ひき肉＋さば缶

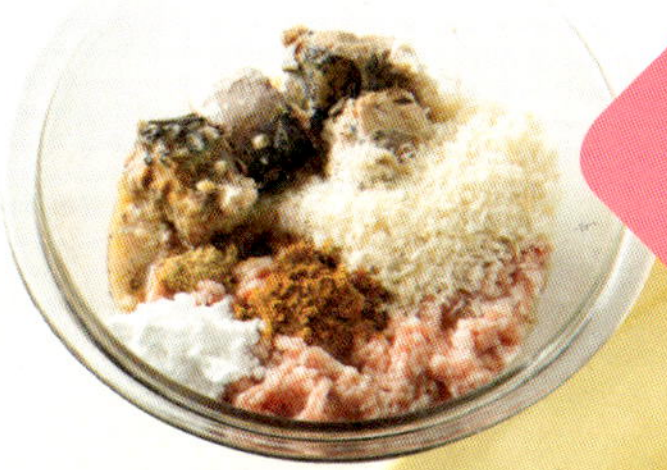

カレー粉で
魚のくさみナシ

肉のたんぱく質＆鉄に、魚のDHAも投入！

さばーグのトマト煮

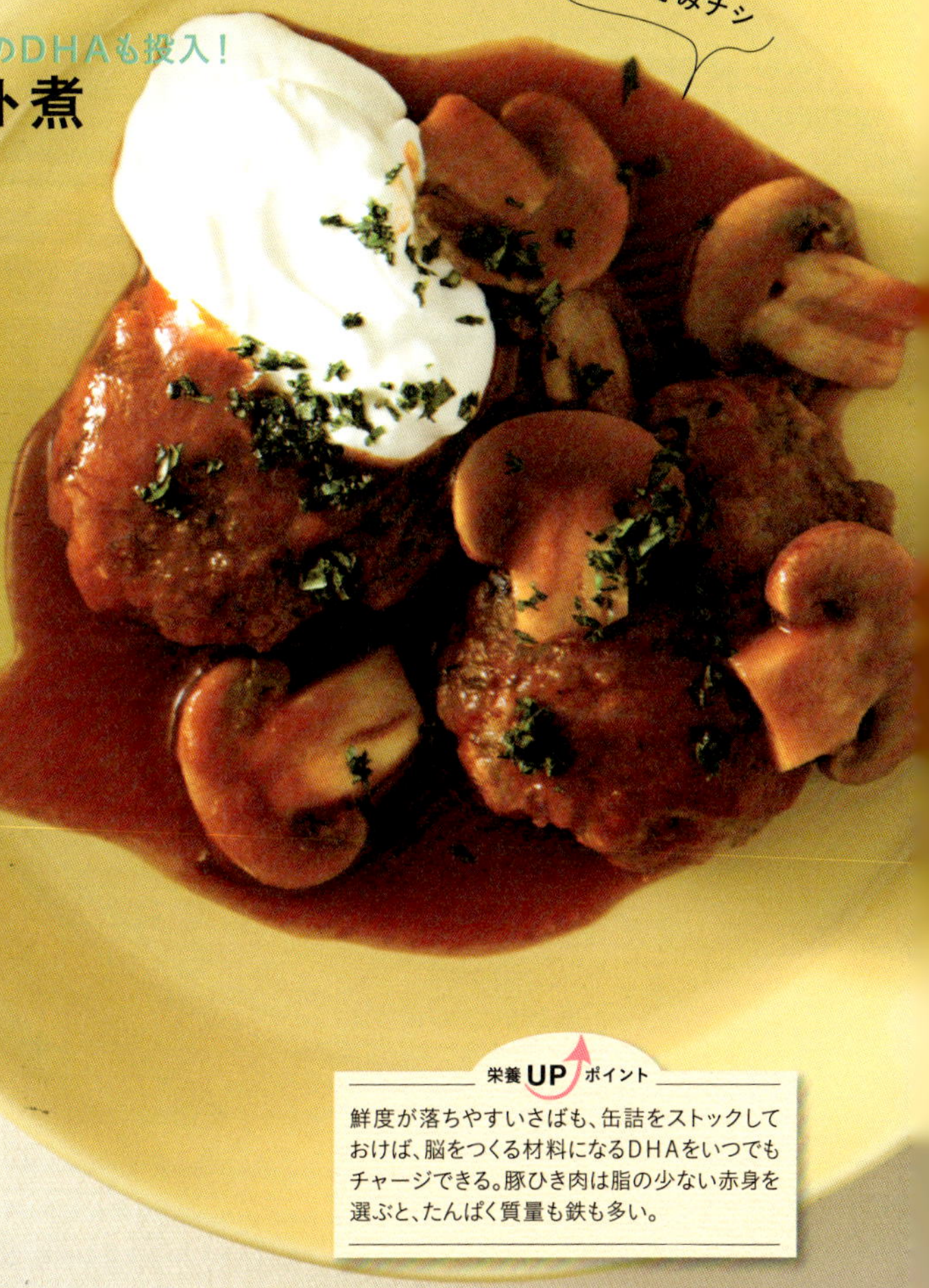

材料（4人分）

A さば水煮缶…1缶（190g）
　豚赤身ひき肉…200g
　パン粉…大さじ3
　かたくり粉…大さじ1
　カレー粉…小さじ1
マッシュルーム…1パック
オリーブ油…大さじ1
B トマトジュース…1カップ
　顆粒コンソメ（無添加）…小さじ1

作り方

1. ボウルに**A**を入れてよくまぜ、4等分して小判形にまとめる。
2. マッシュルームは薄切りにする。
3. フライパンにオリーブ油を熱して**1**を並べ、中火で両面をこんがり焼き、とり出す。
4. **3**のフライパンに**2**を入れていため、**B**を加える。ひと煮立ちしたら**3**のハンバーグを戻し入れて火を弱め、5〜6分煮る。器に盛り、好みで水きりヨーグルトを添え、パセリのみじん切りを振る。

栄養UPポイント

鮮度が落ちやすいさばも、缶詰をストックしておけば、脳をつくる材料になるDHAをいつでもチャージできる。豚ひき肉は脂の少ない赤身を選ぶと、たんぱく質量も鉄も多い。

「骨」を強くできるのは思春期まで

骨量は20才で最大になり、45才から減少する

小学生～高校生の骨折率は、増加傾向がつづいています。ゲームや室内遊びが増加して、外で日光を浴びていないことが、骨が弱くなっている要因の1つだといわれています。

女子は12～14才ごろ、男子は14～16才ごろに、骨をつくる働きがピークになります。この時期を過ぎると、食事や運動でいくら努力をしても、骨量が大きくふえることは期待できません。

骨量は20才前後で最大になり、その後は、40才くらいまでは横ばいに、45才以降は減少していきます。

「最大骨量」（ピークボーンマス）は、骨の一生の基盤！　女性の場合は閉経期に骨量が急低下するため、骨粗しょう症になるリスクが男性より3～4倍も高まります。**思春期のダイエットは、将来**

年齢と骨量

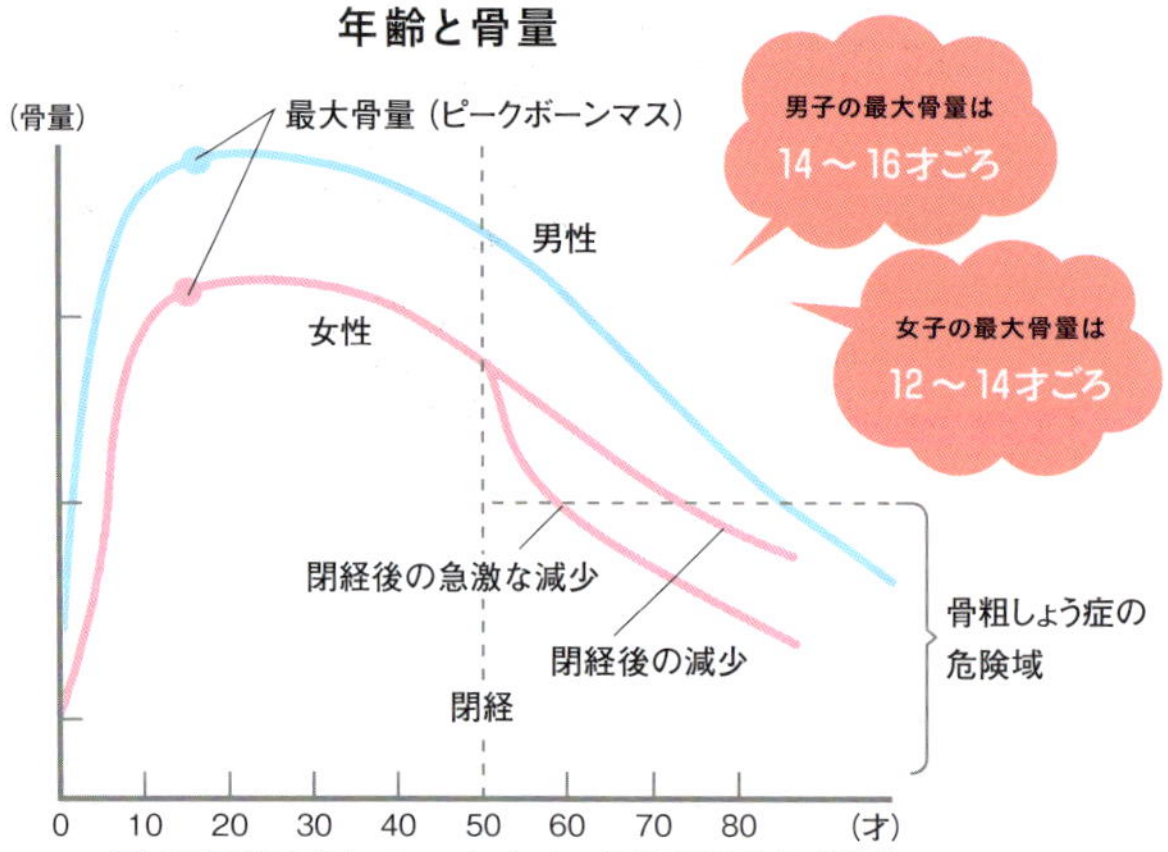

（財）骨粗鬆症財団（http://www.jp.of.or.jp　2008/09/01）を一部改変

の骨粗しょう症や老後骨折を防ぐためにも避けたいことです。

「骨端線《こったんせん》」が閉じる前に、身長を伸ばす！

また、子どもの骨には、大人には存在しない「骨端線（別名・成長線）」という軟骨組織が存在します。骨端線は、女の子は15〜16才ごろに、男の子は17〜18才ごろに閉じてしまい、この「骨端線の閉鎖」とともに身長の急激な伸びは終わってしまいます。

思春期に骨を強くし、さらには身長を伸ばすために**親として心がけたいのは、栄養・運動・睡眠の3本柱をしっかり与えることです。**

栄養面では、骨の発育を促す成長因子の「IGF-I」が不足しないように、たんぱく質と食事のカロリーを充足させましょう。最新の研究では、魚のDHA★1・EPA（オメガ3脂肪酸）が腸骨の骨密度を育むことがわかっており、カルシウム★2・マグネシウム・ビタミンDに加えて、DHA・EPAも成長期の骨の伸びに欠かせない栄養素となりました。これらをすべて含む鮭やしらす干しを食卓へ！

運動と睡眠も欠かせません。**日本の幼稚園児を対象にした研究では、男の子は「運動系の習い事」、女の子は「毎日の運動習慣」が骨の強度を高めることがわかっています。**また、成長ホルモンの分泌は睡眠中に高まるので、「骨密度が高い子は22時までに寝ている」という調査結果が！「寝る子は育つ」は本当なのです。

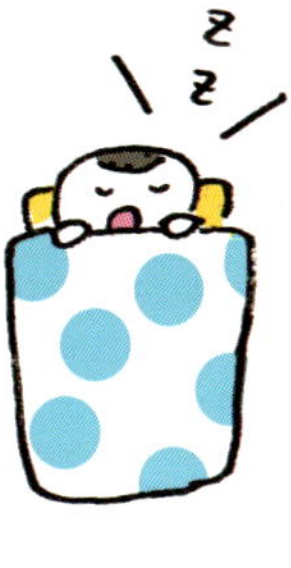

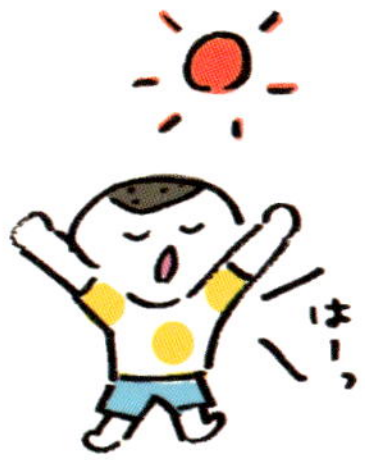

不足もサプリメントによる過剰摂取もNO

カルシウムとマグネシウムはきょうだいミネラル！

カルシウムは骨や歯の材料になるほか、マグネシウムとセットで働いて、筋肉の収縮を正常に保つ、興奮や緊張を緩和する、などの重要な役割をしています。両者とも不足しないことがたいせつ。マグネシウムは、魚介や大豆製品、海藻などに多く含まれます。一方で、ソーセージやベーコンなどの燻製肉やねり物に含まれるリンは、カルシウムを体外に排出してしまうので、とりすぎに注意しましょう。

★1 DHAを多く含む食材➡p.17へ
★2 カルシウムを多く含む食材➡p.17へ

ありがち焼き鮭を「アレンジ自在レシピ」で刷新してみた

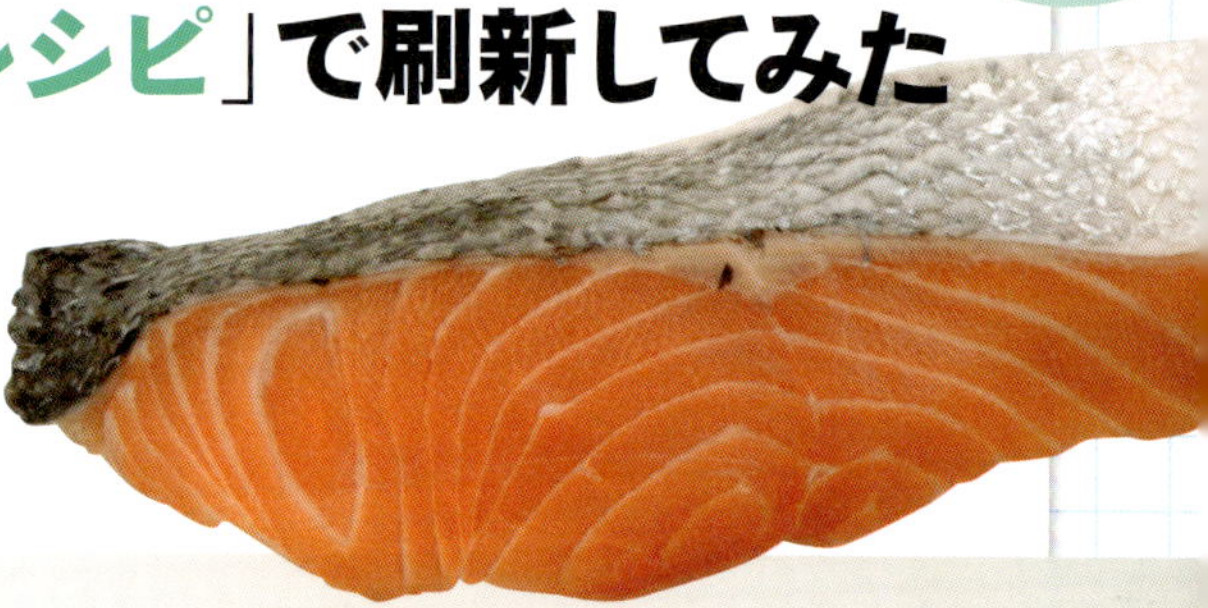

なんで 鮭 がいいの？

- ●骨を強くするカルシウム、ビタミンDが多い
- ●脳の材料になるDHAも豊富に含む
- ●季節を問わず手に入りやすい
- ●骨を除きやすく、子どもに人気

日もちするので「作りおき」向き

鮭とパプリカの南蛮漬け

今日から
レパートリー

南蛮漬けに

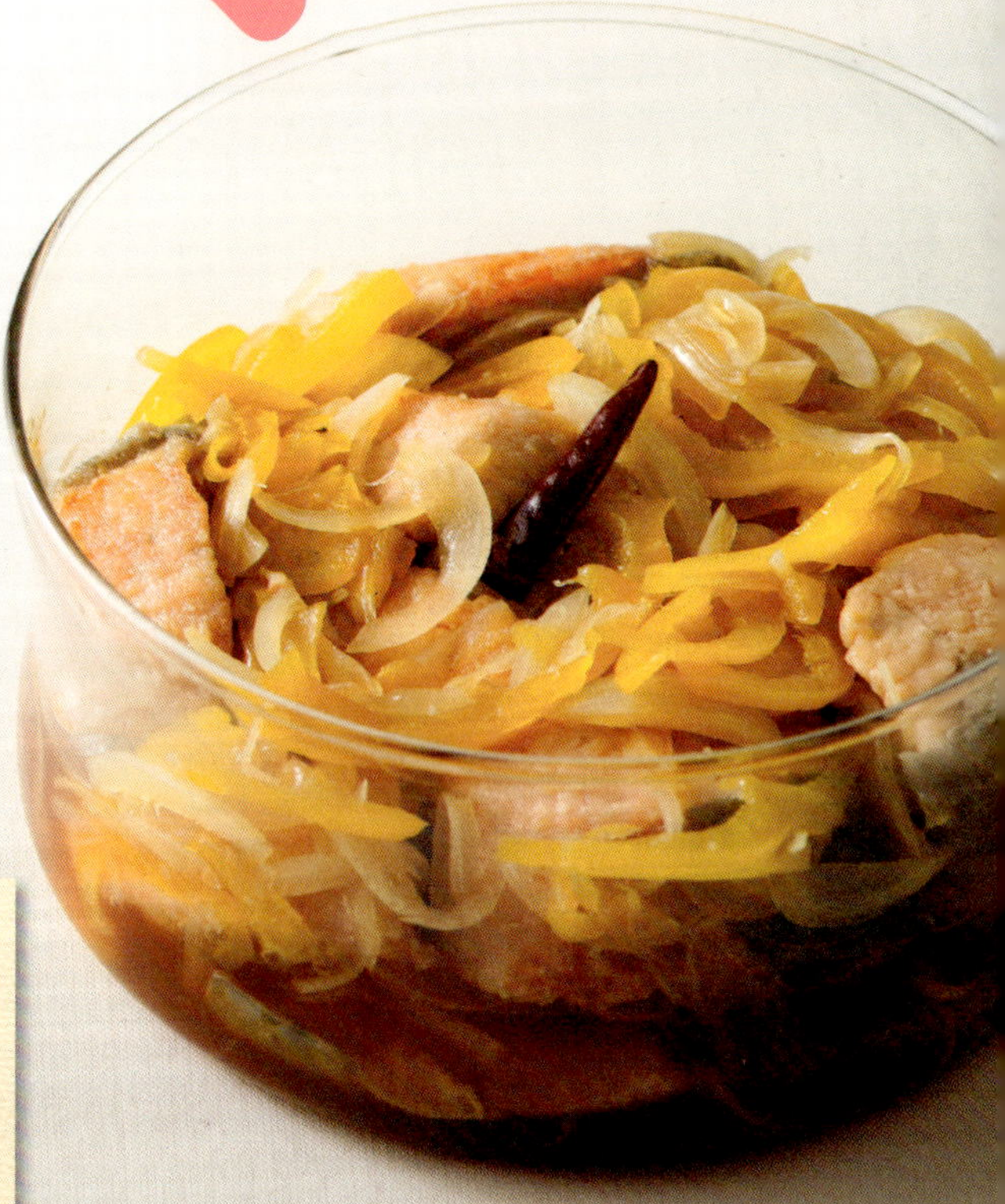

材料（4人分）

生鮭…4切れ
塩…小さじ1/2
小麦粉…大さじ2
玉ねぎ…1/2個
パプリカ（黄）…1個
しょうがのせん切り…1かけ分
赤とうがらし（種を除く）…1本
ごま油…大さじ1
A だし…1/2カップ
酢、薄口しょうゆ…各1/4カップ
砂糖…大さじ1.5

作り方

1 鮭は一口大のそぎ切りにする。塩を振ってポリ袋に入れ、小麦粉を加えて袋をやさしく振り、粉をまぶす。
2 フライパンを中火で熱して**1**を並べ、両面をカリッと焼いて保存容器に入れる。
3 玉ねぎ、パプリカは薄切りにし、しょうが、赤とうがらしとともに**2**のフライパンに入れてごま油をまぶし、中火にかける。しんなりしたら、**A**を加えてひと煮立ちさせ、**2**にかける。

Arrange

**ししゃもや
鶏肉でも
おいしく作れる**

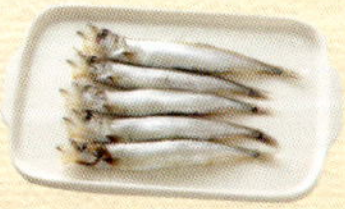

あじやししゃも、鶏肉などにかえても、南蛮漬けは同様に"焼いて漬ける"だけ。ししゃもの場合は、塩を振らないで焼く。

トースターで手軽＆洗い物も少ない

鮭ときのこのホイル焼き

今日から
レパートリー

ホイル焼きに

材料（4人分）
生鮭…4切れ
A｜しょうゆ…大さじ1
｜しょうが汁…少々
しいたけ…4〜8個
ねぎ…1/2本
B｜はちみつ、みそ…各小さじ4
ピザ用チーズ…大さじ3

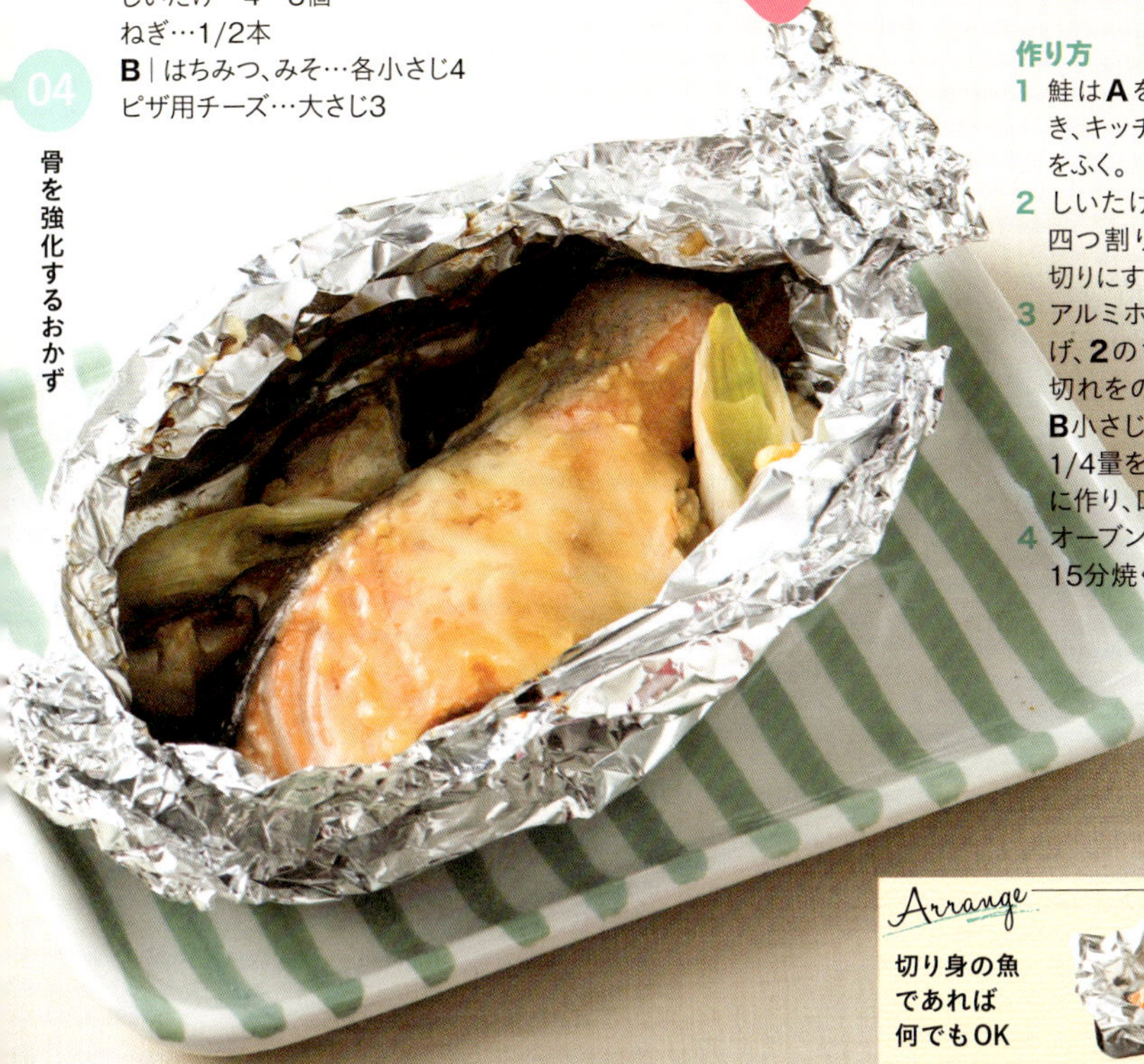

作り方
1 鮭は**A**をまぶして10分おき、キッチンペーパーで汁けをふく。
2 しいたけは石づきをとって四つ割りにし、ねぎは斜め切りにする。
3 アルミホイルを大きめに広げ、**2**の1/4量を敷き、鮭1切れをのせ、まぜ合わせた**B**小さじ2を塗り、チーズの1/4量をのせる。残りも同様に作り、口をとじる。
4 オーブントースターで10〜15分焼く。

Arrange

切り身の魚であれば何でもOK

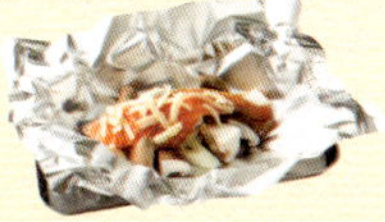

切り身の魚（たら、さわら、かじき、さばなど）と野菜があれば、はちみつみそとチーズをのせて、ホイルをとじて焼くだけ。

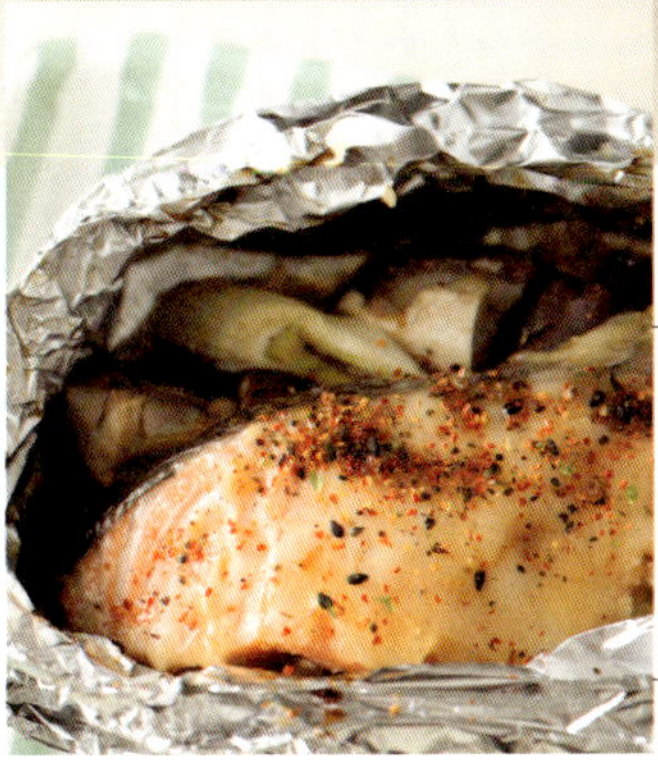

大人は七味とうがらしを振ってピリッと味を引き締めて！

はちみつみそ＋チーズ味は、子ども好みの味つけ。はちみつみそは、作りおきもできます。大人用には七味とうがらしなどで辛みを足しても。

「魚」だけがすべての人の脳にDHAを供給できる

「魚を食べると頭がよくなる」はホント！

★1 DHA（ドコサヘキサエン酸）は、魚の脂に多く含まれる必須脂肪酸。**DHAは脳の神経細胞の主な成分となって、神経伝達をスムーズに行い、記憶や学習などの脳の働きを高めてくれます。**「魚を食べると頭がよくなる」といわれ、頭をよくする成分としてもてはやされるのは、そのためです。DHAをしっかりとっている子どもは、脳だけでなく、視力も順調に発達することがわかっています。

残念ながら、DHAは人間の体内でつくり出すことができないため、毎日の食べ物からとらないことには脳に供給できません。そして唯一、**DHAが豊富に含まれているのは「魚」なのです。**くるみやチアシードなどに含まれるα-リノレン酸も一部がDHAに変換されますが、変換率は非常に低く、変換するために必要な酵素を生まれつきもっていな

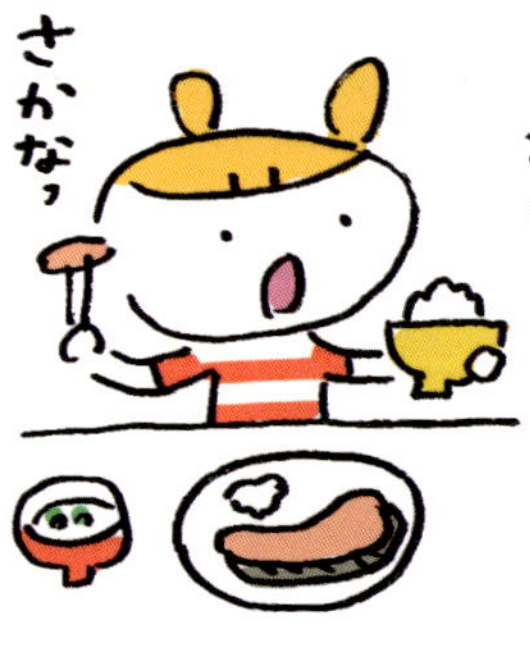

魚の水銀は気にしなくていい？

妊婦さんや乳幼児の場合は、メチル水銀の体内蓄積が心配なので、とりすぎに注意しましょう。水銀は大きな魚にたまりやすいため、まぐろ、かじき、金目だいなどは、週1回にとどめましょう。さんま、いわし、さば、鮭など、水銀濃度が低い魚を控える必要はありません。

★1 DHAを多く含む食材➡p.17へ

い日本人も一定の割合いるといわれています。

また、最近では「ビタミンDが脳の神経発達に関係している」という報告も多数あります。魚はビタミンDを豊富に含む数少ない食材であることも、脳にとってのメリットです。

DHAを含む食材の登場回数をふやして！

DHAを多く含む魚は、まぐろ、かつお、ぶり、さば、さんま、いわしなどの青背の魚や、鮭、うなぎなど。

「子どもが魚嫌いで……」という声はよく聞きます。魚は骨が多くて食べにくい、煮魚などの地味な料理を子どもが好まない、値段が高いので登場回数が少ないなど、理由はいろいろありそうです。

でも、切り身の魚であれば、調理するのが簡単で、骨をとり除いてあげやすいし、魚の照り焼きやみそ漬けなどを白いごはんにのせてあげれば、ごはんといっしょに食べてくれる可能性大！

また、**ツナ缶やさば缶、ちりめんじゃこなど日もちする食材にも、DHAは含まれています。**「魚を毎日食べる」というとハードルが高いように聞こえますが、「サラダにツナ缶をプラスする」「さば缶をスープに入れる」[1]「おにぎりにちりめんじゃこをまぜる」[2]「煮干しでみそ汁のだしをとる」など、手軽にできることもたくさんあります。毎日の料理にコツコツ使ってくださいね。

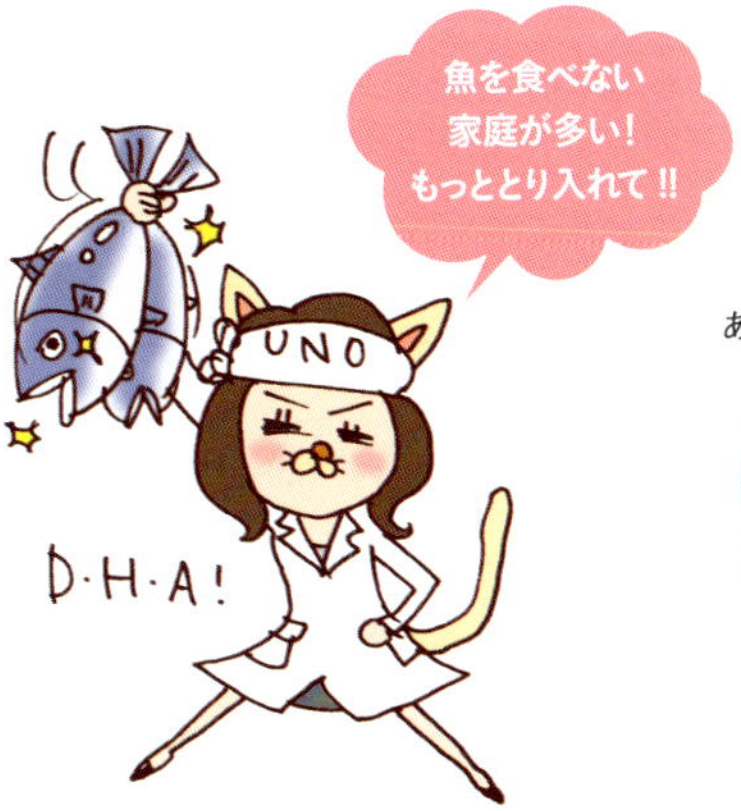
魚を食べない
家庭が多い！
もっととり入れて!!
UNO
D・H・A！

「魚料理」は週に何回食卓に並ぶ？

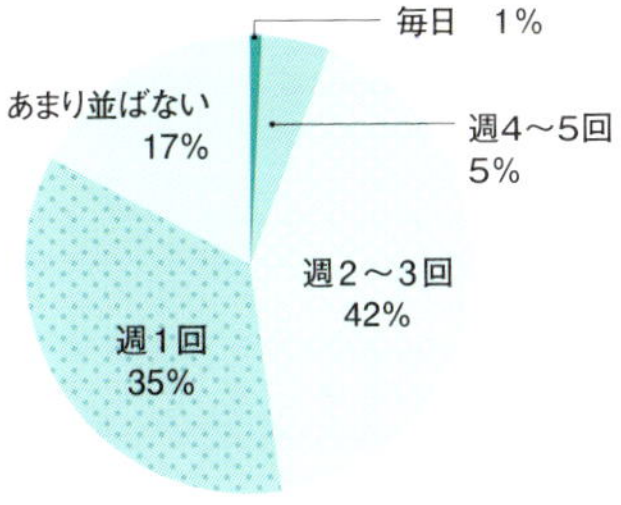

主婦の友社ネットアンケート
（回答数：3～12才の子どもがいる母親244人）

2 煮干しでみそ汁のだしをとる➡p.64へ　1 おにぎりにちりめんじゃこをまぜる➡p.71へ

下ごしらえ10分で作れる「DHA供給ごはん」を試してみた

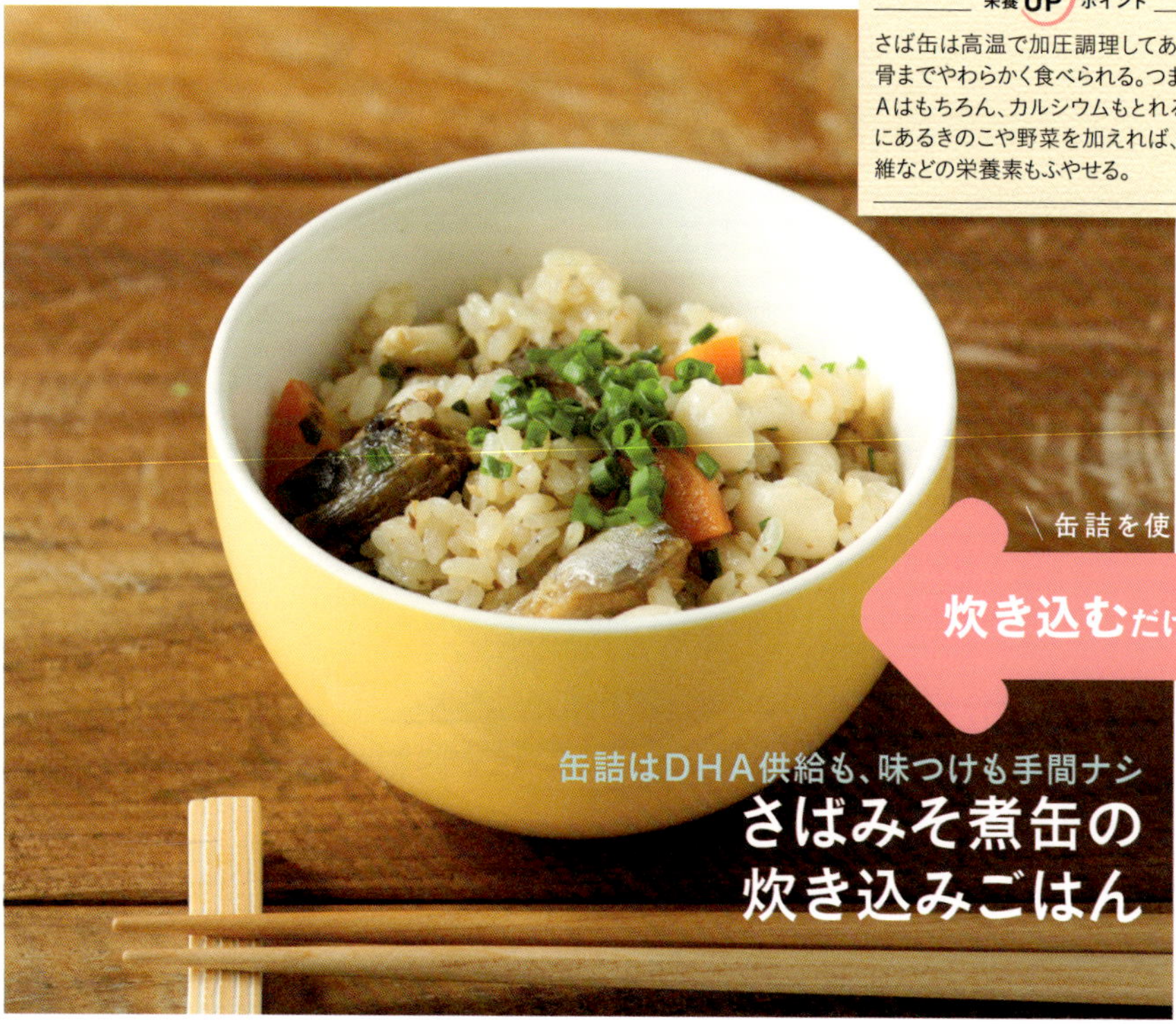

栄養UPポイント

さば缶は高温で加圧調理してあるので、骨までやわらかく食べられる。つまり、DHAはもちろん、カルシウムもとれる！　家にあるきのこや野菜を加えれば、食物繊維などの栄養素もふやせる。

＼缶詰を使って／

炊き込むだけ

缶詰はDHA供給も、味つけも手間ナシ

さばみそ煮缶の炊き込みごはん

材料（4人分）

米…2カップ（360mℓ）
さばみそ煮缶…1缶（190g）
好みのきのこ…1パック
にんじん…3cm
A｜しょうがのすりおろし…大さじ1
　｜酒、しょうゆ…各大さじ1
ごま油…大さじ1/2
万能ねぎの小口切り…1/2束分

作り方

1 米は洗ってざるに上げる。炊飯器の内がまに入れ、2の目盛りまで水を注ぐ。
2 きのこは石づきをとって小房に分ける。にんじんはいちょう切りにする。
3 **1**に**A**を加えてまぜ、さば缶と**2**をのせて普通に炊く。炊き上がったらごま油をまぜ、万能ねぎをのせる。

Before

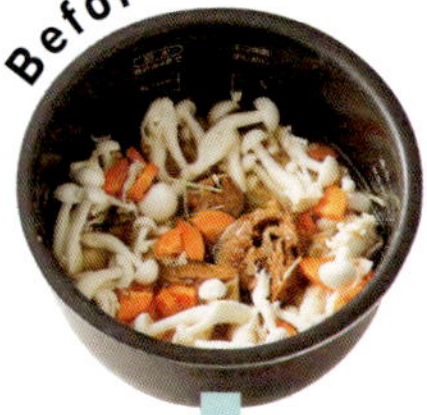

さば缶を汁ごと投入！

魚のうまみが出たみそ味の汁ごと入れるので、炊くだけでごはんがおいしくなる。

After

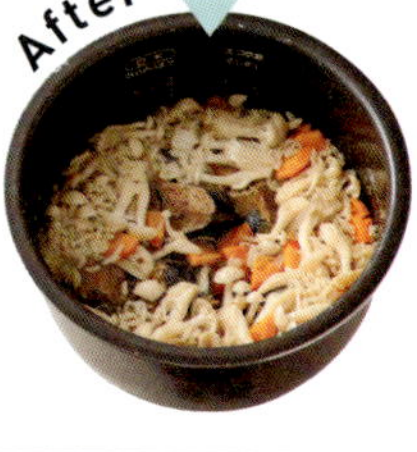

炊き上がり♪

きのことにんじんもふっくら炊ける。具はごぼうやれんこん、大根、いもなどでもOK。
（必ず水かげんしたあとに具をのせて！）

いつもは焼き魚や煮魚だけという人は、
魚を「炊き込むだけ」「のっけるだけ」の
レパートリーを加えてみましょう！

＼刺し身を使って／

のっけるだけ

栄養UPポイント

まぐろはDHAの貴重な供給源！　刺し身だとそればかり食べてしまいがちでも、家にある食材も使って彩りよく丼にすれば、4つの群（p.44〜45参照）のすべての栄養素をONできる。

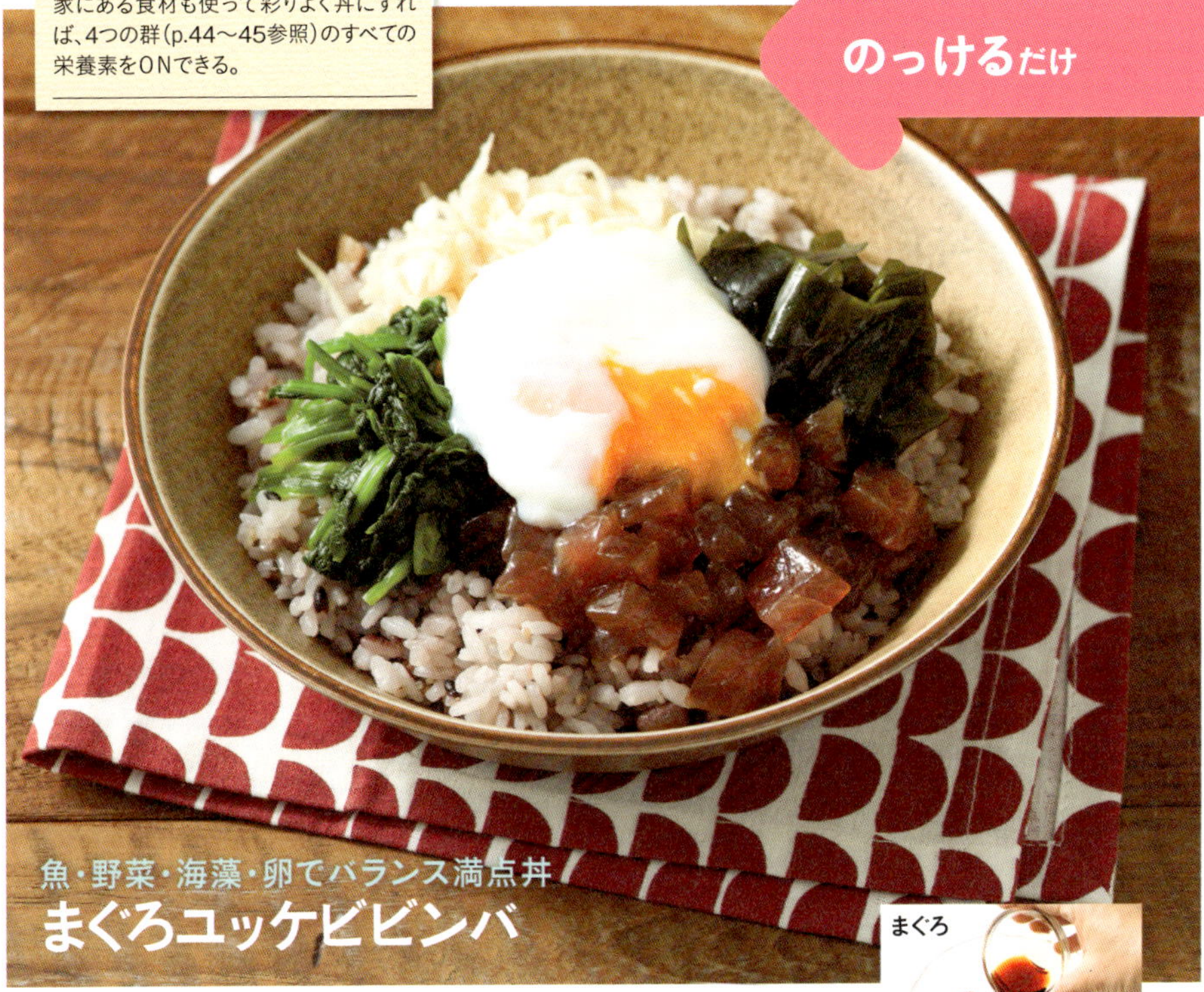

魚・野菜・海藻・卵でバランス満点丼

まぐろユッケビビンバ

材料（4人分）

あたたかいごはん…4杯分
まぐろ赤身（切り落とし）…300g
A｜しょうゆ…大さじ1.5
　｜みりん…大さじ1
　｜ごま油…大さじ1/2
切り干し大根…30g
B｜酢…大さじ1
　｜砂糖…小さじ2
　｜塩…少々
ゆでたほうれんそう…200g
C｜しょうゆ…小さじ2
　｜ごま油…小さじ1
　｜にんにくのみじん切り…少々
わかめ（もどして）…100g
しょうゆ、ごま油…各小さじ1
温泉卵…4個

作り方

1 まぐろはあらみじんに切って**A**をまぜ、10分おいて汁けをきる。
2 切り干し大根はよくもみ洗いしてざるに上げ、10分おいてざく切りにし、**B**をまぜる。
3 ほうれんそうは食べやすく切ってよくしぼり、**C**をまぶす。
4 わかめはごま油で軽くいため、しょうゆをまぜる。
5 ごはんは子ども用には塩とごま油適量（各分量外）をまぜ、器に盛る。**1**、**2**、**3**、**4**をのせ、温泉卵を割ってのせる。大人は好みでキムチやコチュジャンを添える。

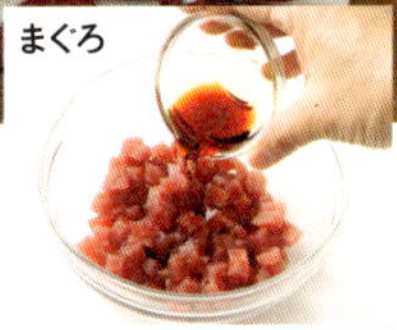

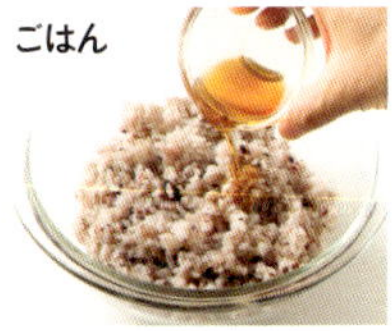

下味をつけると子どもの食いつきが違う!!

子どもは、味がしないと食が進まないことも。ほんの少し下味をつけるだけで、まぐろは生ぐさみがなくなり、ごはんは飽きずに食べきれる。

血液をつくる「鉄」は元気のファイナルアンサー

「疲れやすい」「集中力がない」のは鉄不足

全身の細胞に「酸素」を送り届ける、とても重要な役割をしているのは「血液」です。鉄はたんぱく質とセットで、血液の赤血球中のヘモグロビンをつくります。そのため、**鉄が枯渇するとヘモグロビンがうまくつくれなくなり、酸素を十分に運搬することができなくなってしまいます。**これが、「鉄欠乏性貧血」です。

貧血というと、「肌が青白い」「めまいがする」などの症状を思い浮かべるかもしれません。でもそれだけではなく、**「疲れやすい」「だるい」「集中力がない」などの症状も、背景に貧血がある可能性があります。**

血液の量が豊富でなければ元気ではいられないわけで、鉄は「元気でいる」ための決定打なのです。

鉄は、吸収率が低い栄養素です。鉄補給というと、ほうれんそうや

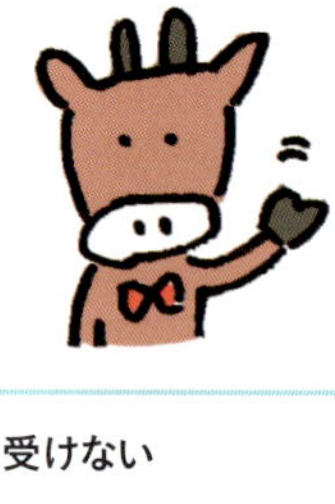

ヘム鉄とは？

体への吸収率 25%

- 動物性食品
- 体への吸収率が高い
- タンニンの影響を受けない

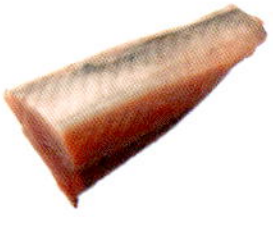

かつお

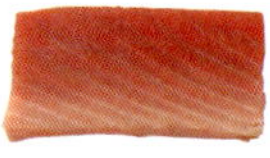

まぐろ

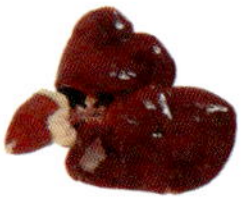

レバー

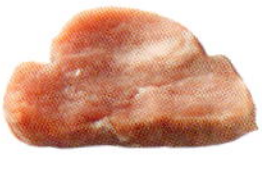

豚ヒレ肉

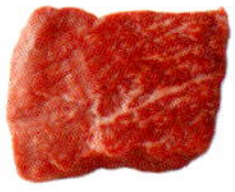

牛もも赤身肉

ひじきを思い出しがちですが、**非ヘム鉄（植物性食品）は吸収率が低いため、赤身の肉や魚などのヘム鉄（動物性食品）を意識してとることをおすすめします。**血液をつくるためにはたんぱく質も必要ですが、赤身の肉や魚なら「鉄＋たんぱく質」を効率よくとれます。

離乳期に「鉄欠乏性貧血」だった可能性も？

子どもの貧血は、お母さんの妊娠中の貧血にまでさかのぼります。なぜなら、子どもはお母さんのおなかにいるときに鉄を受けとり、「貯蔵鉄」という形で蓄えて生まれてくるのですが、「お母さんの貯蔵鉄と子どもの貯蔵鉄は比例する」ことがわかっているからです。**つまり、貧血のお母さんの子は、貧血になりやすい！**　さらには、出生体重が少ないほど、貯蔵鉄の量も減ってしまいます。

子どもの貯蔵鉄がどれくらいかは、目に見えないからわかりにくいですね。でも、離乳食で鉄をきちんととっていなかった子が、「鉄欠乏性貧血」になるケースは多いのです。**よく泣く、落ち着きがない、言語能力や認知能力が低いなどの発達の遅れは、鉄欠乏の可能性があるのですが、そうだとは気づかないまま大きくなることも。**

「うちの子、鉄欠乏かも？」と思ったら、鉄を補うことで、今からでも回復できます！　今日からは、鉄の少ないめん類やパンばかりではなく、肉や魚も毎日、食べるようにしましょう。

非ヘム鉄とは？

体への吸収率 3~5%

- 植物性食品
- 体への吸収率が低い
- タンニンの影響を受ける
- ビタミンCで吸収率が高まる

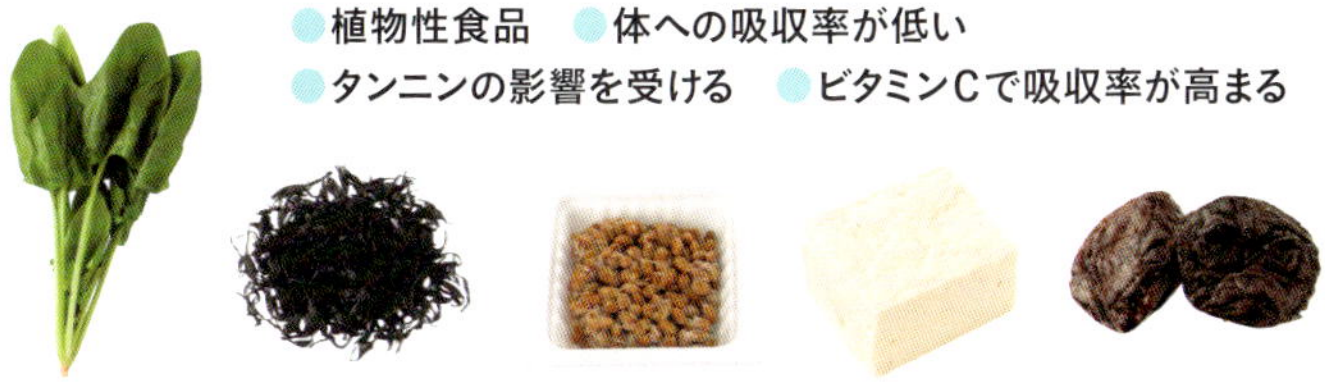

ほうれんそう　ひじき　納豆　豆腐　プルーン

食後30分以内にタンニンを多く含むコーヒー、紅茶などを飲むと、非ヘム鉄の吸収が阻害される可能性がある。

毎日コツコツ「鉄チャージ」しよう！

なんで あさり がいいの？

- 鉄が豊富な食材の代表！
- カルシウム、亜鉛などのミネラルも豊富！
- うまみがよく出るので汁物に重宝する
- 砂出ししたあと、冷凍保存ができる 冷凍した場合は煮立った汁に入れる

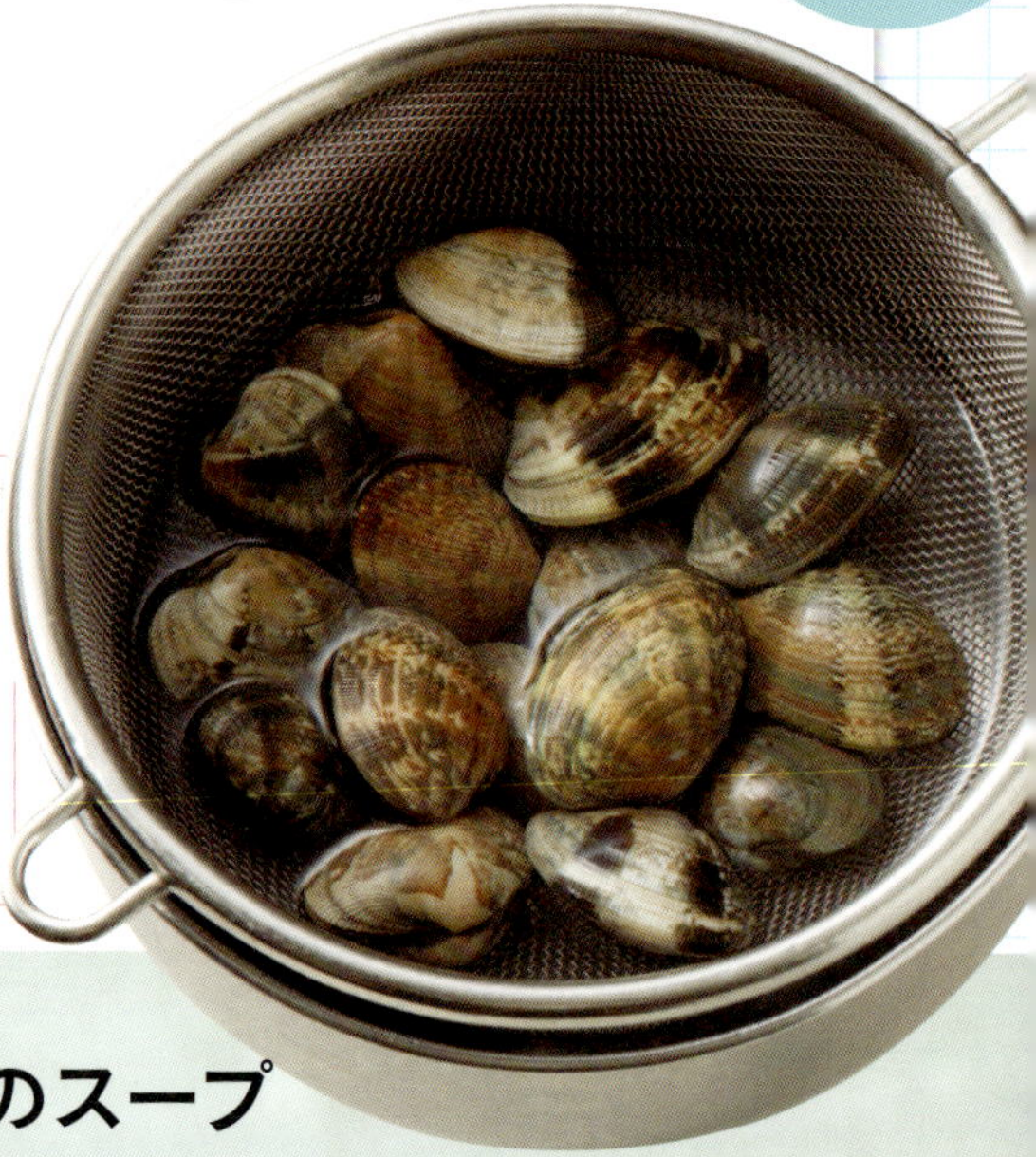

あさりの砂出し・塩抜き

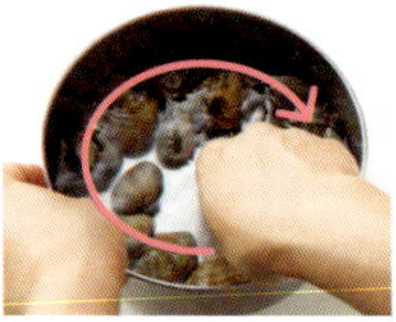

あさりはざるに入れてボウルの水にひたすと、落ちた砂を吸わない。海水くらいの塩水にひたすと砂を吐きやすく、真水にすると塩が抜けやすい。新聞紙などをのせて暗い環境にするとよい。1時間ほど砂出ししたら、殻をこすり合わせて洗い、手でぐるぐる回すと身離れがよくなる。

汁に出た「鉄」まで残さずゴクゴク

あさりと豆腐と小松菜のスープ

材料(4人分)

あさり…200g
絹ごし豆腐…1/2丁
小松菜…2〜3株
にんにくの薄切り…1かけ分
A 水…3カップ
　こぶ…10cm
　煮干し…10g
ごま油…大さじ1
しょうゆ…少々

作り方

1 あさりは砂出しする(上記参照)。小松菜は2cm長さに切る。
2 鍋に**A**を入れて火にかけ、煮立つ直前に火を止める。冷めるまでおき、こぶと煮干しをとり出す。
3 別の鍋にごま油とにんにくを入れて中火にかけ、香りが立ったらあさり、**2**を加える。あさりの口があいたら、豆腐をちぎって入れ、小松菜を加え、しょうゆで味をととのえる。

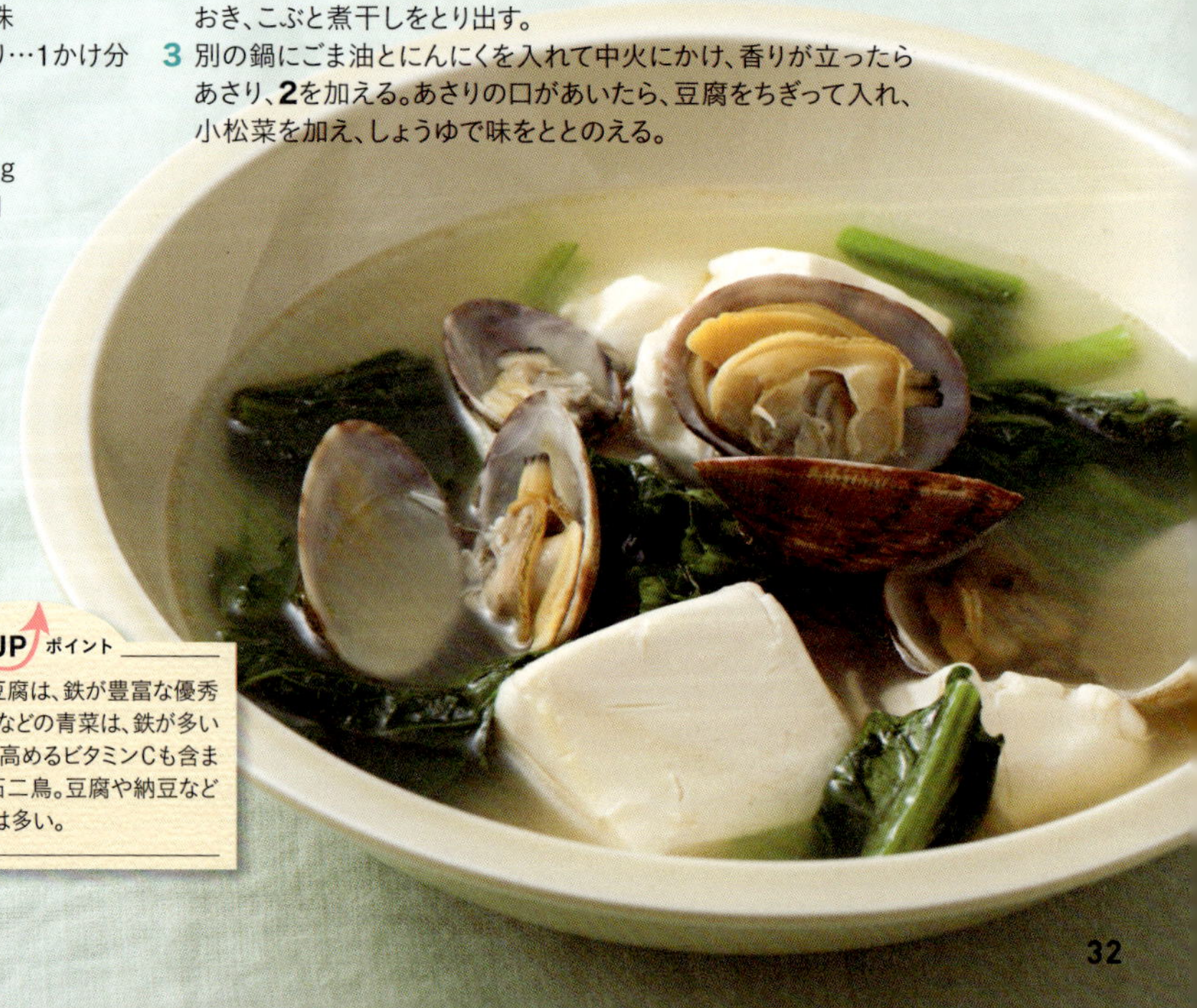

栄養UPポイント

あさり、小松菜、豆腐は、鉄が豊富な優秀トリオ！　小松菜などの青菜は、鉄が多いうえ、鉄の吸収を高めるビタミンCも含まれているので一石二鳥。豆腐や納豆など大豆製品にも鉄は多い。

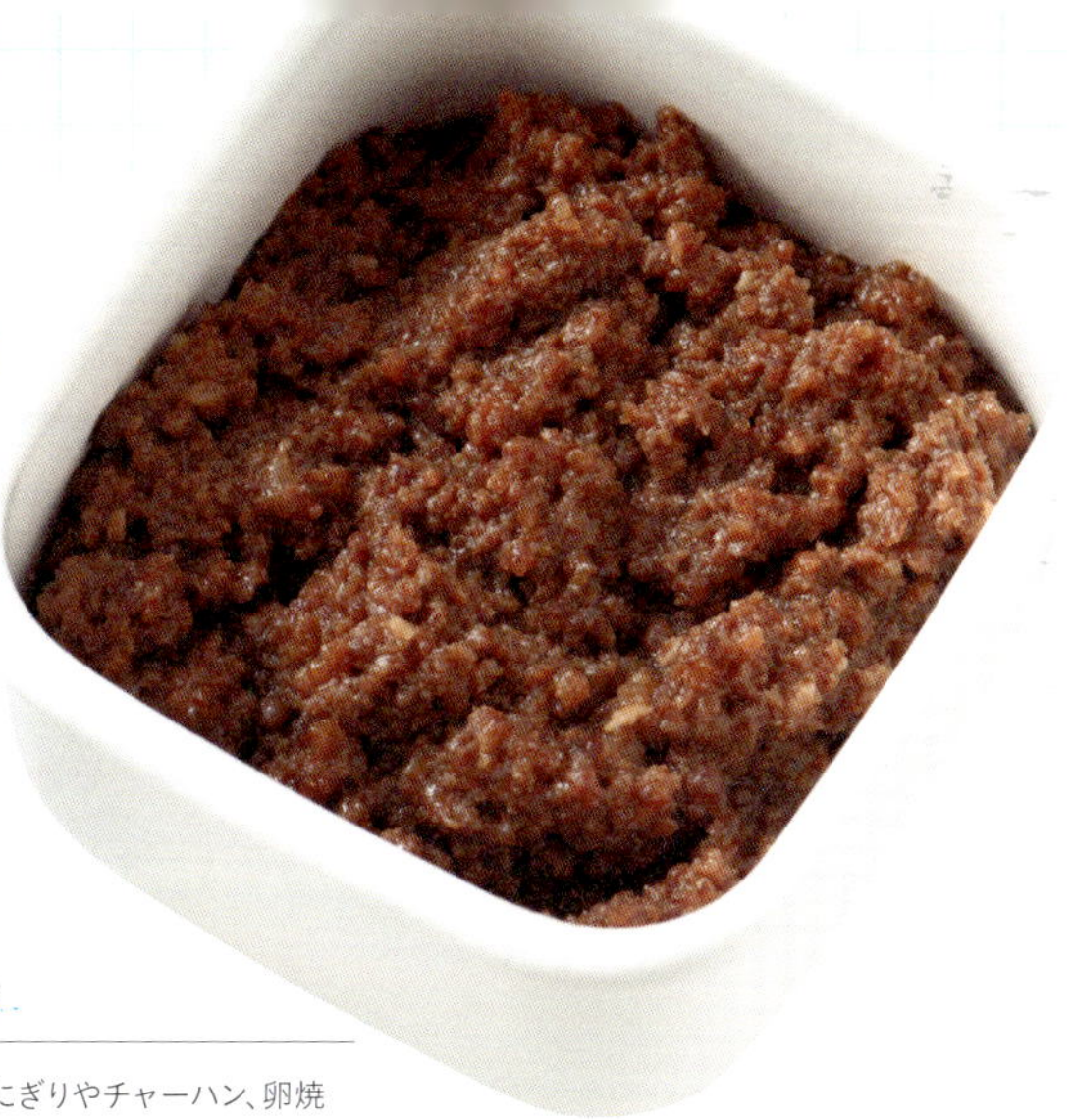

なんで 牛赤身ひき肉 がいいの？

- 吸収されやすい動物性の鉄を含む
- 赤身肉には鉄が多い！ 牛肉がムリなら豚肉でも
- ひき肉は子どもが食べやすく、そぼろにすれば毎日少しずつチャージできる

牛そぼろの材料と作り方

（作りやすい分量）
フライパンに牛ひき肉200g、しょうゆ・きび砂糖各大さじ2、しょうが汁・かたくり粉各小さじ1を入れ、よくまぜてから火にかける。汁けがなくなるまで、まぜながらいためる。

Arrange

牛そぼろはおにぎりやチャーハン、卵焼きにまぜたり、和風パスタに入れたり、いため物や煮物に使ったりしても。多めに作っておくと便利！

牛赤身肉と卵からダブルで鉄チャージ

牛そぼろと卵の2色丼

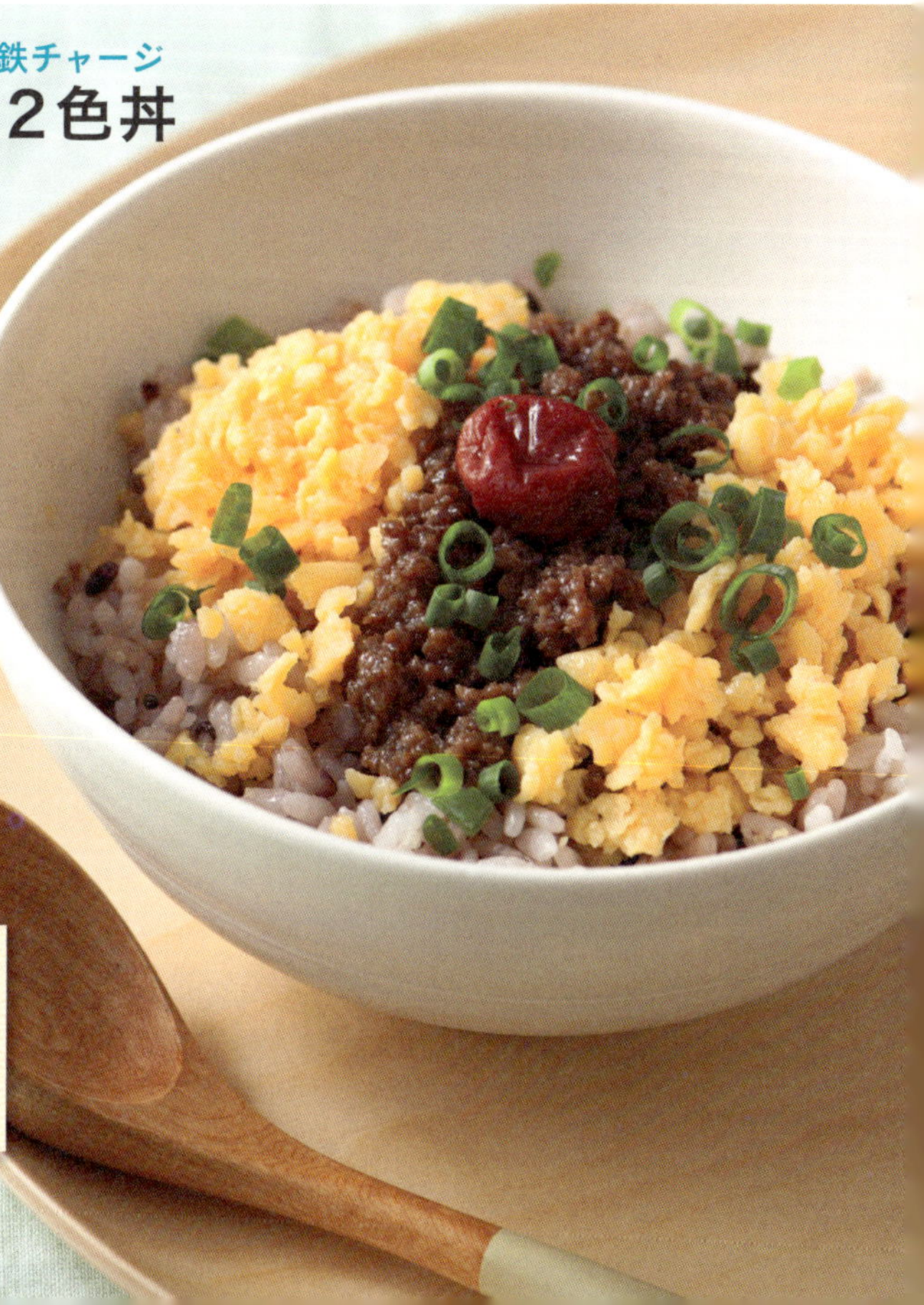

材料（1人分）
あたたかいごはん…茶わん1杯分
牛そぼろ（上記参照）…大さじ2〜3
A | 卵…1個
　| はちみつ…大さじ1/2
　| 塩…少々
梅干し、万能ねぎの小口切り…各適量

作り方

1. Aはよくまぜ、フライパンでいり卵にする（または耐熱ボウルに入れてラップはせずに電子レンジ〈600W〉で1分加熱し、泡立て器でこまかくほぐす）。
2. 器にごはんを盛り、牛そぼろと1、梅干しをのせ、万能ねぎを散らす。大人は好みで粉ざんしょうを振っても。

栄養UPポイント

鉄はレバーに最も多く含まれるが、赤身の肉にも多く、牛もも赤身肉は鉄強化食材。ステーキでドカンと食べるより、毎日コツコツとって体にストック！　卵（黄身）も、手軽に鉄がとれる。

「腸内細菌」の免疫力をあなどるな！

腸には免疫細胞の6割が集まっている

生まれる前の赤ちゃんの腸には、細菌はいません。産道をくぐり抜けて生まれるときに口から細菌をとり入れ、その細菌が腸に到達して、「腸内細菌」としてすみつくと考えられています。

「腸内細菌の数は生まれてから3才までにほぼ決まる」といわれています。子どもが小さいうちは、除菌抗菌を徹底したくなりますね。

でも、最近の研究では、さまざまな場所で多くの人や動物、物とふれあい、**「できるだけ多種多様な菌をふやすほうが腸内環境はよくなる」「獲得菌は多いほうがいい」という考え方に変わりつつあります。**

「便移植」という言葉を聞いたことがあるでしょうか？　がんなど難治性の病気の人に、健康な人の便を移植することで、腸内細菌叢《そう》（腸内細菌が多数集まっている場所）のバランスを正常化させて病気を治

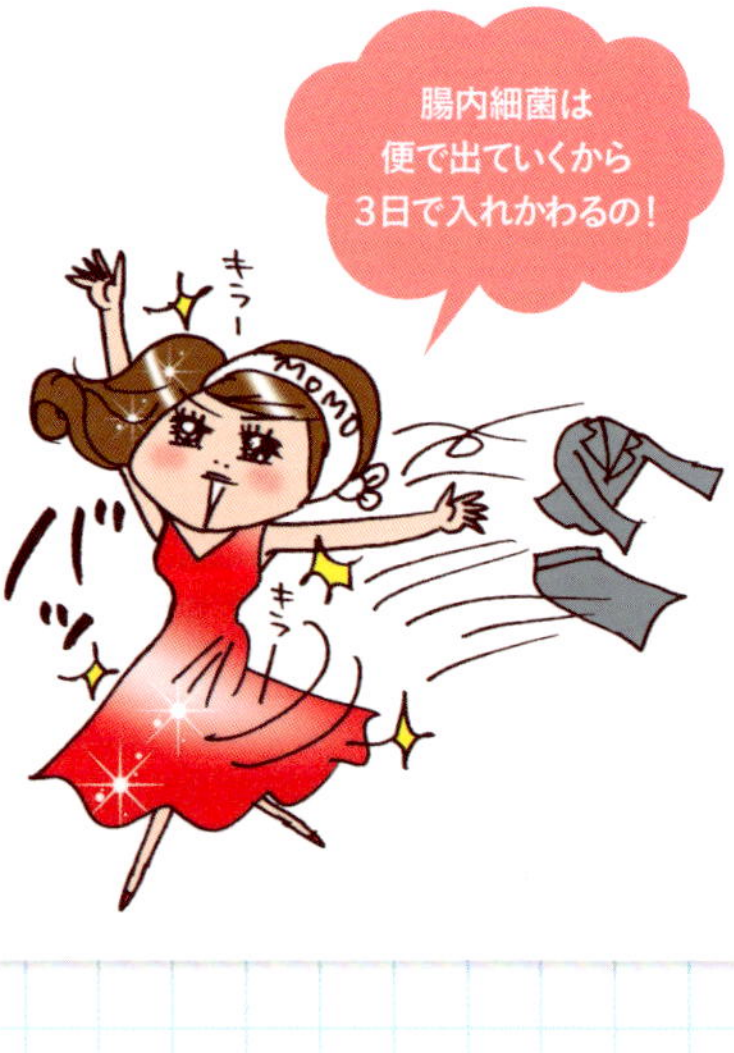
腸内細菌は
便で出ていくから
3日で入れかわるの！
キラー
バッ

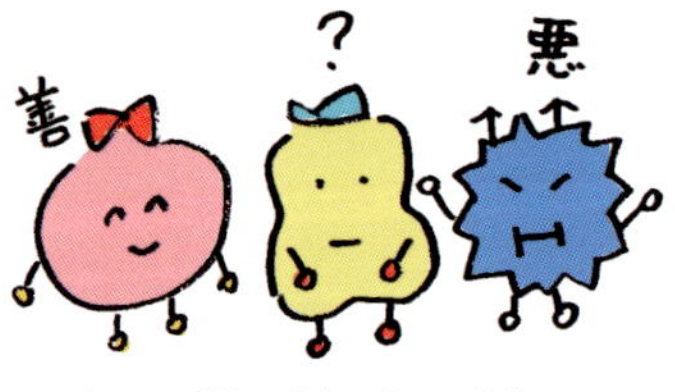

腸内には、「善玉菌」と「悪玉菌」、そして「日和見《ひよりみ》菌」という優柔不断な菌がいる。善玉菌が優勢だと、日和見菌もよい働きをするが、悪玉菌が優勢になるといっしょに悪さをするので要注意！

す、という治療法です。

腸は免疫細胞の約6割が集まっている、体の中で最大の免疫器官。排便をスムーズにすることはもちろん、**腸内環境をよくすることは、「免疫力を高めて感染症や病気を防ぐ」「肥満になりにくい体質に変える」など、健康で生きるためのカギを握っています。**

食べ物で腸内環境のメンテナンスを

腸内環境をととのえる大きな手段が食事です。

腸内細菌は常に変化していて、3日でほぼ入れかわるといわれています。そのため、善玉菌をふやす食生活は、毎日つづけないと意味がありません。**乳酸菌など、体に有用な菌が含まれる発酵食品を**★1**、1日1つは食べましょう。善玉菌のエサになるのは炭水化物（糖質と食物繊維）なので、主食を抜かないこともたいせつです。**

また、便秘のときは食物繊維をしっかりとりたいものですが、食物繊維には2種類あることを覚えておいてください。子どもの便秘は「直腸性便秘」が多く、腸を刺激して便のカサをふやす「不溶性食物繊維」（玄米・シリアル・にんじん・きのこ・バナナなど）が多い食材を与えてしまうと、かえって悪化してしまう場合があります。便に水分を含ませてやわらかくする「水溶性食物繊維」（納豆・海藻・こんにゃくなど）も、バランスよくとるようにしましょう。

腸内環境によい食べ物vs.悪い食べ物

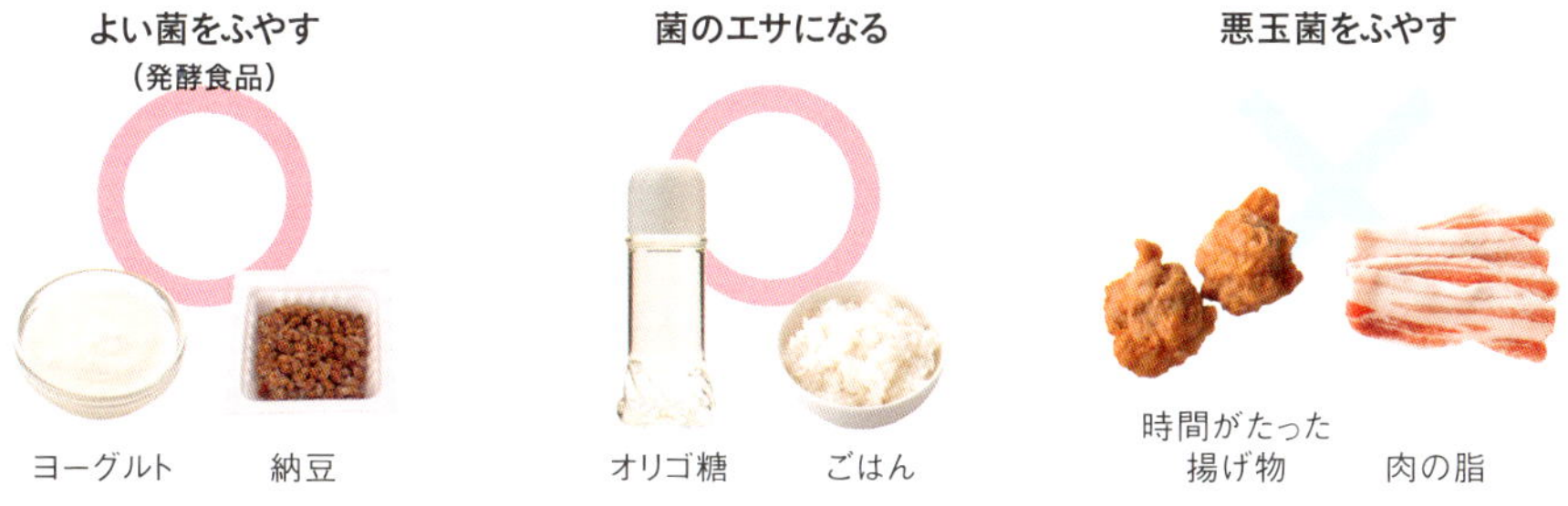
よい菌をふやす
（発酵食品）
ヨーグルト
納豆
菌のエサになる
オリゴ糖
ごはん
悪玉菌をふやす
時間がたった揚げ物
肉の脂

★1 発酵食品➡p.17へ

「ビタミン・ミネラル」を不足させない

不足している野菜をもっと食卓へ

「子どもが野菜を食べてくれない」と言うお母さんは多いですね。でも、そういう大人も、実は野菜不足。20代、30代、40代の子育て世代で、野菜を目標量の1日３５０g食べている人は、20％程度しかいません。和食よりも洋食がふえていることから、きのこやいも、豆、海藻などの摂取も減っています。

ビタミン・ミネラルは体内での存在は微量ですが、不足すれば体調が悪くなり、極端な欠乏や過剰摂取は病気につながるので、あなどってはいけません。

たとえば、「海藻を食べないと不足する栄養って、あるの？」と思うかもしれませんが、海藻に多く含まれるヨウ素は、甲状腺ホルモンの主成分になるたいせつなミネラル。不足すると、新陳代謝や子どもの

ビタミンは食べ方で吸収率がアップする！

脂溶性ビタミン

ビタミンA
皮膚や粘膜を強くして、かぜをひきにくい体に

ビタミンD
カルシウムの吸収を促進し、免疫力も高める

ビタミンE
強い抗酸化作用があり、紫外線から体を守る

ビタミンK
止血作用や、カルシウムの骨への沈着を助ける

＋ **油脂といっしょに食べると吸収率が高まる**

たとえば……
にんじんに豊富なβ-カロテン（体内でビタミンAとして働く）は、ドレッシングであえると吸収率がアップ！

発育にも影響します。

また、野菜やきのこ、いも、豆、海藻は、食物繊維の宝庫です。**食物繊維は腸内環境をととのえるほか、食事の最初に食べることで、血糖値の急上昇を抑えることができます。**よくかんで食べることにもなるので、早食い、食べすぎの防止になります。子どもでも肥満や糖尿病が心配であれば、「ベジタブルファースト」を心がけましょう。

1食あたり「5色そろえる」ことを目標に

食卓に並んだ料理がカラフルだと、食欲がわいてきますね。ビタミン・ミネラル源の食材は色がきれいなので、子どもの「食べたい！」というワクワク感にもつながります。

食材の「色」がそろっているということは、栄養バランスもととのっている証拠。**赤・黄・緑・紫・白・黒・茶の7色から、毎食「5色そろえる」ように、意識したいところです。**

そうなると、いつもの洋食のサラダでも赤・黄・緑はそろうかもしれませんが、**和食の煮物やみそ汁の献立のほうが、茶（きのこ、ごぼうなどの根菜）・黒（のり、わかめ、ひじきなどの海藻）・白（大根、豆腐、しらす干しなど）もそろいます。**

和食の献立にすると、「色が豊かになる」＝「栄養素を幅広くそろえられる」のが魅力です。

水溶性ビタミン

ビタミンB群（ビタミンB_1　ビタミンB_2　ナイアシン　ビタミンB_6　ビタミンB_{12}　葉酸　パントテン酸　ビオチン）

互いに協力し合いながら、体のさまざまな代謝にかかわる

ビタミンC

コラーゲンの生成を助け、皮膚や骨を強くする

＋汁もいっしょに食べると効率よく摂取できる

たとえば……　ブロッコリーに多い葉酸やビタミンCは、ゆで時間を短くするか、スープで汁ごと食べると摂取効率がいい！

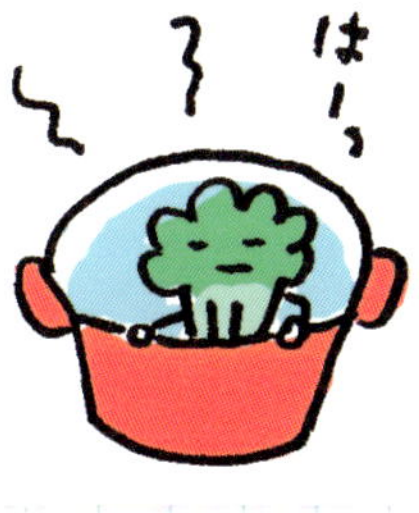

1日の野菜の目標量➡p.99へ

意識して「7色」を食べよう！

献立の栄養は、カラーバランスでチェック。
「赤・黄・緑・紫・白・黒・茶」のうち5色がそろっていればGood!
野菜や海藻、きのこの副菜をパパッと作って「色＝栄養素」をふやしましょう。

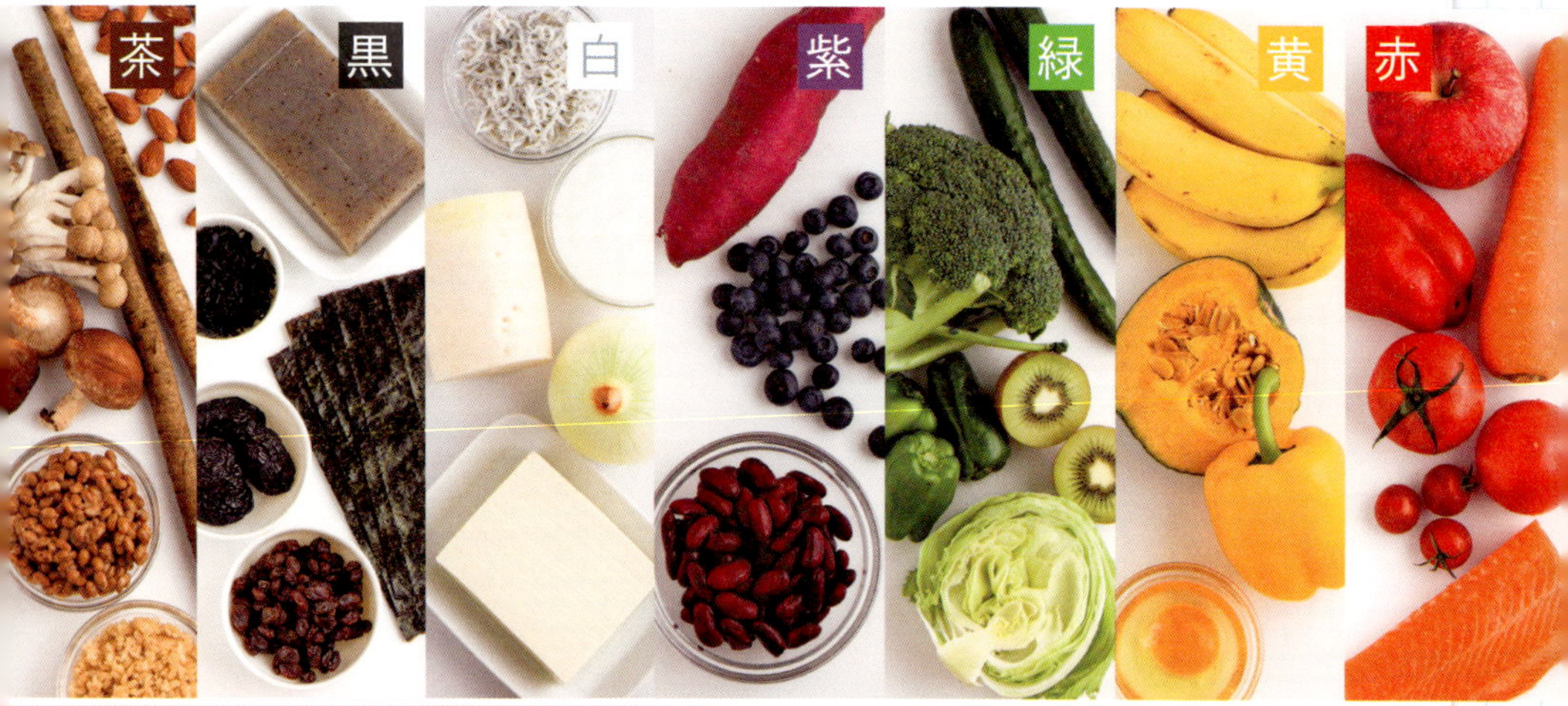

Red

トマトの皮はスープに入れて湯むきできる

トマトはスープに入れて皮を湯むきすれば、別の鍋に湯を沸かす必要なし。

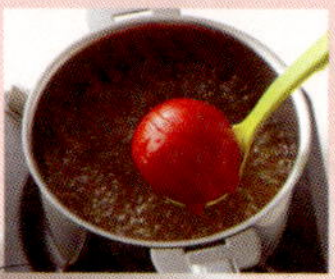

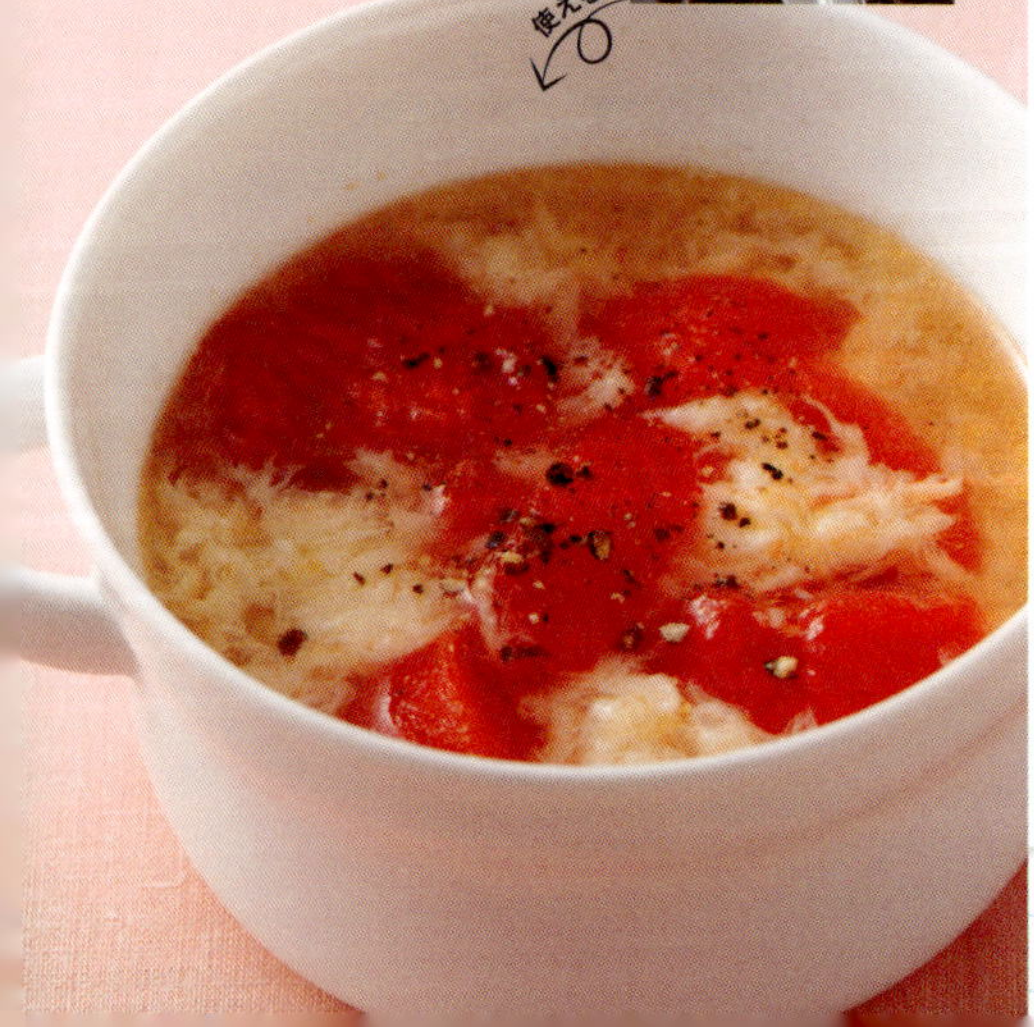

うまみが増した温トマトに
卵を足して栄養もアップ

トマトのかき玉スープ

材料（4人分）

トマト…1個
卵…2個
かたくり粉…大さじ1
しょうがのせん切り…1かけ分
ごま油…大さじ1
A　水…3カップ
　鶏ガラスープのもと…大さじ1
　酒…大さじ2
塩、こしょう…各少々

作り方

1 鍋にごま油としょうがを入れて中火にかけ、香りが立ったら**A**を加えて煮立てる。
2 トマトはへたをくりぬき、**1**に5秒ほど入れてとり出し、皮をむいてざく切りにする。
3 ボウルにかたくり粉と水大さじ1を入れてまぜ、卵を割り入れてほぐす。
4 **1**に**2**を加え、再び煮立ったら**3**を流し入れ、塩、こしょうで味をととのえる。器に盛り、好みであらびき黒こしょうを振る。

煮物より塩分控えめで、子どもに人気

かぼちゃマッシュサラダ

材料（4人分）
かぼちゃ…300g
レーズン…大さじ3
A プレーンヨーグルト…大さじ3～4
カレー粉…小さじ1
塩…小さじ1/4
こしょう…少々
きび砂糖…小さじ1
サラダ菜、スライスアーモンド…各適量

作り方
1 かぼちゃはスプーンで種を除いてやわらかく蒸し（またはラップで包んで電子レンジ〈600W〉で6分加熱し）、一口大に切る。レーズンがかたいときは、さっとゆでる。
2 **1**を合わせ、**A**を加えてまぜる。サラダ菜を敷いた器に盛り、アーモンドを散らす。

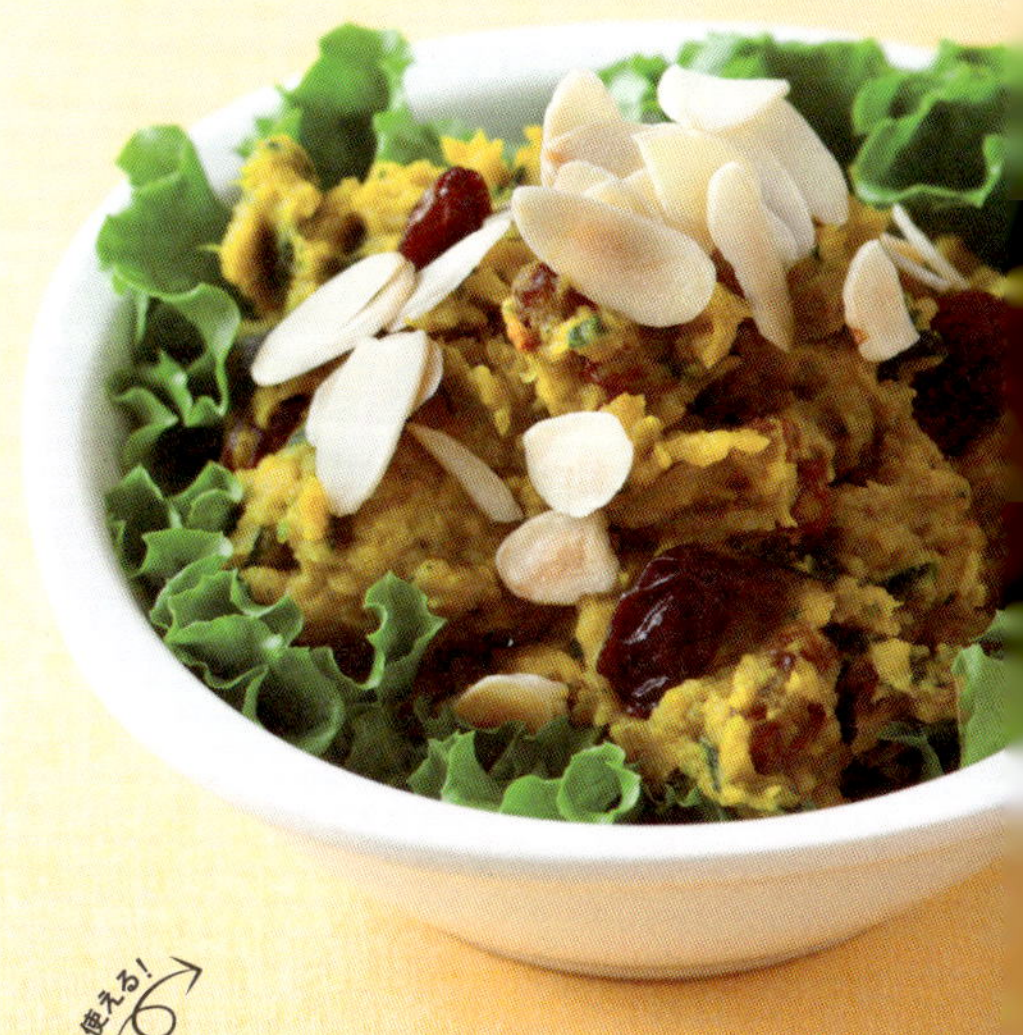

Yellow

使える！

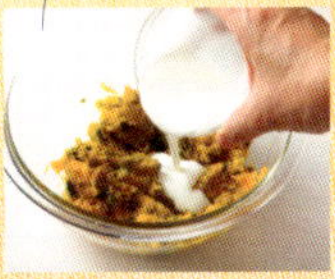

かたさ調節や栄養強化にヨーグルトが使える
かぼちゃがかたければヨーグルトを多めに、やわらかければ少なめにして調節すると食べやすい。

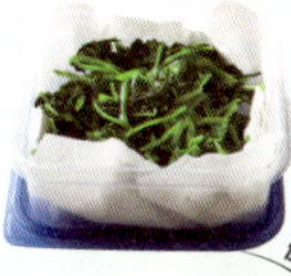

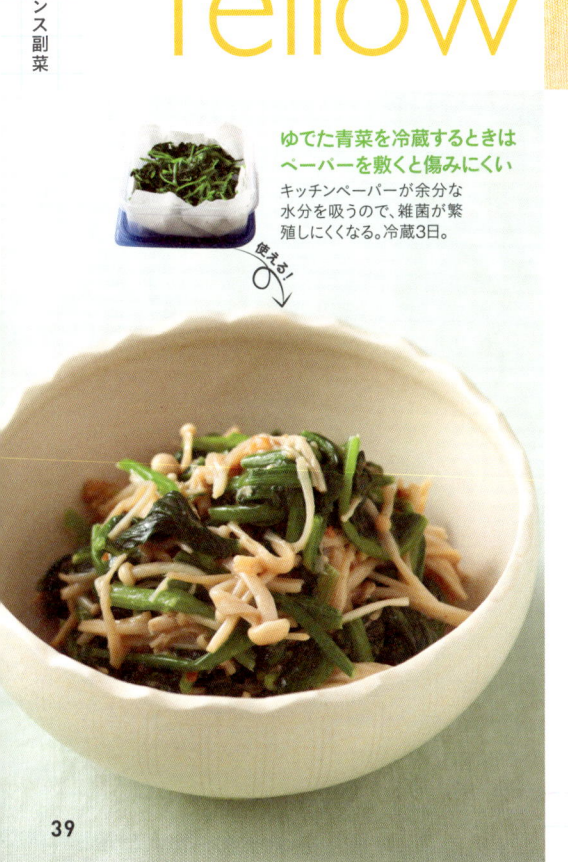

ゆでた青菜を冷蔵するときはペーパーを敷くと傷みにくい
キッチンペーパーが余分な水分を吸うので、雑菌が繁殖しにくくなる。冷蔵3日。

使える！

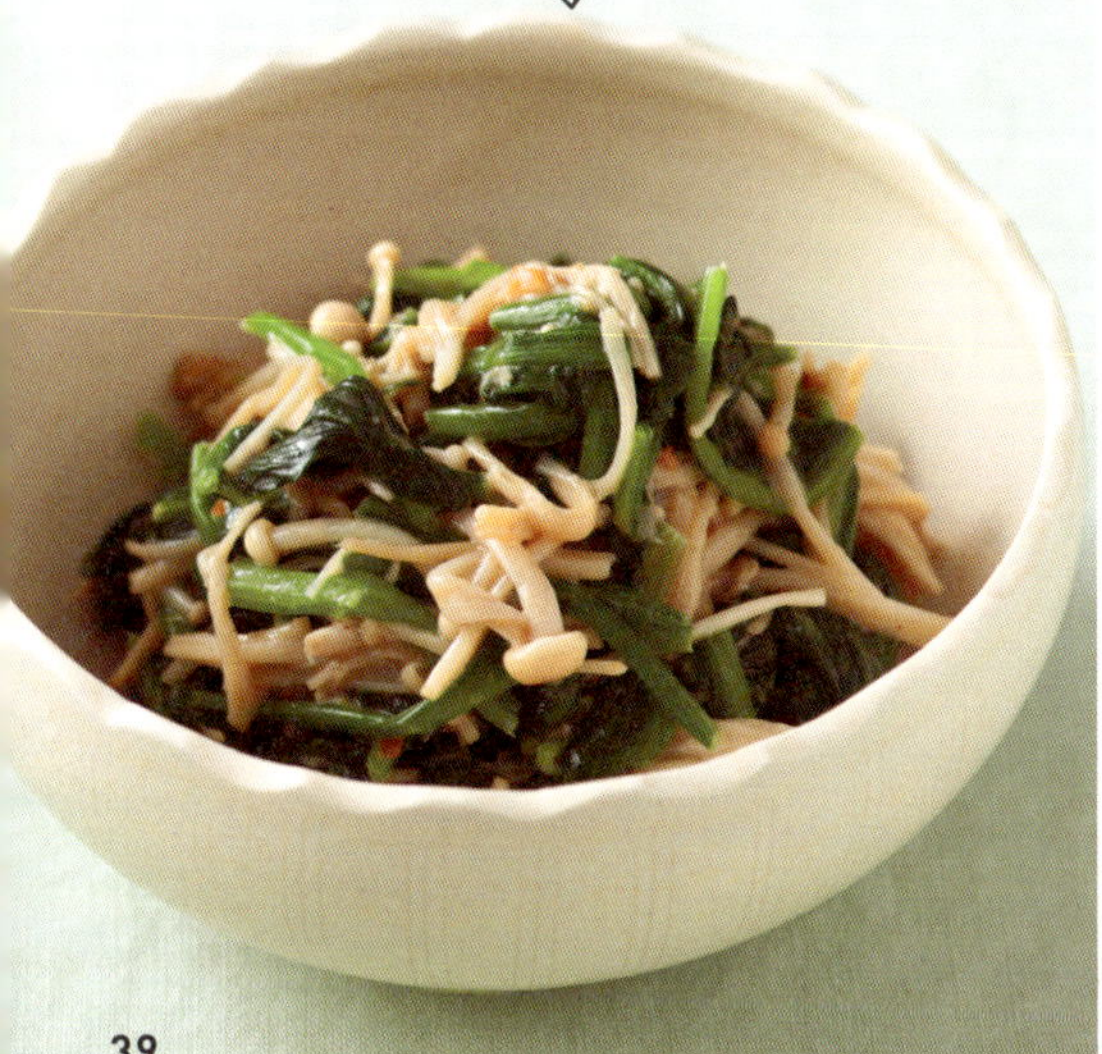

Green

ナッツを「あえ衣」に使って栄養強化！

ほうれんそうのピーナッツあえ

材料（4人分）
ゆでたほうれんそう…200g（1束）
えのきだけ…1袋
A ピーナッツバター（砂糖無添加）…大さじ2
しょうゆ…小さじ2
きび砂糖…小さじ1～2

作り方
1 えのきは3㎝長さに切って蒸す（または耐熱容器に入れてラップをかけ、電子レンジ〈600W〉で1分加熱する）。
2 **A**をよくまぜ、**1**を蒸し汁ごと加えてまぜ、食べやすく切って水けをしぼったほうれんそうを加えてあえる。

Purple

スピード蒸し焼きで
「紫」を食卓に

なすのしぎ焼き

材料

（4人分・はちみつみそは作りやすい分量）

なす…3個

ごま油…大さじ1

A | はちみつ…大さじ4（約90ｇ）
　 | みそ…大さじ4（約70ｇ）

いり白ごま…適量

作り方

1 なすは1㎝厚さの輪切りにしてフライパンに並べ、ごま油を全体にまぶす。ふたをして中火にかけ、途中で上下を返して両面をこんがり焼く。

2 **A**はまぜ合わせる。

3 器に**1**を盛り、**2**を適量のせ、ごまを振る。

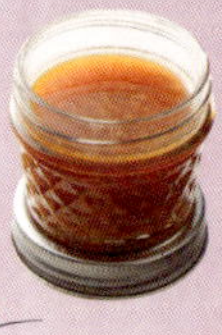

**「はちみつみそ」で
味にバリエーションを！**

はちみつみそは野菜のほか、肉や魚にぬって焼いてもおいしい（p.25「鮭ときのこのホイル焼き」参照）。冷蔵で2週間保存可能。

使える！

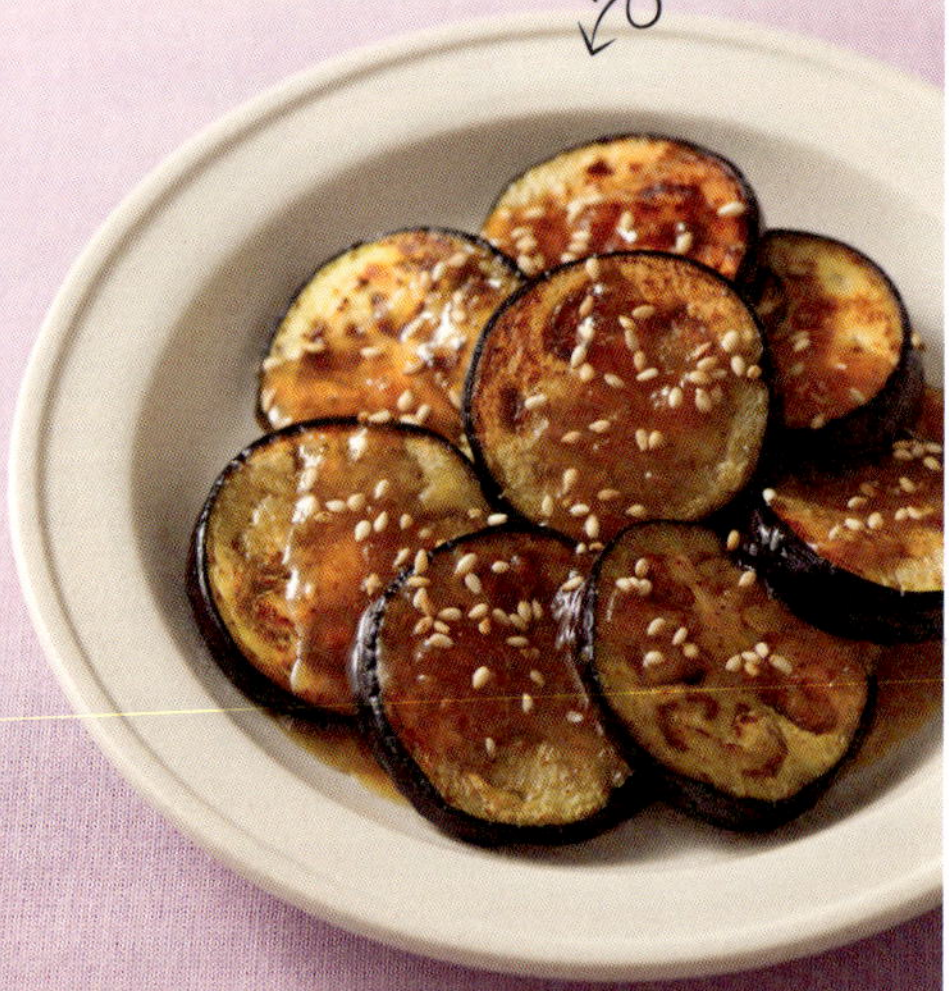

大豆と海藻が足りない日のあと1品に

豆腐 のりだれがけ

材料

（4人分・のりだれは作りやすい分量）

豆腐…1丁

A | のり（全形）…1枚
　 | すり白ごま…大さじ2
　 | にんにくのすりおろし…小さじ1/2
　 | きび砂糖…小さじ2
　 | しょうゆ…大さじ3
　 | ごま油…大さじ1

作り方

1 のりはポリ袋に入れ、手でよくもんでこまかくする。ボウルに入れ、残りの**A**を加えてまぜる。

2 豆腐を4等分して器に盛り、**1**を適量かける。

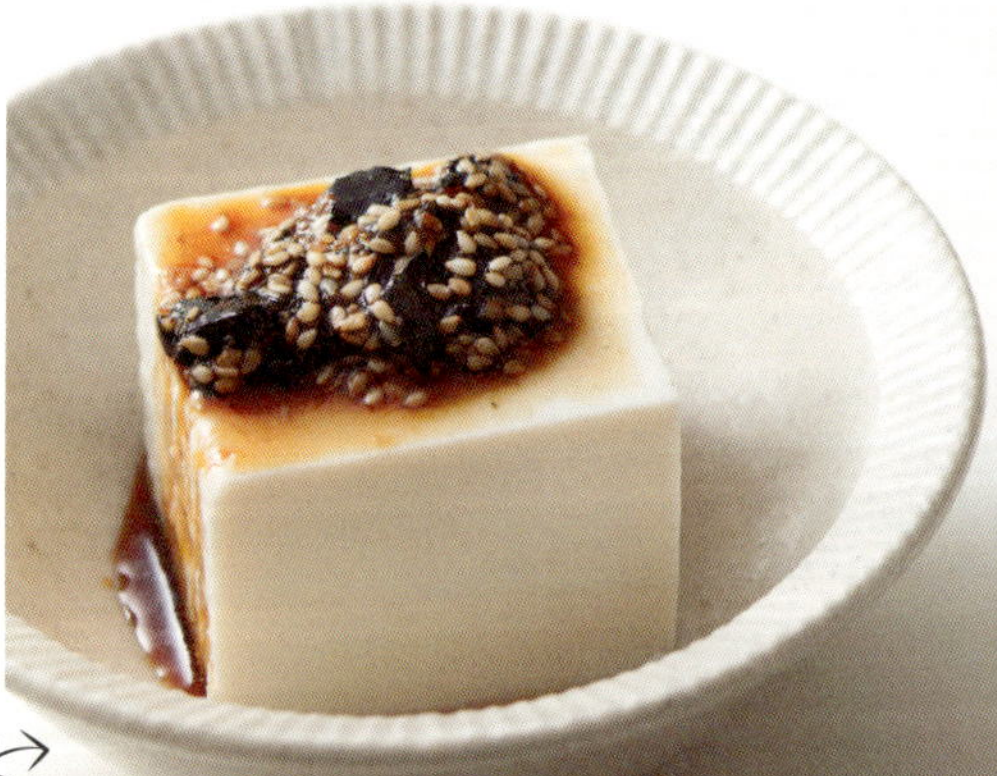

White

使える！

**のりはポリ袋の中で
もむと散らばらない**

栄養強化トッピングに活用したいのりは、周囲に散らばりやすいので、ポリ袋の中でもむ。

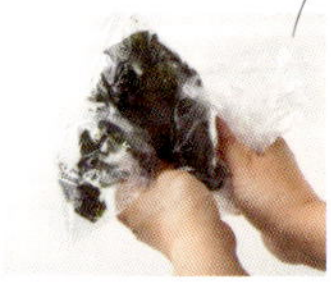

豆＆桜えびで栄養も食感もよくなる

ひじきと豆のサラダ

材料（4人分）
ひじき…10g
きゅうり…1本
ミックスビーンズ（蒸し豆）…1/2カップ（50g）
桜えび…大さじ3
A すり白ごま…大さじ3
酢…大さじ2
しょうゆ…大さじ1.5
きび砂糖、ごま油…各大さじ1

作り方
1 鍋に水2カップを沸かし、ひじきを入れて火を止め、2分おいてざるに上げる。水にさらしてよく水けをきり、ボウルに入れ、**A**であえる。
2 きゅうりはせん切りにする。桜えびはフライパンでからいりする。
3 食べるときに**1**に**2**、ミックスビーンズを加えてまぜる。

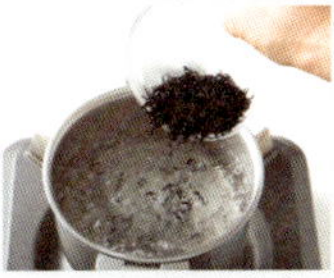

ひじきは熱湯に入れると早くもどせる
水に30分ほどひたしておくよりも、熱湯に入れれば2分でもどり、サラダなどにすぐ使える。

使える！

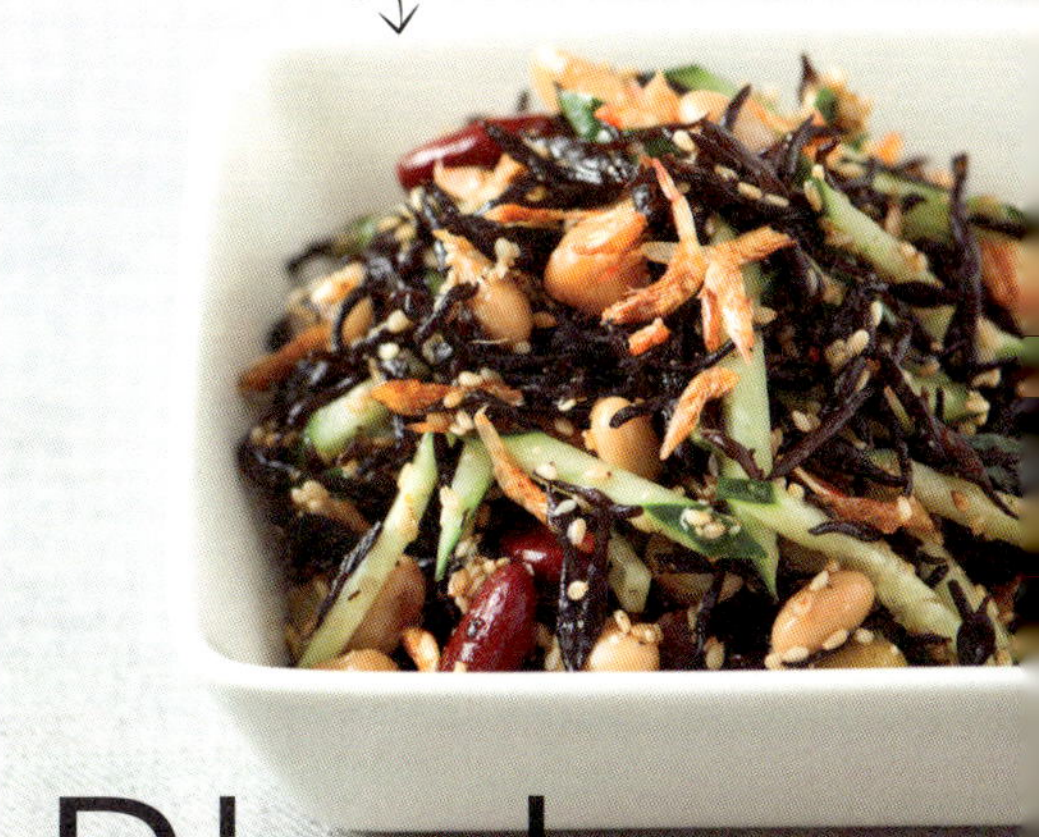

Black

Brown

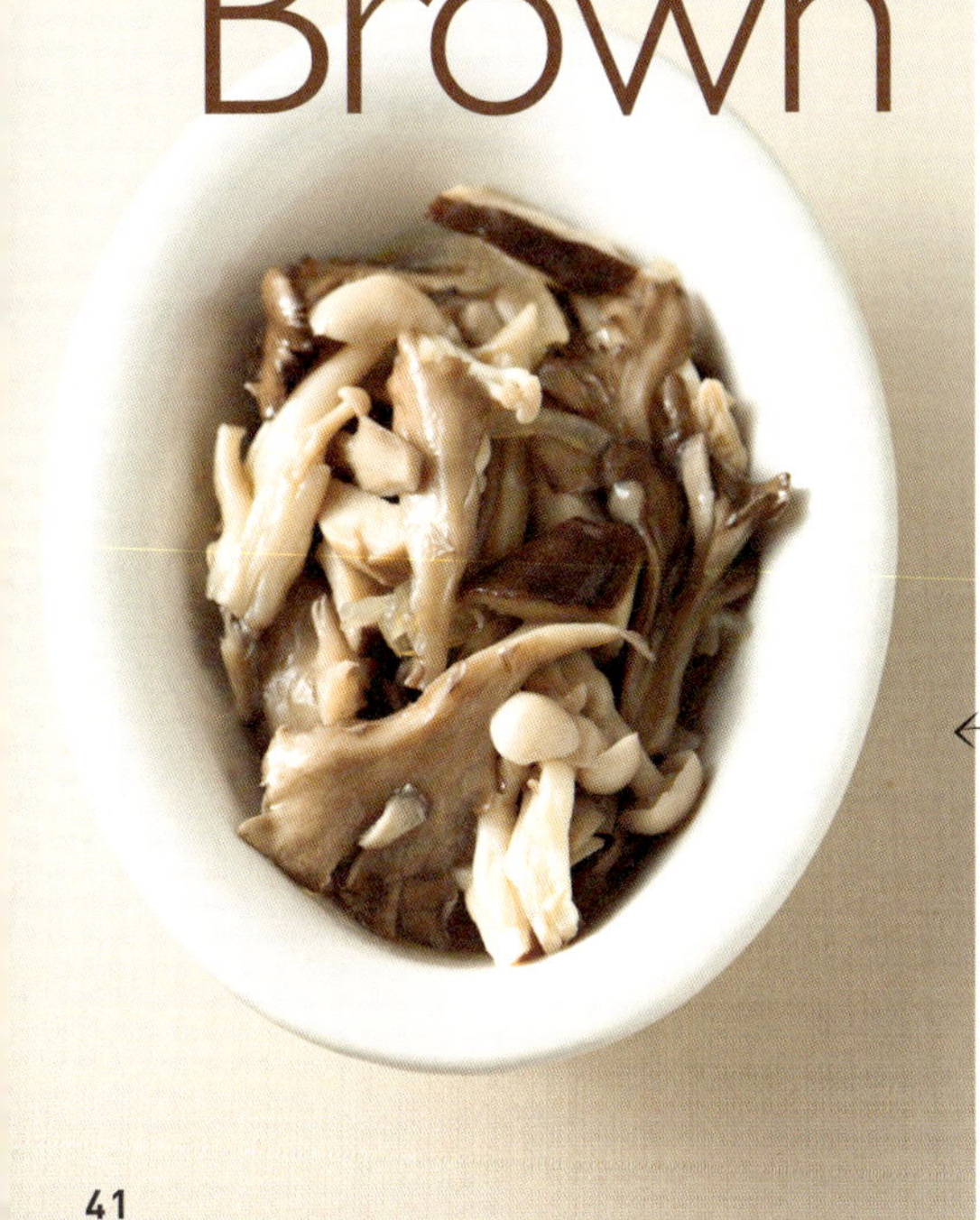

親子で食べたい！
免疫力を高めるきのこ

きのこのマリネ

材料（4人分）
きのこ各種…3パック（約300g）
玉ねぎ…1/4個
A 塩…小さじ1弱
酢、オリーブ油…各大さじ2
砂糖…ひとつまみ

作り方
1 きのこは石づきがあればとり、食べやすい大きさに切る。玉ねぎは薄切りにする。
2 フライパンに**1**と**A**を入れてまぜ、ふたをして中火にかけ、8分加熱する（または、耐熱ボウルに**1**と**A**を入れてまぜ、ラップをかけて電子レンジ〈600W〉で5分加熱する）。

使える！

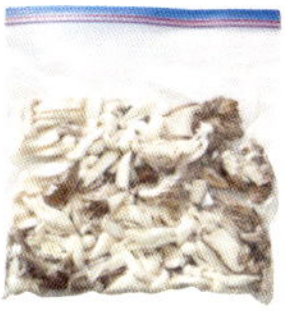

冷凍きのこミックスを作っておくと便利！
きのこは食べやすい大きさにして生のまま冷凍できる。さっと使えて、しかも、冷凍するとうまみ成分が増す。

栄養素は「チームプレー」、お母さんはコーチ！

組み合わせないと、栄養素は効率よく働かない

炭水化物、たんぱく質、脂質、それにビタミン・ミネラルが数十種類も……。「栄養素って覚えきれない！」と思うでしょう。人間の体の中では、それほど多種の栄養素が持ち味を発揮して、効率よく利用される仕組みがととのっています。

「栄養バランスがたいせつ」とよくいわれるのは、栄養素は1つだけでは機能せず、助け合って働くからです。1つの食品で、パーフェクトに栄養を含んでいるものなどありません。

たとえば、穀類がエネルギーに変わるためにはビタミンB群などの助けがいるので、**朝ごはん★1にパンだけを食べても、午前中の集中力はつづきません。パンとビタミンBを含むおかずを食べることが必要です。**

もしおかずに豚肉を食べるとしたら、疲労回復に欠かせない豚肉の

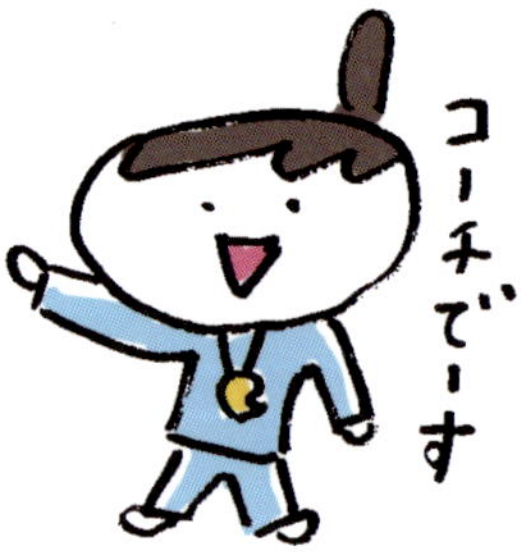

炭水化物＋ビタミンB群

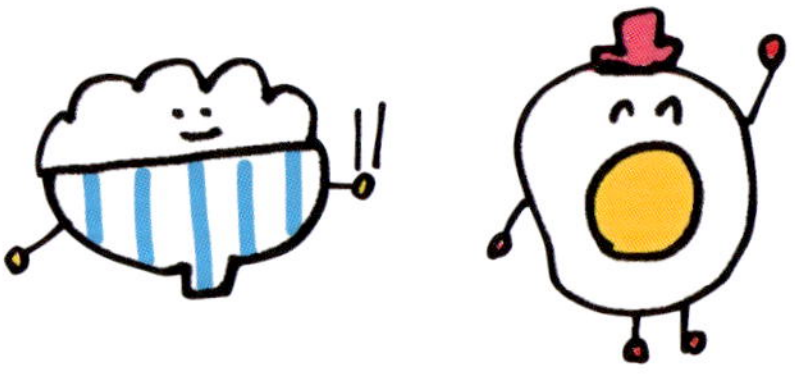

ごはん（炭水化物）からエネルギーをつくるには、肉、魚、卵、緑黄色野菜などのおかずに含まれるビタミンB群が必要！

★1 朝ごはん➡p.76へ

ビタミンB_1は、玉ねぎ、にら、にんにくなどと組み合わせると吸収率がアップ！ そんなふうに、栄養素は助け合っています。

「筋肉をつけるために、たんぱく質を食べる」というスポーツ少年も、たんぱく質だけ食べればいいわけではありません。野菜や海藻、いもなどでビタミン・ミネラルもバランスよくとっている人のほうが、筋肉量は多くなるというデータもあります。

まずは4つの食品群をベンチ入りさせて！

とはいえ、すべての栄養素の働きを考えたうえで、食事を作るのはたいへん。「いったい何と何を組み合わせて食べればいいの？」という答えは、次のページで4群に分けて説明します。

お母さんは食品群の〝コーチ〟になったと思ってください。サッカーや野球のチームが、スター選手、足の速い選手、守りのかたい選手などがバランスよくそろわないと勝てないのと同じ！ 栄養素が体の中できちんと機能するためには、1・2・3・4群から、食品をバランスよくそろえないといけないのです。

まずは4つの食品群を買って、ベンチ入りさせてください。そして、たとえば2群のたんぱく質であれば、朝は「卵」、昼は「肉」、夜は「魚」と「豆腐」というように、**同じ食品ばかりがピッチに立たないように、朝昼晩でチーム編成を変えましょう。**

鉄＋ビタミンC

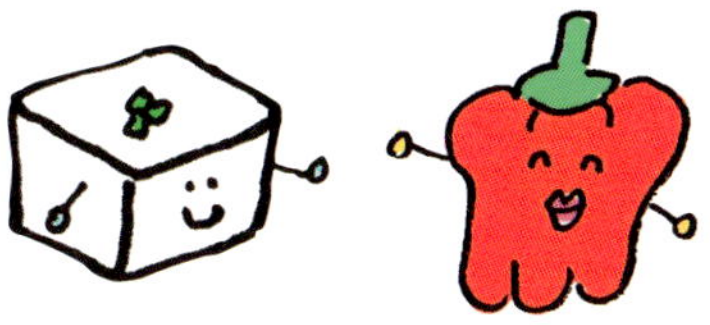

吸収率の低い非ヘム鉄は、ビタミンCを多く含む赤ピーマン、ブロッコリー、レモンなどといっしょに食べると吸収率がアップ。

ビタミンB_1＋アリシン

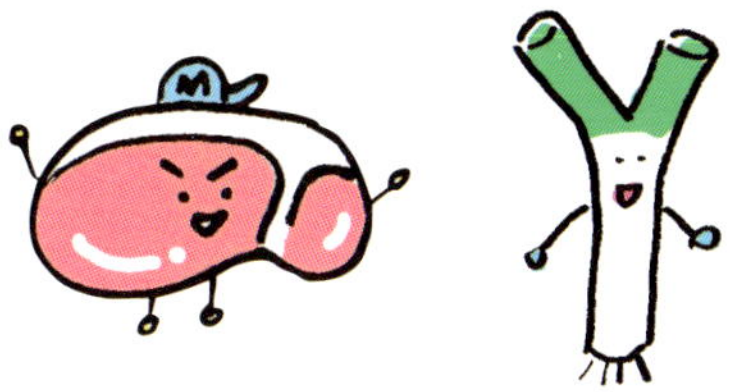

豚肉のビタミン B_1（疲労回復ビタミン）は、ねぎ類に含まれるアリシンで吸収率が高まる！ 元気を出したいときの組み合わせ。

組み合わせの「バランス」が大事

名コーチになって、朝昼晩の食事＋おやつにバランスよく食材を登場させて！

2群

筋肉や血液など体をつくるたんぱく質がとれる

魚介、肉、大豆製品は、筋肉や血液など体をつくる主な材料になる「たんぱく質」が豊富！ たんぱく質のほかに含まれる栄養素は、DHA や鉄などそれぞれに違うので、「肉ばっかり」にならないように、魚や大豆製品も食べましょう。

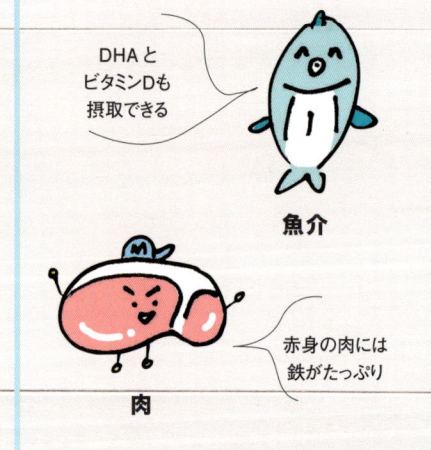

DHAと
ビタミンDも
摂取できる

魚介

赤身の肉には
鉄がたっぷり

肉

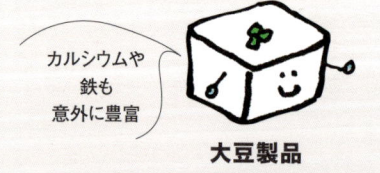

カルシウムや
鉄も
意外に豊富

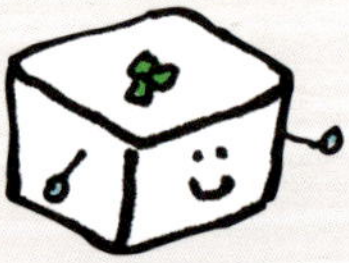

大豆製品

1群

親子ともに不足しがちなカルシウムや鉄を補う

乳製品と卵は、良質のたんぱく質のほかに、「カルシウム」や「鉄」など、大人にも子どもにも不足しがちな栄養素をバランスよく含んでいます。ぜひ親子で食べて！ 調理も簡単なので、朝食やおやつにプラスしましょう。

ヨーグルト100gで
カルシウム120mg

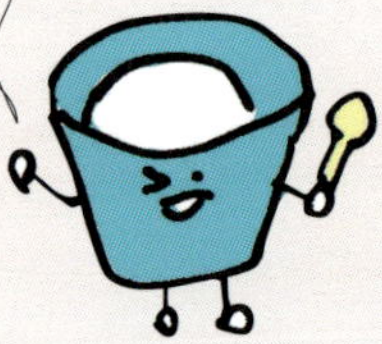

乳製品

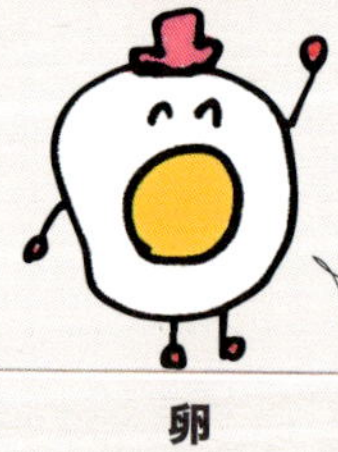

卵1個で鉄1.0mg

卵

1日にとりたい推奨量

カルシウム(mg)			鉄(mg)	
男	女	年齢(才)	男	女
600	550	3〜5	5.5	5.5
600	550	6〜7	6.5	6.5
650	750	8〜9	8.5	8.0
700	750	10〜11	10	9.5
1000	800	12〜14	11	10

日本人の食事摂取基準2015より

栄養素は4つの群のチームプレー！

栄養素は、どれか１つの群に偏っても、効率よく働くことができません。お母さんは

4群

脳と体を動かす たいせつな エネルギー源！

4群は、生きるためのエネルギー源になる食品群です。主食になるごはん、パン、めんなどは、糖質のほか、食物繊維も多く含んでいます。成長に欠かせない栄養源なので、朝昼晩の3食必ず主食をとりましょう。

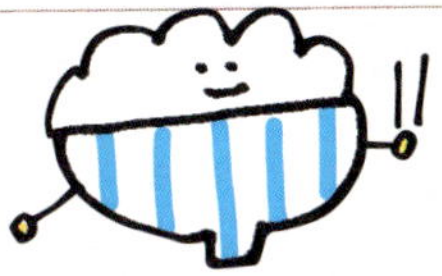

ごはん・パン・めん

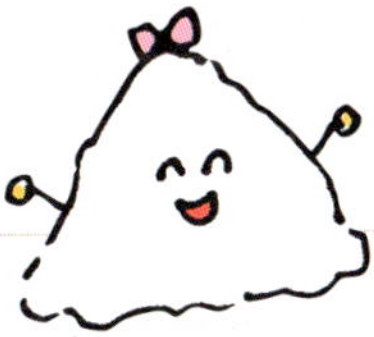

砂糖

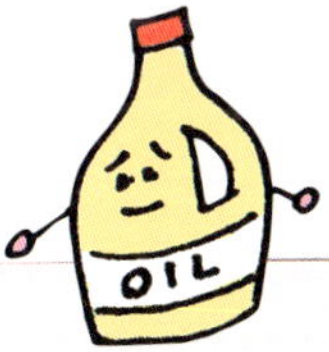

油脂

油脂と砂糖には、エネルギーとなる栄養素以外はほとんどない！とりすぎに注意!!

3群

体調をととのえる ビタミン・ミネラルの 宝庫！

3群の食品群は、「ビタミン・ミネラル」や「食物繊維」など、体の調子をととのえる栄養素を多く含んでいます。色の濃い緑黄色野菜は栄養価が高いので、意識して食べるようにしましょう！きのこ、いも、海藻、果物も忘れずにとり入れて。

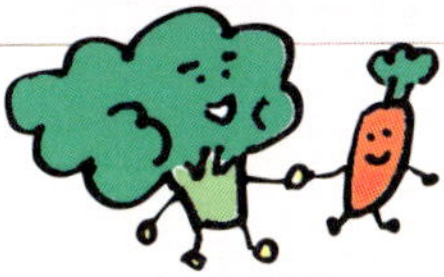

緑黄色野菜

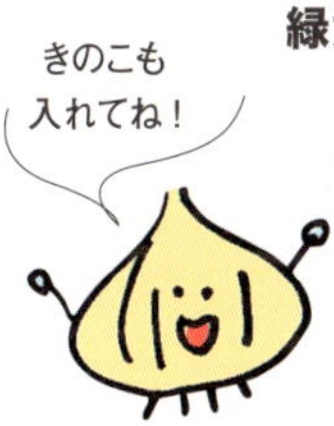

淡色野菜

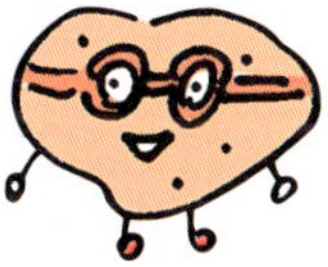

いも

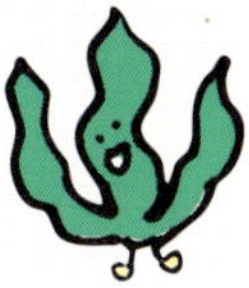

海藻

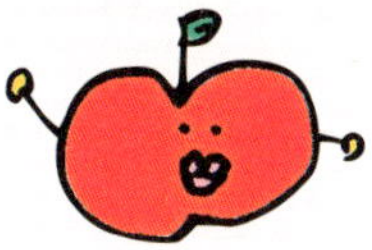

果物

女子栄養大学四群点数法より

栄養素の「過剰」も「欠乏」もイエローカード

体は食べるものでつくられる

「日本人の食事摂取基準」のもととなる「栄養所要量」がはじめて作られたのは、1969年。当時は主に「欠乏症」を予防することを目的としていましたが、今では食生活が豊かになったことで「過剰症」、とりすぎへの対策も重要になってきました。

「You are what you eat.」という英語のことわざがあります。この言葉のとおり、私たちの体は食べるものによってつくられています。食べたものが体の栄養となり、細胞をつくり、エネルギーとして使われています。

どの栄養素も、「足りない」または「とりすぎ」のどちらに偏っても、健康を害してしまいます。だから、「適量を守る」ことは何よりたいせつ！

	脂質・炭水化物	たんぱく質
とりすぎると ◀過剰	体に脂肪が蓄積して肥満に！	摂取しすぎた分が尿として排泄されるため、腎臓に負担がかかる！ カルシウムの排泄を促すため、骨が弱くなる！
足りないと ◀欠乏	脳が働かない！ 活動するエネルギーが不足する！	発育発達が遅れる！ 免疫力が低下して抵抗力が弱まる！ 筋力が低下する！

親が適量をコントロールする★1

「菜食主義」や「糖質オフ」など、さまざまな食事法がちまたにあふれていますが、実は、**「バランスよく食べている人の総死亡率がいちばん低い」ことが、国の調査で明らかになっています。「バランス食」に勝る食べ方は今のところ存在しません！**

子どもはたいてい、好きなものばかり食べたがるし、偏食で気分やですから、**本人に任せていたらなかなかバランスよく食べるのはむずかしいと思います。そこは親がうまく、適量をコントロールしてあげてほしいと思います。**

ごはんを食べすぎる子は、脳に満腹感をもたらすたんぱく質が少ない可能性が高いです。かつおだしも満腹感を高めて食べすぎを予防する効果があるので、ぜひ活用して！　うまみの強い肉ばかり食べる子は、うまみの少ないサラダではなく、同じくうまみの強い白身魚やまいたけ、トマトのようなうまみ食材を与えましょう。

近年、小学生女子のお母さんや学校の先生から、ダイエットの低年齢化で食事を拒否することへの相談がふえています。しっかり食べないと身長が伸びず、モデルさんのようにはなれないこと、体重・体脂肪が必要な量までふえないと、将来、お母さんになれなくなってしまう（初経を迎えられない）ことを伝えてみましょう。

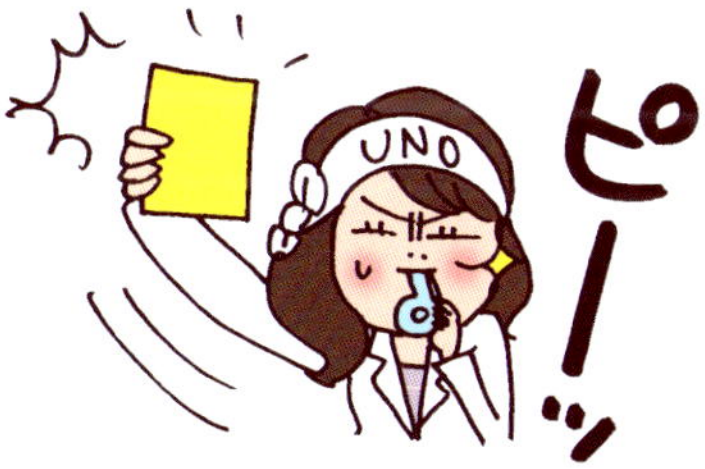

ミネラル	ビタミン
食塩（ナトリウム）はとりすぎると、腎臓に負担がかかる！ リンは骨を弱くする！	過剰症はほとんどない 脂溶性ビタミンはとりすぎに注意！
カルシウム不足は骨が弱くなる！ マグネシウム不足は便秘に！ 鉄不足は貧血に！	体調をくずしやすい！ ほかの栄養素もきちんと働かなくなる！

★1 1日の食事量の目安➡p.99へ

お菓子は「おやつ」じゃない！お菓子はエンプティー・カロリー

子どもの好きなものを並べるのが、いい食事？

過去にさかのぼれば、それこそ〝ちゃぶ台〟の時代には、父親などが食事の際に子どもに厳しくしつけたものでした。「黙って食べろ」「好き嫌いを言うな」「残さず感謝して食べろ」など。でも今では、食卓を囲むのは楽しいひとときであり、「子どもを笑顔にする」「家族サービス」という傾向に変わってきています。

それでも50代以上の世代には、「家族がいやがっても健康にいいものを出す」という考え方があるのですが、**40代から下の世代になると、食事で子どもを笑顔にするのがいいお母さん、お父さん、というイメージが定着しています。**

以前は給食も残さないように指導されましたが、今は子どもを基準にして、完食できるように配慮されています。給食の残飯処理でいち

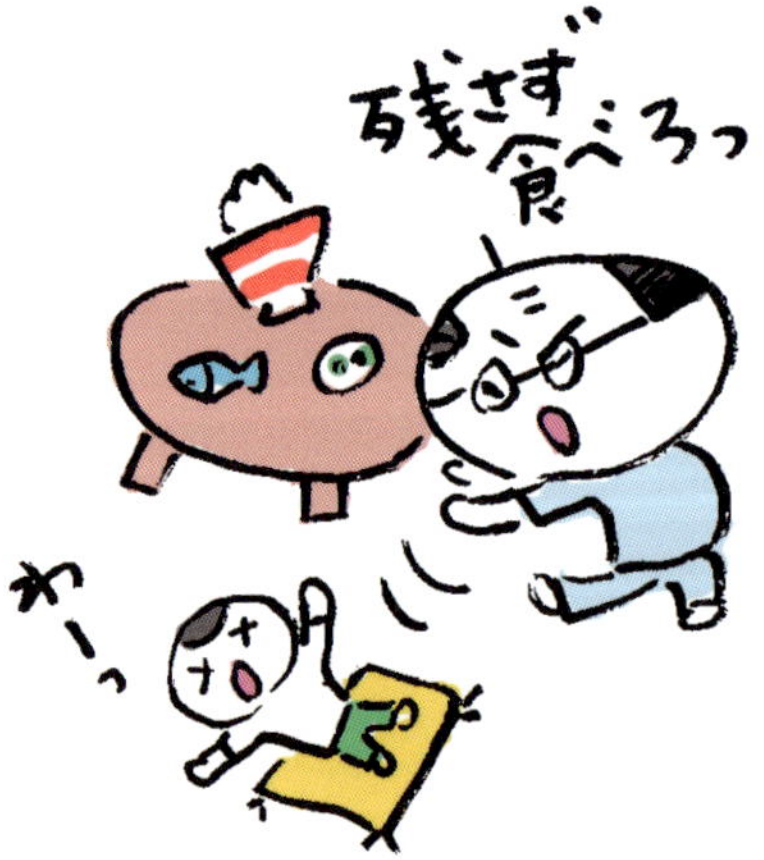

ばん多いのは、煮物。家で食べたことがない子もふえています。

子どもが笑顔になる食事なら、それでOK？　子どもの好物や求めるものだけを食べさせていて、健康に育つ？　その点は、親としてもう一度、考えてみる必要があります。

お菓子とジュースでは、子どもは育ちません

「子どもが甘いものばかり食べたがって困る」という声が多く寄せられています。子どもがほしがるから、おやつとしても機嫌をとるためにも、ついお菓子をあげてしまうことが多いのではないでしょうか。

はっきり言ってしまうと、お菓子は〝エンプティー・カロリー〟。つまり、カロリーは高くても、成長に必要な栄養は「からっぽ」です。そればかりか、不要なファット（油脂）＆シュガー（砂糖）を過剰にとってしまうことに！

たとえば、ポテトチップスは油脂が多く含まれるため、100gで500キロカロリー以上あって、幼児の1食分より高カロリー。甘い炭酸飲料は1缶350㎖に角砂糖10個分も！　おやつがスナック菓子や甘いジュースでは、食事をとれないはずです。

第2章で詳しく解説しますが、油脂も砂糖も、1日の必要量は大さじ1以下。これは食事だけで十分にとれる量なので、お菓子でとる必要はないのです。

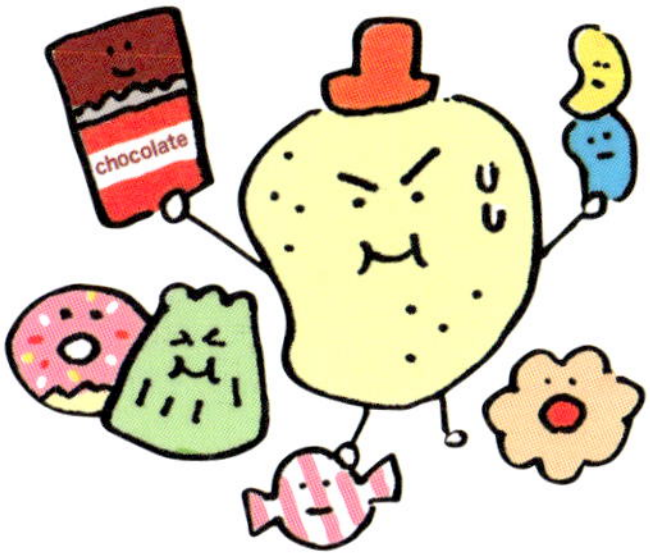

「ブドウ糖果糖液糖」のとりすぎに注意！

「ブドウ糖果糖液糖」は、ブドウ糖をさらに人工的に甘くしたもの。ジュースなどに含まれることが多く、過剰に糖分をとりすぎることが問題になっています。ブドウ糖果糖液糖→果糖ブドウ糖液糖→高果糖液糖の順に、糖度が高くなるので要注意！　原材料の表示を確認しましょう。

おやつは栄養を補う、食事の一部！

おやつというと、「甘いもの」と思われるかもしれませんが、子どもにとっては食事の一部。朝ごはんと昼ごはんの間や、昼ごはんと晩ごはんの間に、**食事に影響しない程度に与えて、食事で不足してしまう栄養を補うことが目的です。**

甘いお菓子だと、あげたときは「おいしい！」とニコニコ笑顔でも、数時間後には「疲れた～」と言って勉強や習い事に集中できない可能性が！　なぜなら、**糖質はビタミンB_1が足りないとうまく代謝されず、体に「乳酸」がたまってだるくなってしまうからです。**

また、甘いお菓子を食べると、体が糖質を少しでも排出しようとして、水分を多く欲します。ここでまたジュースを与えるのはＮＧ！　もっとだるくなる→だるいから甘いものがほしい（血糖値を上げたい）という悪循環に陥ってしまいます。

お楽しみのお菓子をあげるときは、ビタミン・ミネラルがとれる麦茶やルイボスティーなどと組み合わせて。どうしても甘い飲み物がほしいときは、ビタミン・ミネラル・食物繊維をたっぷり含む「豆乳ココア」がおすすめです。甘いジュースのときは、大豆や海藻のスナック、フルーツ寒天やプルーンヨーグルト、甘さ控えめのプリンなどを選ぶように、親がコントロールしましょう。

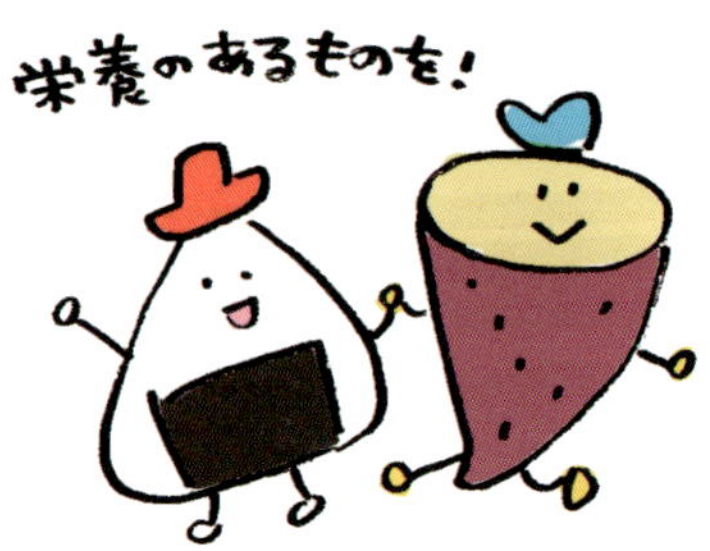

よくあげているお菓子は？（複数回答）

1 スナック菓子
2 せんべい
3 グミ
4 クッキー・ビスケット
5 チョコレート菓子
6 アイスクリーム
7 ラムネ

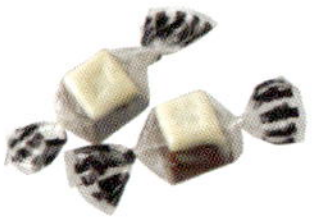

主婦の友社ネットアンケート（回答数：3～12才の子どもがいる母親244人）

ダラダラ食いをやめて〝メリハリ食べ〟に

「何か食べるもの、ない？」「おやつは？」などと、子どもは口寂しくなると、いつでもおねだりしてくると思います。それでも、**食事の前には毅然として食べさせないことや、一日じゅうダラダラ食べさせるのではなく、メリハリをつけることがたいせつです。**

「おやつを食べたばかりだし、おなかはすいていないよね。肉だけでも食べればいいか」と、食事がないがしろになっていませんか？　食事の前には、「あと少しでごはんだから待っていてね」と、少しのガマンを覚えさせることも必要です。

空腹は何よりの調味料。**おなかがすいていれば、集中しておいしくたくさん食べられるので、「好き嫌いがある」「量を食べない」「食事中に落ち着かない」などの悩みも、少しずつ解消していくはずです。**

おやつのダラダラ食いは、むし歯も心配です。

むし歯菌は砂糖をエサにして酸をつくり、その酸で歯の表面のエナメル質をとかしてしまいます。食事とおやつのリズムが決まっていれば、食後しばらくすると、唾《だ》液の作用で口の中は酸性から中性に戻ります。でも、**甘いものをダラダラ食べていると口の中がいつも酸性のままで、唾液が歯を修復することができません。**むし歯になるリスクがぐんと高まるので、注意してください。

時間を決めておやつを食べている場合

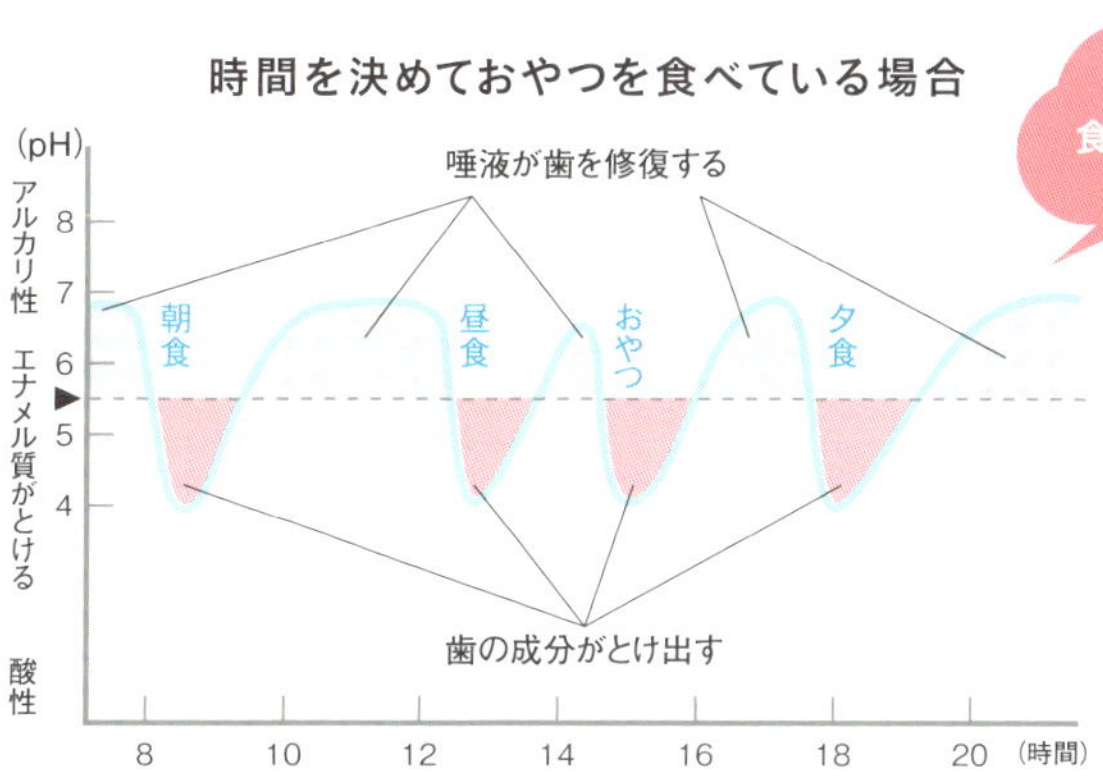

茂木瑞穂『チャイルドヘルス』4月号　診療と治療社　2009

メリハリをつけて食べれば、むし歯のリスクが下がる！

食後、口の中がpH5.5以下（酸性）になると歯がとけ出し、しばらくすると唾液の作用で中性に戻って歯を修復する。ダラダラ食べつづけると、再石灰化する時間がなく、むし歯に！

食事で「足りない栄養」をON

用意すればいいの？ ママの美容と健康にもいい、簡単おやつを見せます！

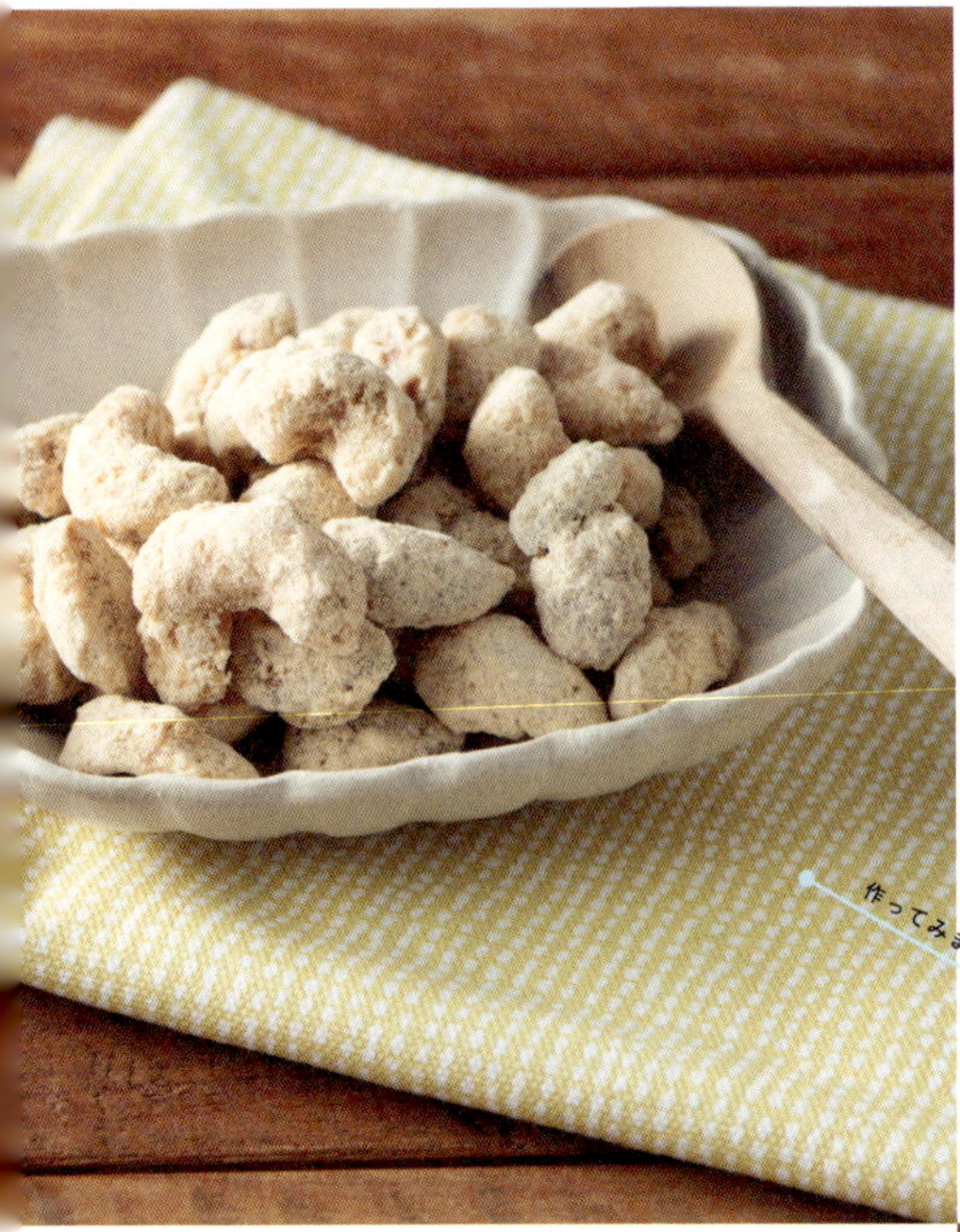

ナッツをカリッと香ばしく
食べやすく

ふくふくきな粉ナッツ

材料（作りやすい分量）
ミックスナッツ（食塩無添加）…100g
A｜きび砂糖…1/2カップ
　｜水……大さじ2
きな粉…大さじ2

作り方

1 フライパンに**A**を入れて火にかけ、とろりとしてきたら火を止め、ナッツを加えてからめる（または、耐熱容器に**A**を入れてよくまぜ、電子レンジ〈600W〉で4分ほど加熱。とり出し、容器にうっすらまとわりつく感じを確認し、ナッツを一度に加えてからめる）。
2 きな粉を加え、パラリとするまでまぜる。

作ってみました！

ミックスナッツは、私の小腹を満たすおやつとしてよく買います。子どもはきな粉が好きなので、このレシピでコーティングしてみたら、「美人になる！」と喜んで食べています。
（Y・Mさん＆女の子10才）

市販の焼きいもを上機嫌なおやつに

焼きいもチーズおやき

材料（作りやすい分量）
焼きいも…200g
かたくり粉…大さじ2〜3
スライスチーズ…2枚
オリーブ油…大さじ1
いり黒ごま…適量

作り方

1 焼きいもは皮をむいてボウルに入れ、かたくり粉を加えてよくまぜ、8等分して円盤形にととのえる。
2 フライパンにオリーブ油を中火で熱し、**1**を並べて両面をこんがり焼く。チーズを4等分してのせ、ごまを振る。

作ってみました！

スーパーで売っている焼きいも。そのままおやつにすると「えー!?」と絶叫されるんですが、チーズおやきにしたら、「おかわり！」と言われるくらい食べてびっくり。健康的でいい♪
（K・Rさん＆男の子8才）

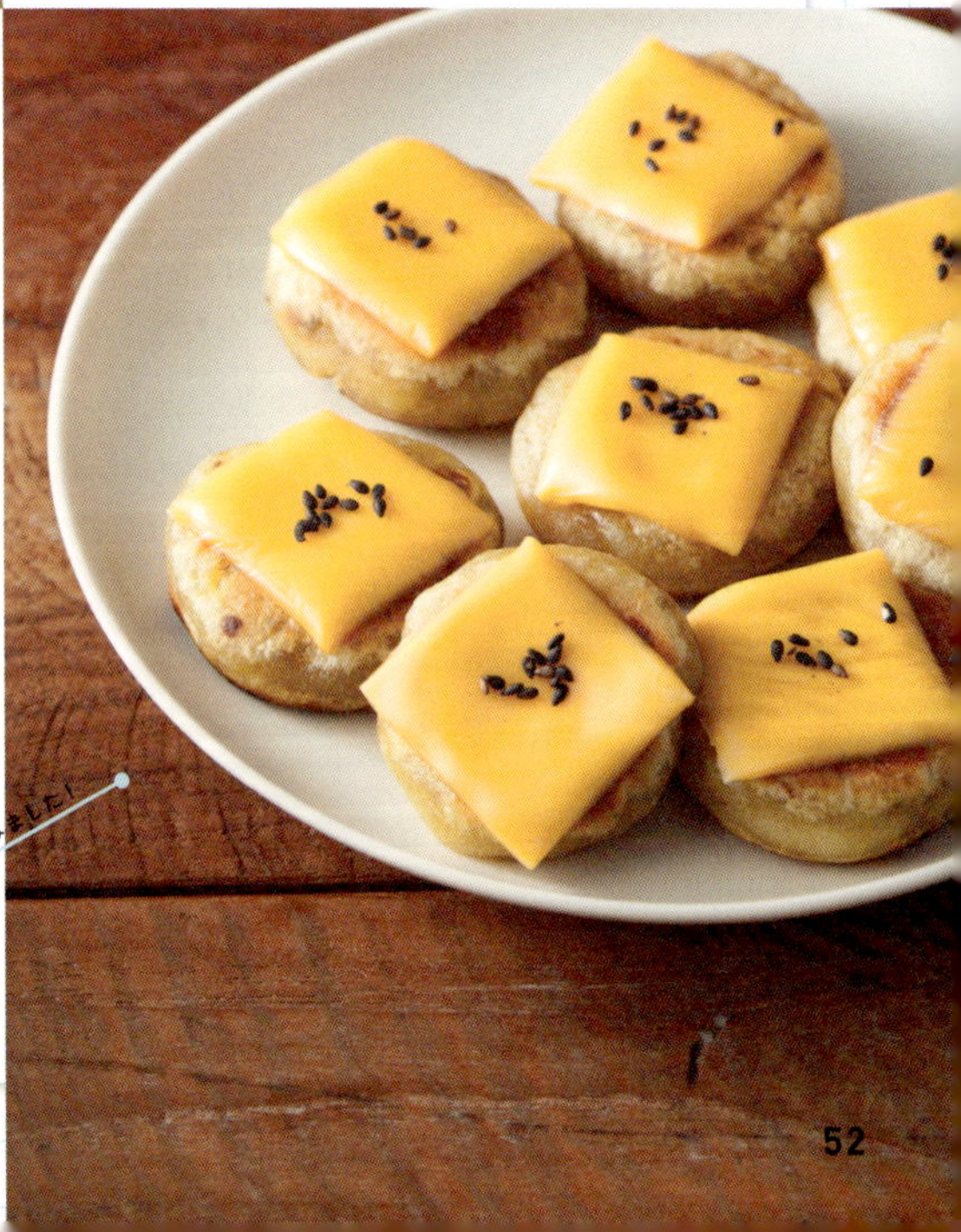

手作りおやつをひと工夫して

市販のお菓子がファット&シュガーまみれなら、いったいどんなおやつを

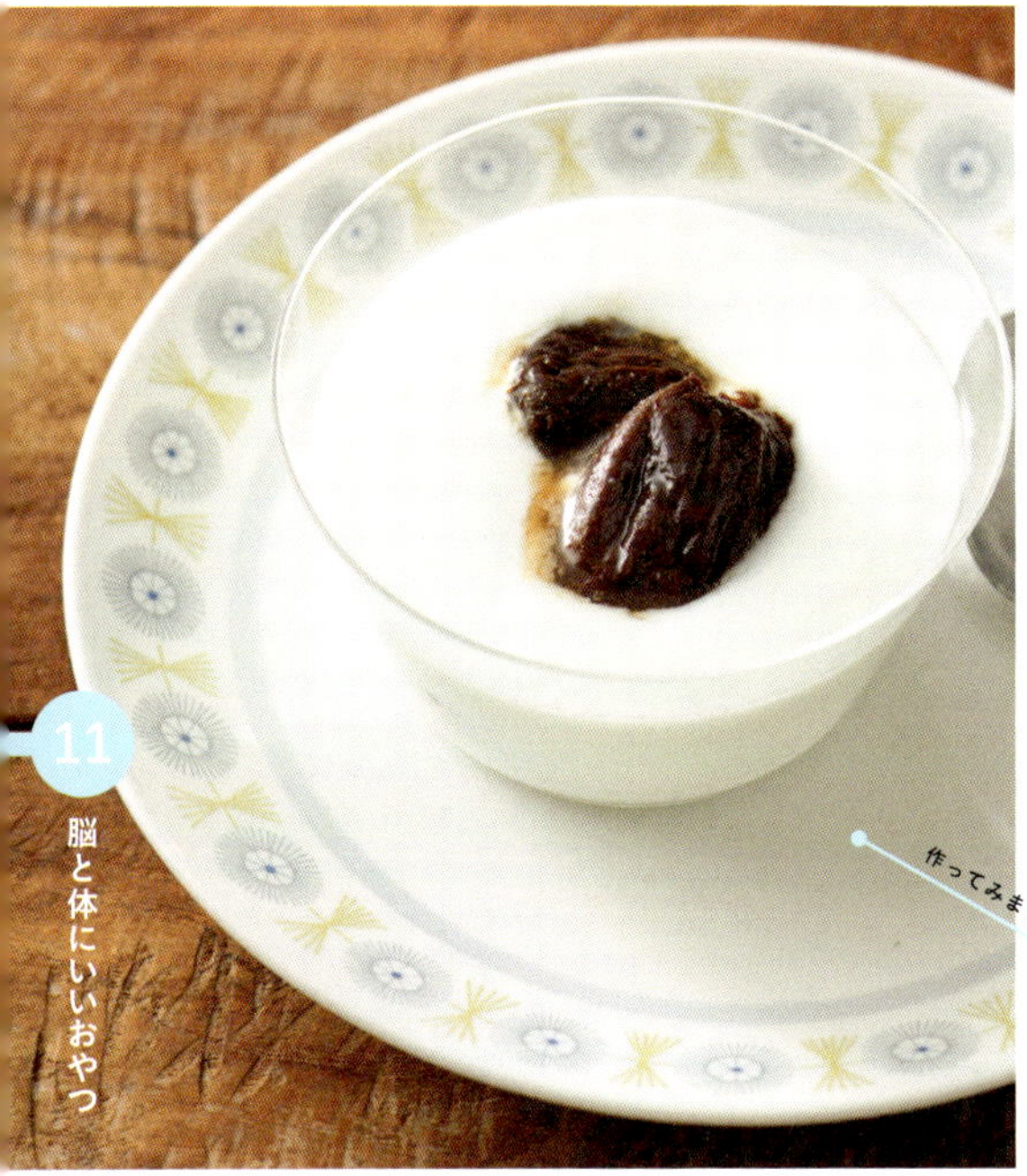

やわらかく煮て、
おやつにミネラル補給を

プルーンの紅茶煮ヨーグルトのせ

材料(作りやすい分量)
プルーン…100g
紅茶のティーバッグ(ノンカフェイン)
…1袋
プレーンヨーグルト…80g

作り方
1 鍋に水1/2カップ、ティーバッグとプルーンを入れて火にかける。煮立ったら火を弱め、2〜3分煮てティーバッグをとり出し、そのまま冷ます。
2 器にヨーグルトを盛り、**1**をのせる。

作ってみました!

娘が思春期入り口なのですが、ちょっと甘えたいモードのときに、これをいっしょに食べながらおしゃべりしています。小腹も心も満たされておすすめです。私も娘も便秘がちなので、腸がととのえられるみたい。 (M・Aさん&女の子11才)

小中学生のおやつって?

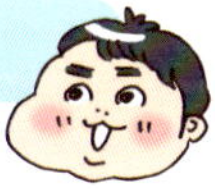

学童期になっても、3回の食事で乳製品や果物などの栄養が足りない場合は、おやつで食べよう。おやつや夜食でアイスクリームやスナック菓子を食べる子は多いけれど、肥満や朝食抜きにつながるので要注意! 「お楽しみ」として、食事に影響しない量にしよう。

幼児期のおやつって?

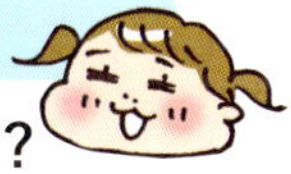

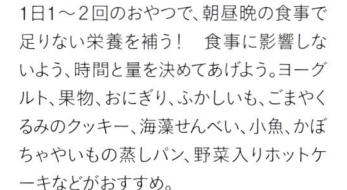

1日1〜2回のおやつで、朝昼晩の食事で足りない栄養を補う! 食事に影響しないよう、時間と量を決めてあげよう。ヨーグルト、果物、おにぎり、ふかしいも、ごまやくるみのクッキー、海藻せんべい、小魚、かぼちゃやいもの蒸しパン、野菜入りホットケーキなどがおすすめ。

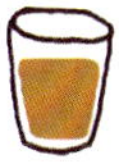
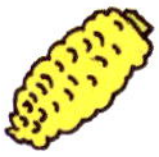

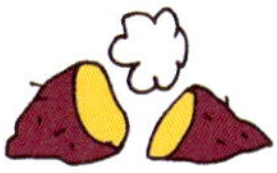
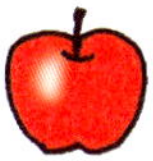

元気に走り回っていても「生活習慣病予備群」!?

「うちの子は元気だから関係ない」は違う

「うちの子は太っていないし、学校の健康診断でも特に問題はない。元気に走り回っているから大丈夫」と思っていませんか？

でも、**ファット&シュガーを過剰にとっていれば、たとえ肥満ではなくても、病気になってしまいます。実際に、子どもの生活習慣病は確実にふえています。**

まず気をつけたいのが「糖尿病」。血液中のブドウ糖がふえ、高血糖になってしまう病気です。もともとの体質に加えて、肥満、運動不足、ストレスなどの要因が重なることで発症します。

尿酸値異常も子どもにふえています。尿酸は、プリン体という物質が分解されてできる老廃物で、ふつうは尿とともに排泄されます。排泄がうまくいかないと、血液中の尿酸値が高くなって「高尿酸血症」

HbA1c 5.6%以上(糖尿病要注意)の割合の推移

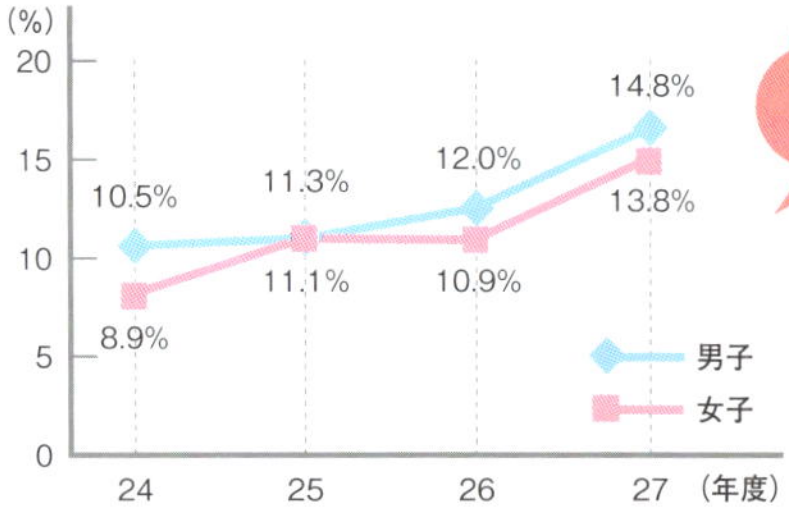

子どもの糖尿病予備軍は年々ふえている!

HbA1c(ヘモグロビンエーワンシー)とは?
採血前1～2カ月間の血糖値の平均的な状態を反映し、血糖値と異なり、直前の食事の影響を受けない。

平成27年度 香川県小児生活習慣病予防健診結果の概要　調査対象：小学4年生

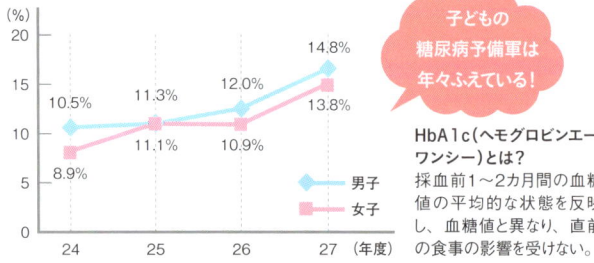

になり、痛風発作や、悪化すると腎機能障害を起こします。**ジュースや清涼飲料水にたっぷり含まれる糖分は**★1**、飲めば飲むほどのどが渇き、血糖値も尿酸値も上昇させます。**

お金では買えない！ 食事でふやす〝健康貯金〟

高血糖や尿酸値異常、高血圧、脂質異常などの生活習慣病は、ふだんのなにげない習慣が積み重なって、発症してしまいます。いったんかかると治りにくいうえ、「がん」「心臓病」「脳卒中」なども、生活習慣病の延長線上にあります。

そう聞くとこわくなってしまうかもしれませんが、生活習慣病を防ぐ食事は、けっしてむずかしくありません。これまで話してきたような**栄養バランスのとれた食事を、1日3食、適量を守って食べすぎないようにすること、これだけです。**

というと、「それがむずかしいの！」という声が聞こえてきそうです。でも、子どもは親よりも、これからの人生が長い。**健康であれば、仕事や趣味にチャレンジして、有意義な人生を送れます。良質な食事は将来のための〝健康貯金〟と思えば、やっておく価値はありますよね？**健康でいられれば、生涯の医療費も節約できます。

「体のために本当に必要なもの」を選択できるかどうかが、おおげさでもなんでもなく、一生を左右してしまうのです。

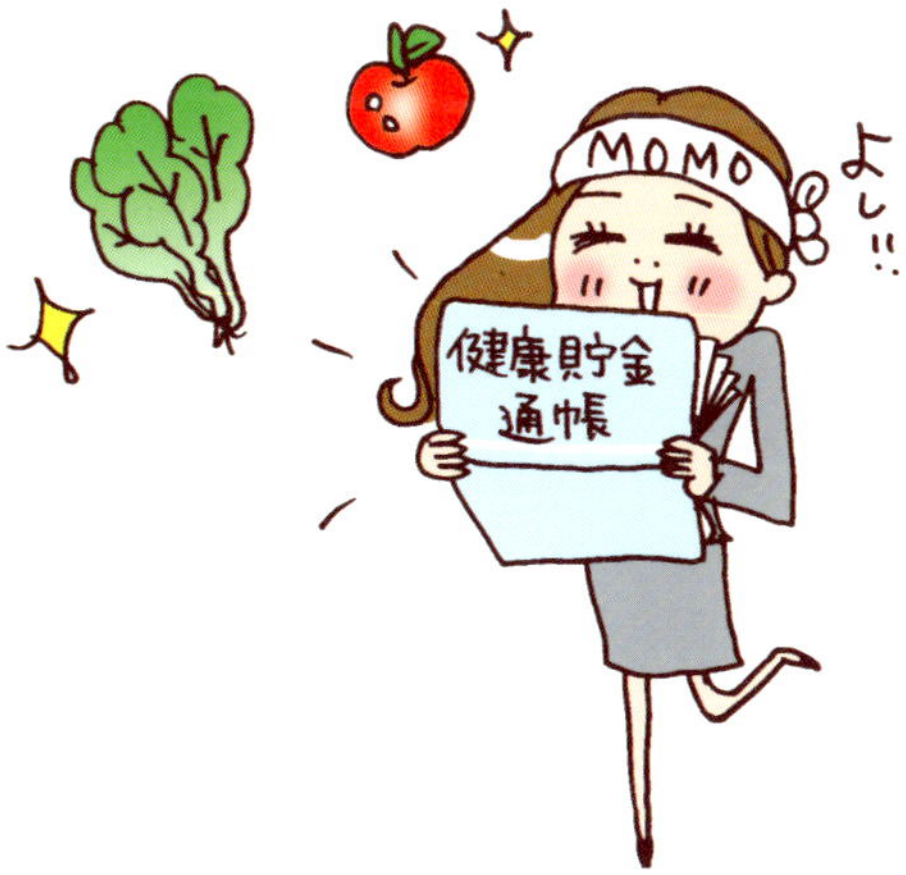

★1 糖分の選び方➡p.58へ

血糖値が高いと「妊娠力」を低下させる

妊娠できる体づくりは、すでに始まっている

「妊活」という言葉があるように、赤ちゃんがほしいと思ってから、食習慣を見直して生活をととのえる女性は多くいます。

妊娠できる体づくりと、元気な赤ちゃんを産んで元気なお母さんになることに、食事は大きな影響力をもっています。

妊娠・出産によって奪われる骨量★1や貯蔵鉄★2は、子どものうちがストックのしどき！ 妊娠すると2人に1人が貧血になるといわれ、カルシウム不足から骨がスカスカになり、産後に腰椎骨折をするお母さんもいるのです。

女の子は「結婚してから」ではなく「子どものうちから」、お母さんになる準備を始めるのに早すぎるということはありません。

こういうと男の子には関係ないようですが、妊娠のためには男性の

血糖値の目安（成人）

空腹時	109mg/dℓ以下	正常
食後	139mg/dℓ以下	
空腹時	110 ～ 125mg/dℓ	要注意
食後	140 ～ 200mg/dℓ	
空腹時	126mg/dℓ以上	要受診
食後	200mg/dℓ以上	

糖尿病予備群！

糖尿病が疑われます！

健康な人でも、1日の血糖値は70 ～ 130mg/dℓくらいの間を変動していて、空腹時と食後では大きな差がある。

★2 貯蔵鉄➡p.31へ　★1 骨量➡p.22へ

精子が健康であることも同じくらい重要です。パートナーにベストな精子を提供し、不妊の原因をつくらないように、子どものうちから栄養バランスのよい食事で健康な体をつくっておきましょう。

体を焦がす「糖化《とうか》」で、卵巣機能が低下する

ここ最近、卵子の老化や不妊症の増加が社会問題になっていますが、**不妊症の最大の原因である排卵障害には、血糖値が関係しています。**

「糖化」という言葉を聞いたことがありますか？　玉ねぎをいためると茶色くなるのは、玉ねぎに含まれる糖分とたんぱく質が加熱によって結びつき、褐色の物質がつくられるからです。血糖値が高い状態がつづくと、体の中でも同じように糖化現象が起きます。

食後の血糖値が１５０mg／dℓを超えると、血液中の糖によって体内のたんぱく質が「糖化」し、ＡＧＥｓ（終末糖化産物）という恐ろしい物質ができてしまうのです。**ＡＧＥｓが卵巣の卵胞液にたまると、透明な卵胞液が茶褐色に変化し、卵巣機能の低下につながることがわかっています。**

ＡＧＥｓは蓄積型なので、一度つくられると除去することができません。親世代にとっても、糖化は肌の透明感やハリを奪い、くすみを招く、老化の大敵！　子どものためにも元気なお母さん、お父さんでありたいなら、老化を早める「糖のとりすぎ」は避けたいものです。

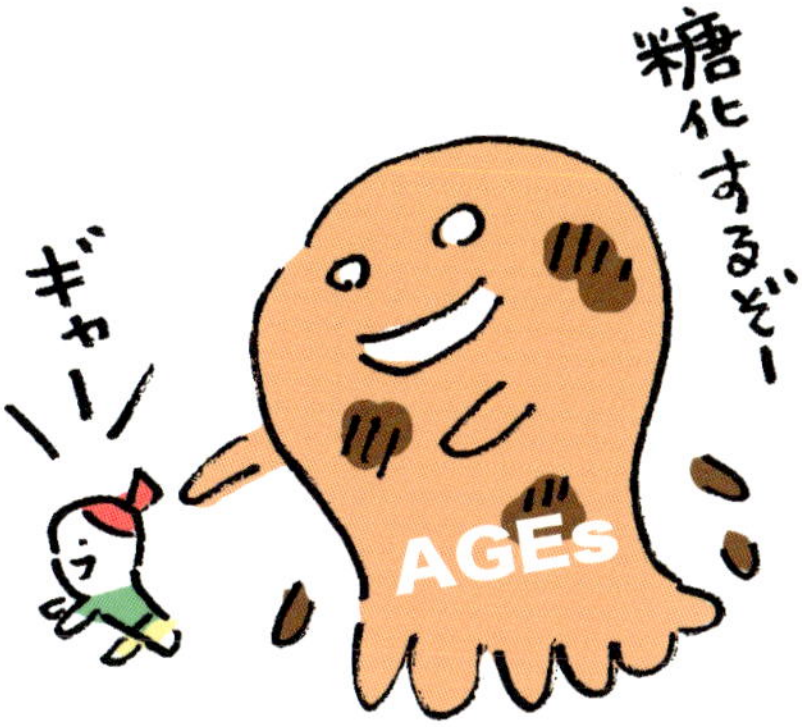

糖質は悪者ではない！「糖質オフ」は危険!!

子どもの糖質オフは成長不良への道

糖をとりすぎると糖尿病になる、老化を促進する、と聞くと心配ですよね。それで、**「糖質オフしなくちゃ！」と考えて主食を抜いてしまう人が多いのですが、それはちょっと違います。**

日本人は血糖値を下げるために分泌されるホルモン「インスリン」の量が白人の半分ほどしかなく、肥満になる前に糖尿病を発症しやすい民族です。だからといって、ごはんやパン、めんなどの炭水化物を食べないほうがいいというわけではありません。

炭水化物に含まれるのは、主に「糖質」と「食物繊維」です。糖質はブドウ糖に分解されて、全身の細胞でエネルギーとして使われます。つまり**ブドウ糖は、生きていくために欠かせないもの。もし成長期の子どもが主食を抜いたら、確実にエネルギーが不足します。**

糖分の選び方

×	ブドウ糖果糖液糖	糖尿病や糖化（p.57）のリスクとなるため、極力とらないほうがよい。
△	人工甘味料（アスパルテーム、ステビアなど）	肥満や糖尿病のリスクが指摘されているため、極力少ないほうがよい。
△	上白糖、グラニュー糖、三温糖	高GI（血糖値を上昇させやすい）食材なので、控えめにしたい。
○	黒糖、きび糖、和三盆、オリゴ糖、はちみつ、メープルシロップ、アガペシロップ	血糖値の上昇がゆるやかで、栄養価も高く、砂糖の代用としておすすめ。

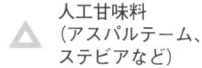

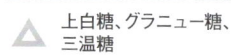

エネルギーが足りなくなると、どうなるでしょう？　せっかく筋肉や骨の成長のために摂取したたんぱく質を分解してエネルギーとして使ってしまうので、かえって非効率です。極端に主食抜きをすると、成長不良になるおそれもあります。

また、炭水化物は食物繊維の供給源にもなります。腸内細菌は、人間が消化吸収した〝残り物〟をエサにしています。**炭水化物のうち、消化されにくい「難消化性でんぷん」や食物繊維は、腸内細菌★1のごちそうであり、善玉菌をふやすために必要不可欠です。**

大事なのはシュガーオフ！　主食は低GIに

炭水化物が悪者なのではなく、問題は、お菓子やジュースなどで砂糖や人工甘味料をとりすぎているということ。大事なのは糖質オフではなく、「シュガーオフ」です。

主食は安易にオフするのではなく、選び方、食べ方を工夫するのが正解です。 血糖値の急上昇を防ぐには、精製された白い主食（白米やうどん、食パン）ではなく、GI値（食後に「血糖値をどれくらい上昇させるか」の数値）が低い**未精製の茶色い主食（玄米や雑穀米、胚芽パン、そば、全粒粉パスタ）を選ぶこと。**

また、食物繊維は糖質の吸収をゆるやかにするので、野菜やきのこ、海藻などと組み合わせて食べることもおすすめです。

低GIごはん

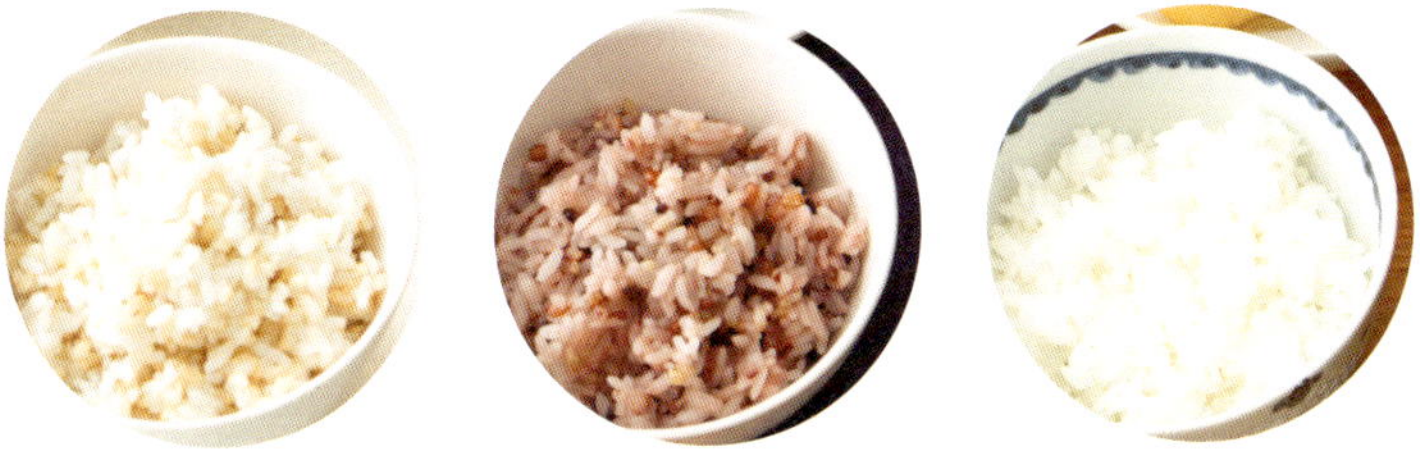

発芽玄米　雑穀米　金芽米

これらは、精製された白米よりGI値が低く、食物繊維やビタミン・ミネラルが多く含まれる。

★1 腸内細菌➡p.34へ

体にとって「いい油」と「悪い油」を見きわめる

「トランス脂肪酸」、肉の脂身、乳脂肪に注意！

私たちはふだんの食事で、どれくらい油脂をとっているでしょう？植物油は、ごま油やオリーブ油などの種類にかかわらず、すべて脂質１００％。マーガリンやバターは約80％、マヨネーズは約75％が脂質です。ほかにも、乳製品では生クリームやクリームチーズに乳脂肪が多く、肉は脂身や皮にたっぷり脂質があります。

脂質を組成する脂肪酸にはさまざまな種類があり、体にとってよくない働きをするものもあります。**特に気をつけたいのが「トランス脂肪酸」。マーガリンやショートニングなどの加工油脂や、それらを使った焼き菓子などに多く含まれ、悪玉といわれるＬＤＬコレステロールをふやす作用があります。**多量にとりつづけると、動脈硬化や排卵障害などのリスクを高めるといわれています。

使いたい油vs.避けたい油

×	マーガリン、ショートニング、ファストスプレッド、マヨネーズ	トランス脂肪酸のとりすぎが心配。トランス脂肪酸が含まれていないものならOK。
△	バター、生クリーム、クリームチーズ	血液をドロドロにさせる飽和脂肪酸が多いため、控えめに。
△	市販の揚げ物	揚げてから時間がたった油は酸化しているため、焼き物などのほうがよい。
○	加熱するなら「オリーブ油」	酸化に強く、コレステロール値を低下させる。
○	非加熱なら「亜麻仁油」「えごま油」	体にいいオメガ3脂肪酸。

肉の脂身やバターなどの乳脂肪に多い「飽和脂肪酸」も、とりすぎると、肥満や生活習慣病につながります。とんカツやから揚げ、サラダにドレッシングをたっぷり、スナック菓子、生クリームのケーキなどを間食にしがちだったら、脂質過多！

揚げ物は週3回以下にしましょう。市販の揚げ物やスナック菓子は、空気にふれて酸化した油を多く含むため、おすすめしません。

脳と体にいいのは「オメガ3脂肪酸」

一方で、一部の植物油や魚、ナッツに多く含まれる「不飽和脂肪酸」には、体によい働きをするものもあります。それが**近年話題になっている、「オメガ3脂肪酸」です。成長期の子どもの視力や脳、骨の発育を促す栄養素で、アレルギーを抑える働きなどもあります。**気分のアップダウンをやわらげ、中性脂肪を分解する働きもあることから、お母さんのイライラやお父さんのメタボ対策にもなります。

オメガ3脂肪酸は、人間の体内では合成できない「必須脂肪酸」なので、食事で意識してとるようにしましょう。

魚に多く含まれる「DHA」「EPA」のほか、亜麻仁油やえごま油、くるみなどのナッツに含まれる「α-リノレン酸」は、オメガ3脂肪酸です。亜麻仁油やえごま油は酸化しやすいので、加熱せずにサラダやスムージーなどに使ってください。

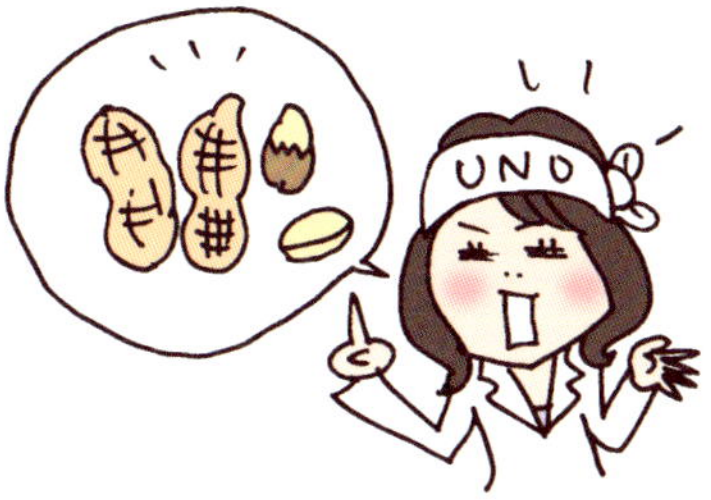

**ナッツ類は
食物アレルギーに気をつけて！**

ナッツ類は栄養価が高いですが、幼児期に食物アレルギーの発症が多い食品です。種子の中にある貯蔵たんぱく質に強いアレルゲン性があり、ローストすることで反応がさらに強くなります。はじめて食べさせるときは少量からにして、多量を与えないようにしましょう。

健康になりたければ「和食」を食べなさい

体にいい油と幅広い栄養素がとれる〝和食〟

ごはん、パン、めんのうちで、どれを主食にすると、体にいい油をとれるでしょう？

それは、ズバリ「ごはん」！　**ごはんが主食の一汁三菜の和食では、魚のDHAや大豆のレシチンなど、脳にとってよい脂質が多くとれ、野菜、海藻、きのこ、いもなどの栄養素を幅広くそろえられます。**

また、納豆、みそ、かつお節などの発酵食品が多いので、腸内環境も自然にととのえることができます。

でも、**パンを主食にすると、必然的に合わせるものがマーガリンやマヨネーズなどになり、太りやすい脂質を選ぶことになります。**小麦（パンやうどん、パスタなど）が主食だと炭水化物に偏りやすく、和食のようにさまざまな栄養素をそろえられません。

ごはんが主食の一汁三菜

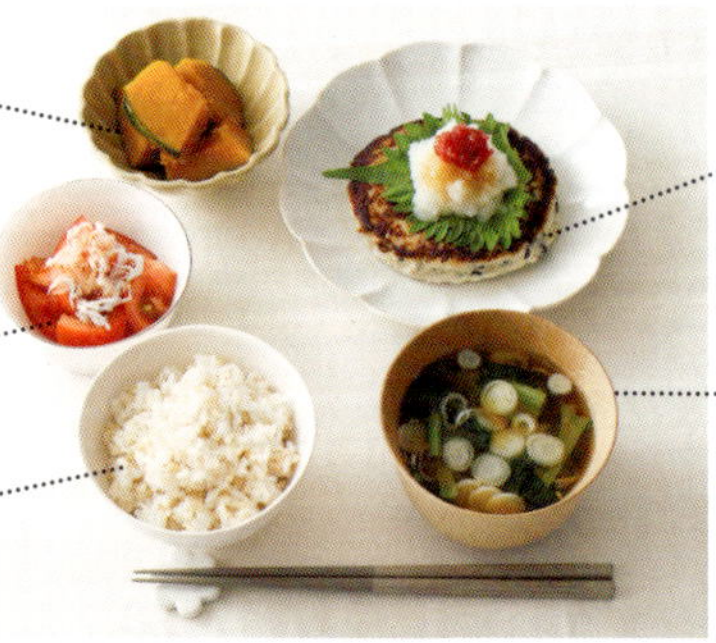
かぼちゃの煮物
魚バーグ
トマトしらすのせ
みそ汁
ごはん

一汁三菜というとたいへんそうですが、切っただけの野菜や乾物のみそ汁でもりっぱな1品。手間をかけずに栄養素をふやして！

「和食って健康にいいんですか？」と言う人もふえていますが、「健康になりたければ、和食を食べなさい」と言いたい。1日1食は主食をごはんに。できれば2食はごはんにするのが理想的です。

報酬回路を「うまみ」にすれば太らない

味覚の報酬回路（脳内ホルモンが分泌されて快楽を得る回路）には、「砂糖」「油脂」「うまみ（かつおだし）」の3つがあり、それらを食べつづけると脳が「もっとほしい」と感じるため、依存性が出てきます。「砂糖」と「油脂」はたいせつなエネルギー源ですが、報酬回路を刺激しすぎてやめられなくなると、肥満や生活習慣病の原因に。

ところが、和食には第3の報酬回路といわれる「うまみ（かつおだし）」があります。**だしには、[★1]必須アミノ酸が豊富に含まれ、うまみも栄養もたっぷりで、そのうえ太りません。**日本人がなぜ長寿なのか？　肥満やうつが少なかったのか？　それは、だしがベースの和食を食べてきたからです。だから、**子どものうちに「だしがおいしい」という舌、報酬回路をつくってあげることがたいせつ！**

大人になって疲れたとき、ストレスがたまったとき、本能のままにスイーツビュッフェに走るか、フライドチキンにかぶりつくか、それとも、だしがおいしい「みそ汁」を飲んでほっと癒やされるか。その舌を育てるのは、親しだいです。

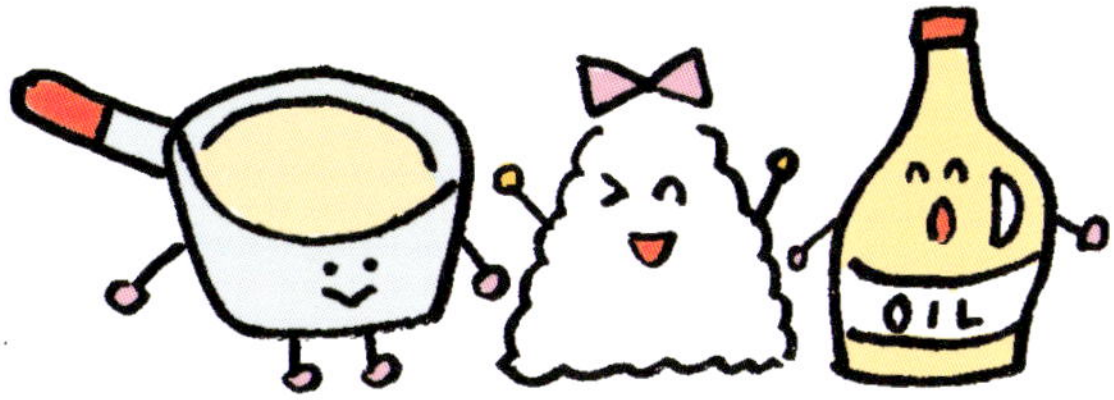

★1 必須アミノ酸➡p.18へ

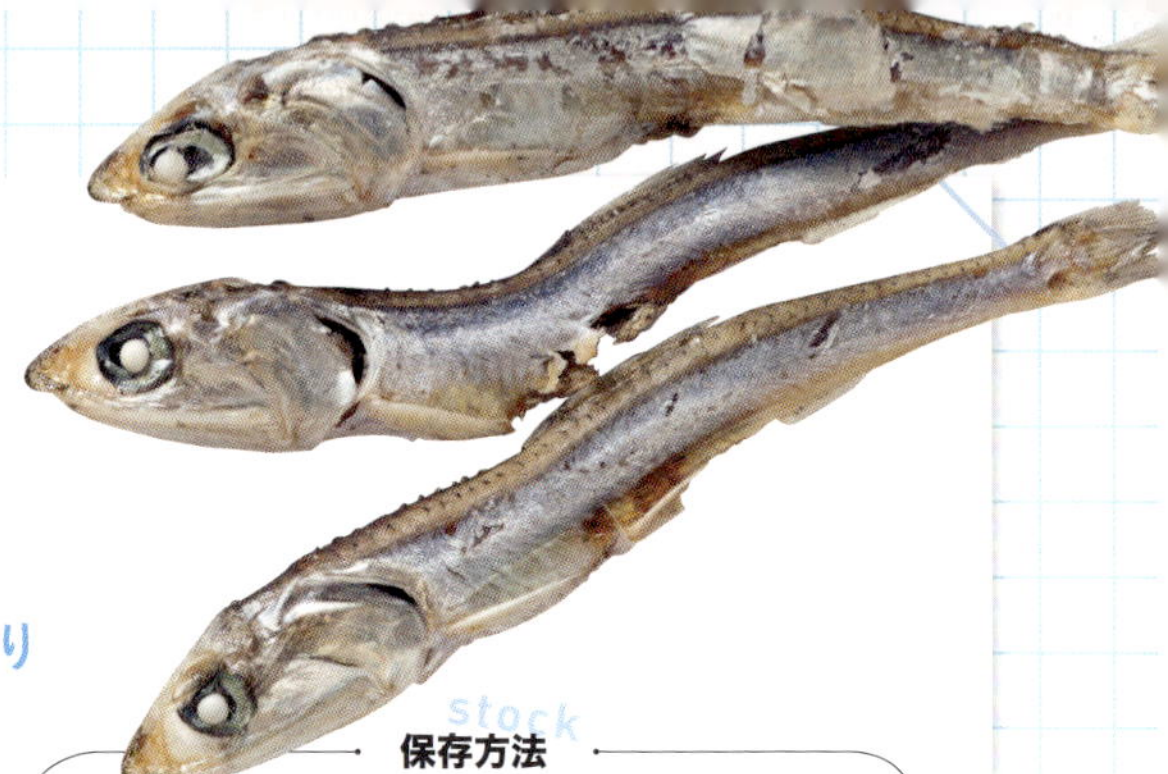

うまみたっぷり「だし」をとろう！

意外に簡単で、魚の栄養もたっぷり

煮干しだし

いわしを加工した煮干しは、DHAやカルシウム、ビタミンDを豊富に含む栄養価の高い食材です。だしでも栄養がとれるので活用しましょう。頭とはらわたを除けば、「くさみが苦手」という人も大丈夫。下処理は、子どもに手伝わせて！ 煮干しからはしっかりしただしがとれ、根菜やいも、かぼちゃ、豚肉、油揚げなどのみそ汁によく合います。

stock 保存方法

頭とはらわたをとる

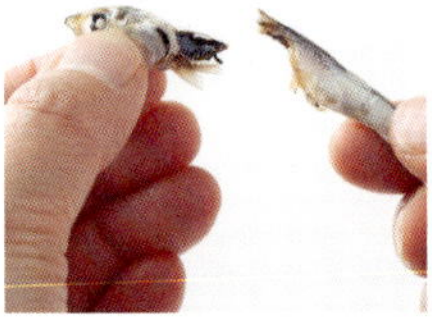

煮干しの頭とはらわた（黒い部分）はくさみや苦みが出るので除く。大きいものは中骨に沿って半分に割ると、うまみが出やすい。

びんに入れて冷蔵保存

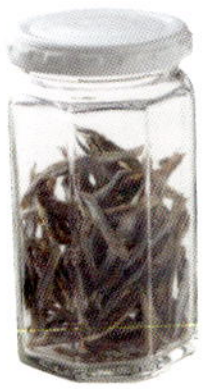

常温におくと酸化しやすいので、びんや密閉容器に入れて、冷蔵庫で保存。

みそ汁できた！ 大根と油揚げのみそ汁

材料（4人分）

大根…150g
油揚げ…1枚
煮干しだし（右記参照）…1回分
みそ…大さじ2弱

作り方

1 大根、油揚げは短冊切りにする。
2 煮干しだしの鍋に**1**を入れて中火にかけ、煮立ったら弱火にして10〜15分煮る。
3 みそをとき入れる。味をみて、みそやしょうゆ（分量外）で味をととのえても。

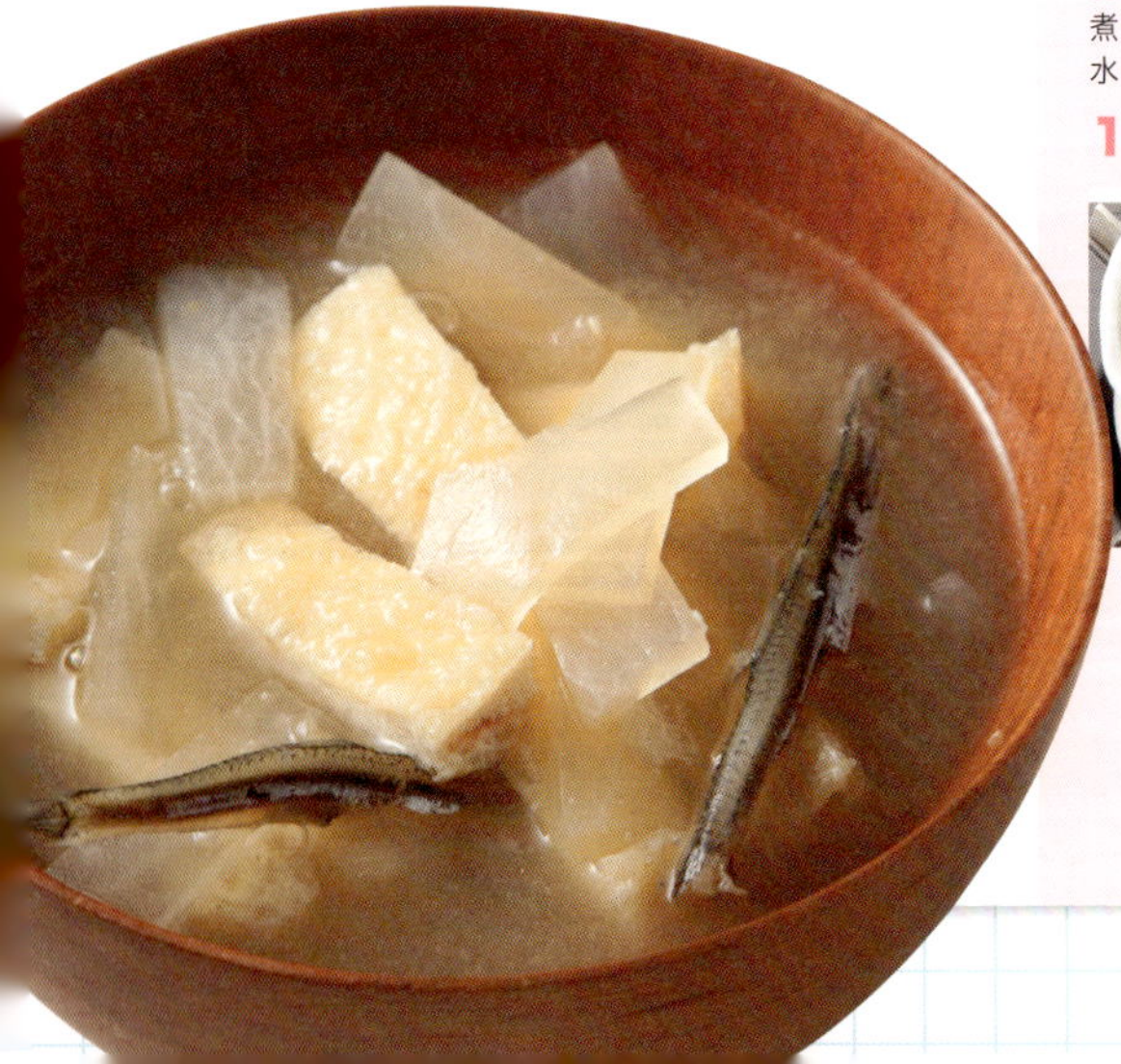

「煮干し」と「いりこ」の違い

煮干しは関西では「いりこ」と呼ばれますが、同じもの。日本ではかつお節ができるより以前から、沿岸でとれるいわしや小魚を干してだしをとってきたので、煮干しのみそ汁は身近な存在だったのです。

煮干しだしのとり方

材料（4人分）

煮干し…頭とはらわたをとって10g
水…3.5カップ

1 煮立ててから冷ます

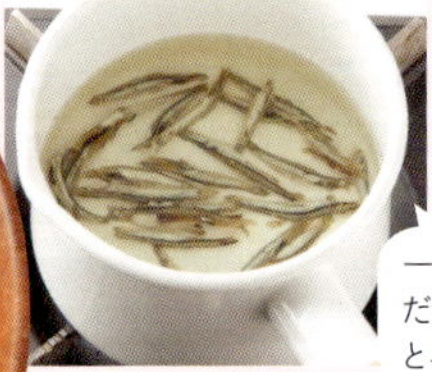

鍋に水と煮干しを入れて中火にかけ、煮立ったら火を止め、冷めるまでおく。

一度煮立てることで、だしが出るのがぐ〜んと早くなる！

2 煮干しはそのまま食べてもOK

箸で煮干しをとり出してもよいし、具としてそのまま食べれば、カルシウムをまるごととれる。

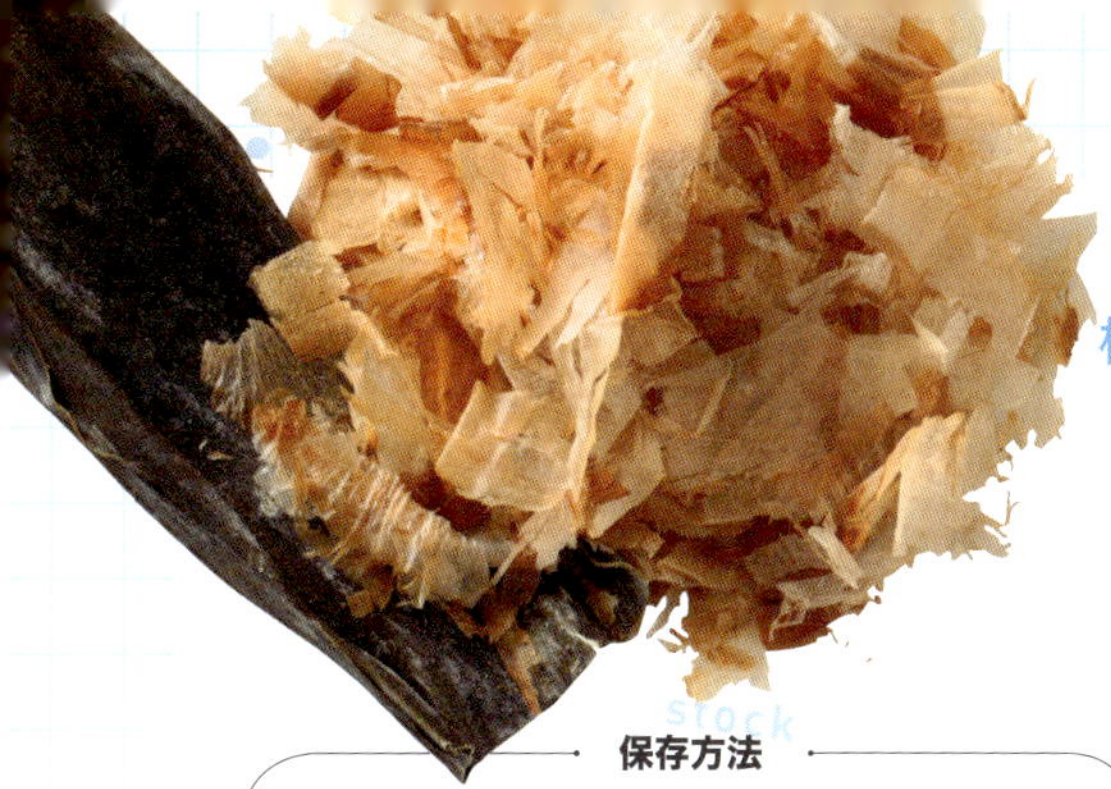

相乗効果でうまみが増す組み合わせ

こぶ＋かつおだし

かつお節のだしは必須アミノ酸や必須脂肪酸が豊富で、血流をふやして疲労回復にも役立つことがわかっています。こぶの「グルタミン酸」とかつお節の「イノシン酸」は、相乗効果でうまみが増す組み合わせ。和食の基本のだしですが、こぶはケタ違いにヨウ素が多いため、とりすぎも心配です。こぶを加えるのは週1回程度にするとよいでしょう。

stock
保存方法

使いやすい長さに切って常温保存

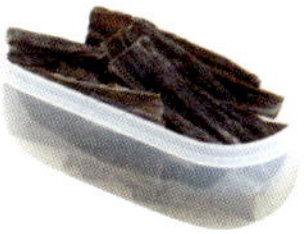

10cm長さ（1回分）に切り分けておくと、使いやすい。密閉容器に入れて、常温保存でOK。

「だしパック」を作っておく

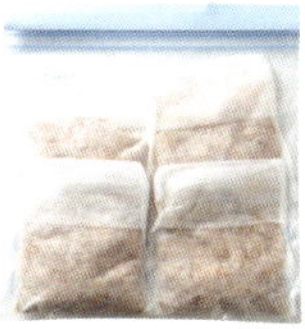

市販の不織布製のだしパックに花がつお10gを入れる。ジッパーつき保存袋に入れ、冷蔵保存。

市販のだしパックは原材料を確認して！

市販のだしパックは、商品によってかつお、さば、いわし、あごなど、魚の種類はさまざま。粉末こぶが入っているものもあります。原材料表示をよく見て、化学調味料や塩分を含まないものを選ぶのがおすすめ。

名　　称	だしパック
原材料名	風味原料［かつお節、煮干しエキスパウダー（いわし）、焼きあご、うるめいわし節、昆布］、でん粉分解物、酵母エキス、発酵調味料、（原材料の一部に小麦、大豆を含む）

みそ汁できた！

なめこと高野豆腐のみそ汁

材料（4人分）
なめこ…1パック
高野豆腐（細切りタイプ）…1/4カップ
万能ねぎ…3本
こぶ＋かつおだし（右記参照）…1回分
みそ…大さじ2弱

作り方
1 こぶ＋かつおだしの鍋になめこ、高野豆腐、みそを入れて火にかける。
2 ひと煮立ちしたら、3cm長さに切った万能ねぎを加える。味をみて、みそやしょうゆ（分量外）で味をととのえても。

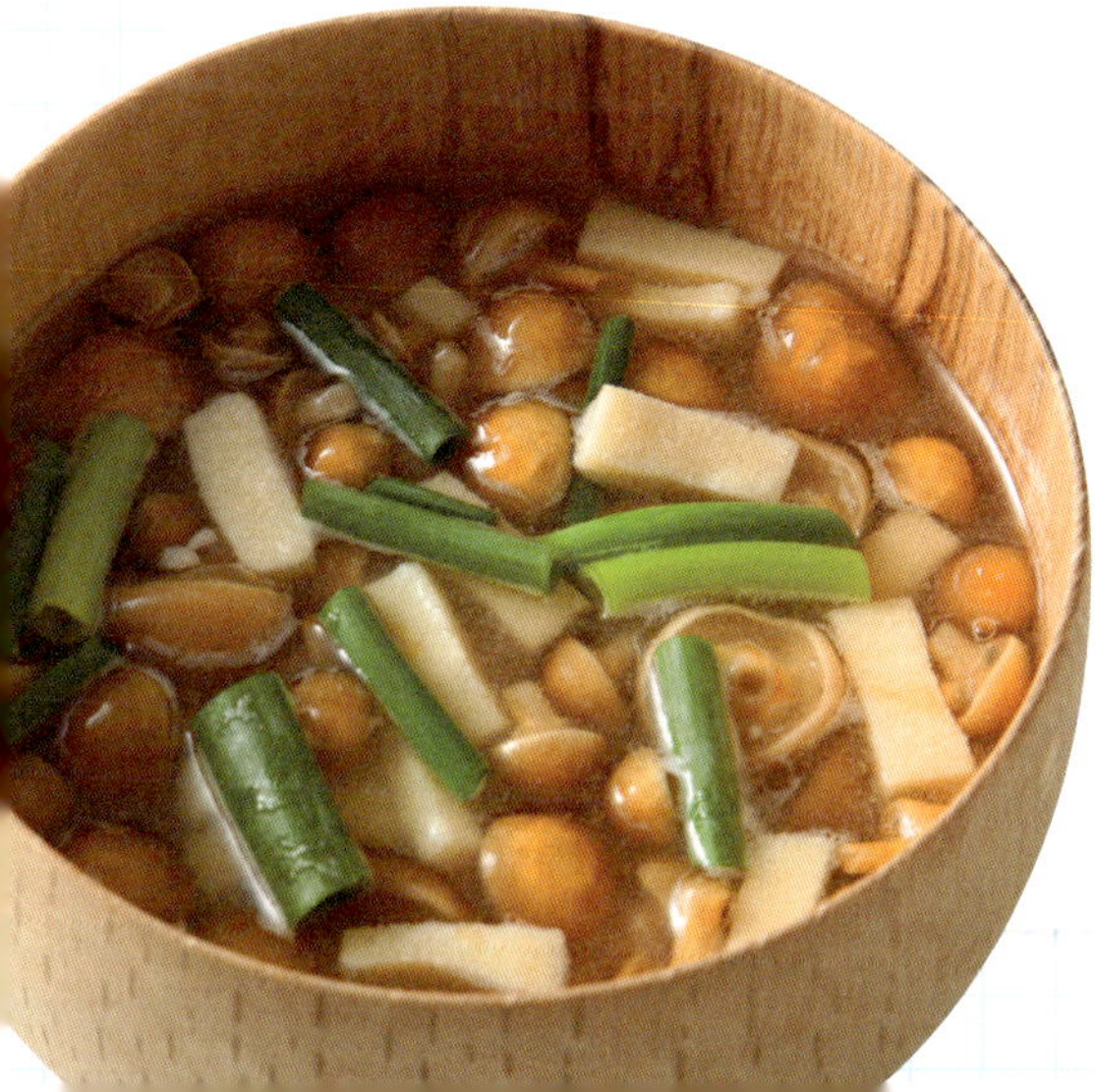

こぶ＋かつおだしのとり方

材料（4人分）
かつおだしパック…1個
こぶ…10cm
水…3.5カップ

1 こぶだしをとる

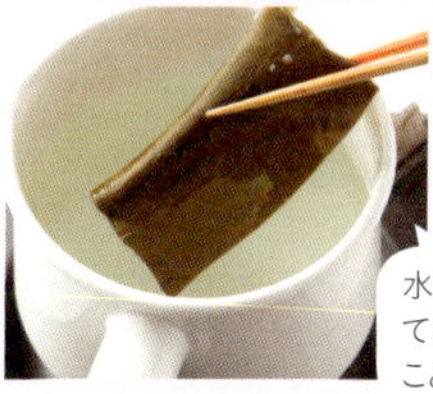

鍋に水とこぶを入れて弱火にかけ、煮立つ直前で火を止め、10分おいて、こぶをとり出す。

水にひと晩ひたさなくても、一度あたためることですぐだしが出る！

2 かつおだしをとる

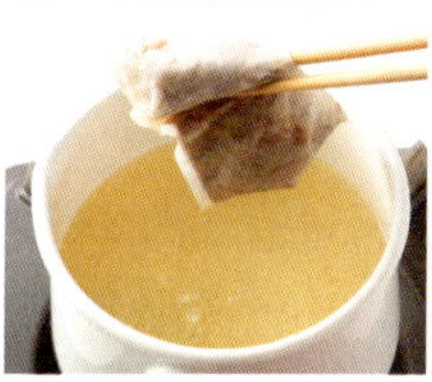

再び火にかけて煮立てる。かつおだしパックを入れて火を弱め、2〜3分煮て火を止め、だしパックをとり出す。

ラーメン1杯で「塩分」は1日分以上

だしをきかせた和食が〝減塩〟への近道

子どもがとりすぎているのは、ファット（油脂）＆シュガー（砂糖）だけではなく、**もう1つ大きな問題になっているのが、「塩分」です。**食塩に含まれるナトリウムは、カリウムとともに、体内の水分量やミネラルバランスを調整しています。普通に生活していれば塩分が不足することはほとんどなく、むしろ過剰にとっていることが心配です。ナトリウムは腎臓経由で尿として排出されますが、腎機能が未熟な乳幼児期には排出がうまくできないため、塩分のとりすぎには注意する必要があります。

子どもはめんやパンが好きですが、これらはそれ自体に塩分が入っているし、めんに合わせるスープや、パンに塗るバターなどにも塩分が含まれているため、どうしてもとりすぎる傾向があります。ラーメ

1才までは味つけなしで、1才以降も幼児食では大人の半分の塩分にしましょう。大人の男性は1日に8.0g未満、女性は7.0g未満です。

カリウムを多く含む食材（100g中）

枝豆…590mg
さつまいも（皮つき）…380mg
バナナ…360mg
メロン（温室）…340mg
乾燥わかめ（素干し・水もどし）…260mg

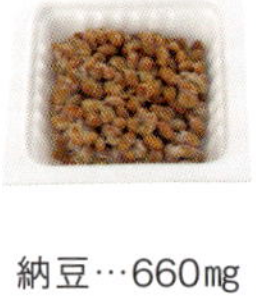

納豆…660mg

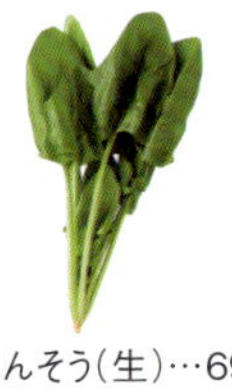

ほうれんそう（生）…690mg

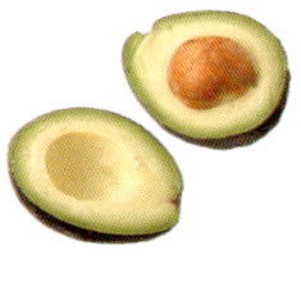

アボカド…720mg

ン一杯を汁まで飲んだら、1日分以上の塩分をとってしまいます！

家ではごはんが主食の和食にして、塩、しょうゆ、みそなどの量を控えるのが、減塩には効果的。 だしのうまみや、レモンや酢などの酸味をきかせると、味つけのもの足りなさをカバーできます。

また、野菜や果物、いも、大豆、海藻などには、塩分を体の外へ排出してくれる「カリウム」が多いので、食事で塩分量が多くなってしまったと感じるときには積極的にとり入れてみましょう。

加工食品や外食は塩分過剰！ 食べすぎ注意!!

頭では手作りの食事がいいとわかっていても、「働いていて作る時間がない」「料理が苦手」「子どもが市販のそうざいのほうを喜ぶ」というお母さんも多いので、加工食品を利用したり、外食をするケースがふえています。

ある程度はしかたないと思いますが、**加工食品や外食には、保存性を高めるために、家庭より格段に塩分が多く使われていることは気にかけてください。** 加工食品は、塩分量の表示を確認するクセをつけましょう。外食では、めんの汁は残す、サラダのドレッシングや揚げ物のソース、すしのしょうゆを使いすぎないようにしましょう。

家族の健康を守るのは、減塩生活！ 大人も塩分を減らすことで、体のむくみや高血圧、動脈硬化などを防ぐことができます。

食品の「栄養成分表示」には、「食塩相当量」の表示、または「ナトリウム」の表示があります。ナトリウムの表示しかない場合は、食塩に換算することで、「食塩相当量」がわかります。

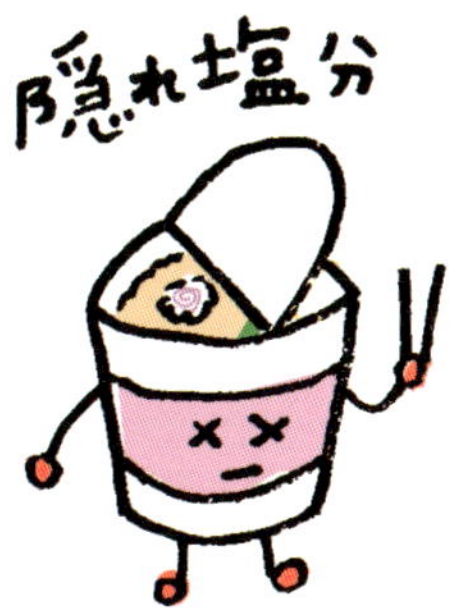

ナトリウムの食塩換算計算式

ナトリウム(mg)×2.54÷1000＝食塩相当量(g)

- 「ナトリウム600mg」表示の場合
  600×2.54÷1000＝食塩約1.5(g)
- 「ナトリウム2.3g」表示の場合
  2300×2.54÷1000＝食塩約5.8(g)

「地味にスゴイ!食材」で栄養をON&ON

優秀食材は欠かさず、ストックしておく

働いていたり、小さな子どもがいたりすると、忙しくて買い物に行く暇がなく、「食材が足りない!」日もあると思います。そんなときに、栄養アップに役立つのが「乾物」や「缶詰」です。

70～71ページのような食材は、地味で目立たないから、スーパーで素通りしていませんか? 実は**これら「乾物」「缶詰」は、必須アミノ酸や、DHAなどの必須脂肪酸、鉄、カルシウムなどのミネラルを豊富に含む優秀食材です。**日もちするので、いつでも使えるようにストックしておきましょう。

ごはんに、おかずに、栄養をONする

栄養を手軽に強化できる食材は、キッチンでの定位置を決めておく

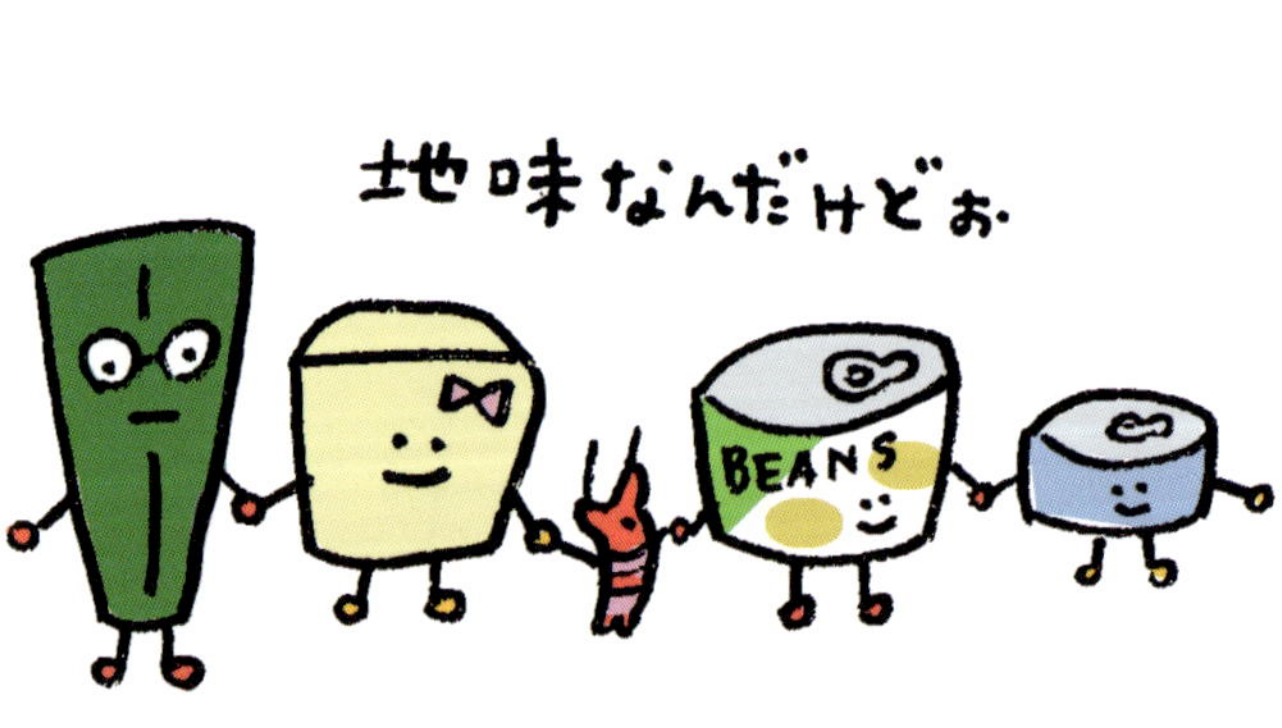

と、賞味期限内に使いこなせます。

かつお節、のり、ちりめんじゃこ、桜えび、ごまなどは、冷ややっこのトッピングに。具として、あえ物や汁物、おにぎりやチャーハン、焼きそばなどに、パッと栄養をONできます。

ツナ缶、ミックスビーンズ、ナッツは、野菜サラダの栄養価をアップするのにもってこい。プルーンやナッツは、おやつにつまむのもいいですね。

カットわかめ、高野豆腐は、みそ汁の具が足りないときに、汁に直接入れられます。高野豆腐は、子どもが食べやすい「細切り」や「薄切り」タイプのものが便利です。

切り干し大根は、煮物にすると時間がかかるので「めんどう」と思われがちですが、さっと水でもどして刻んで、大根と同じように使えます。サラダやあえ物にしたり、卵焼きにまぜたり、みそ汁に入れたりすると、歯ごたえが出ておいしいです。

乾物の「天日干し効果」はスゴイのです。**高野豆腐は、豆腐の栄養がギュッと凝縮されていて、たんぱく質、カルシウムや鉄、食物繊維もズバ抜けて多いスーパーフード。切り干し大根は、生の大根とくらべてカリウム、カルシウム、鉄などの栄養がふえます。**

これらはうまみも多いので、味つけに使う調味料を減らせるため、減塩にも効果的です。親子でコツコツ、とり入れましょう。

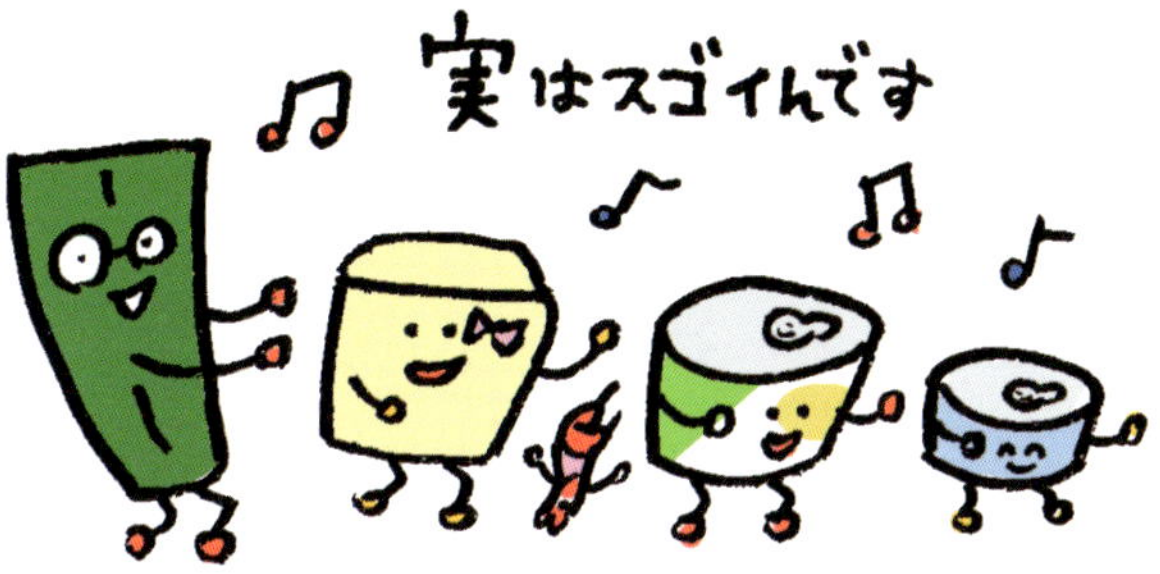

「栄養トッピング」をストックしよう！

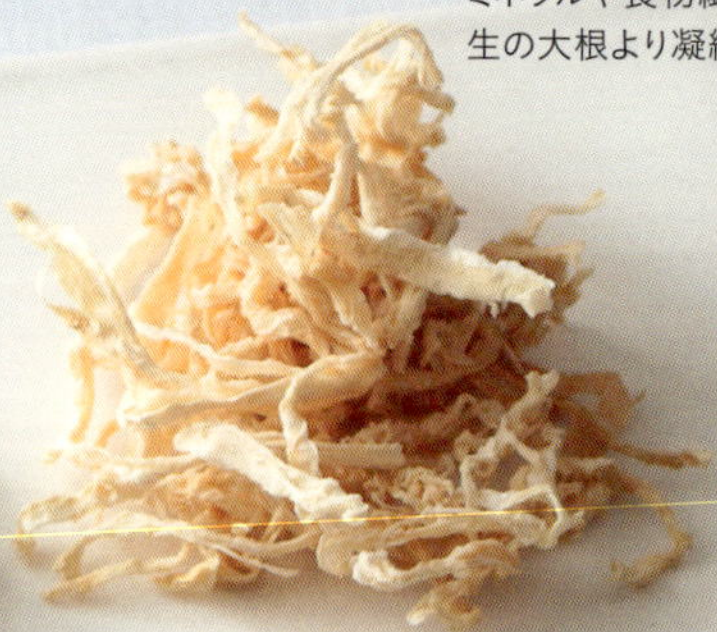

1 **切り干し大根**

天日干し効果で
ミネラルや食物繊維が
生の大根より凝縮！

2 **高野豆腐**

低脂肪なのに
たんぱく質量が豊富！
栄養価がスゴイ

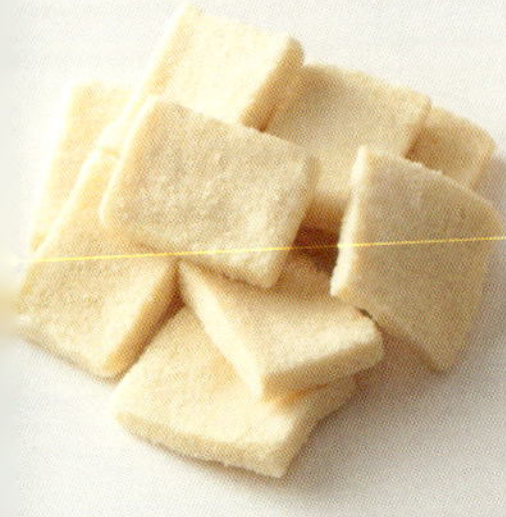

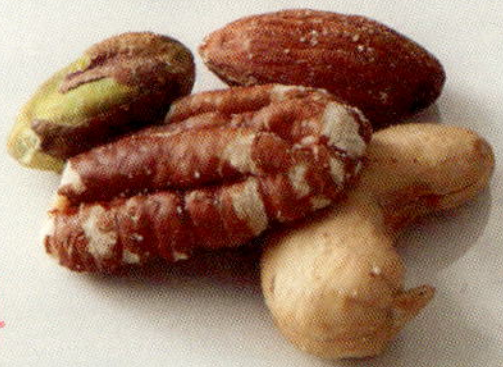

4 **ナッツ**

脳と体にいい脂肪酸や
老化防止成分も！
食べすぎには注意を

3 **プルーン**

貧血を防ぐ鉄や
余分な塩分を排出する
カリウムが多い

たんぱく質強化に
「缶詰」も使える

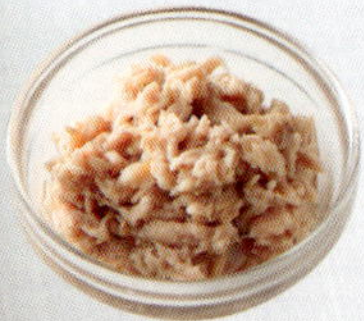

ツナ

良質なたんぱく質と
DHAを手軽にとれる

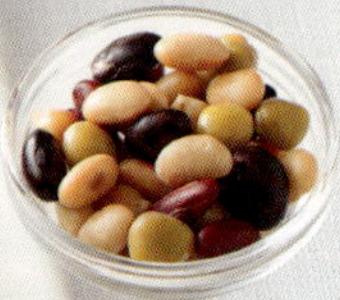

ミックス
ビーンズ

豆はカリウムが豊富で
ビタミンB群も含む

保存方法

ここで紹介した食材は、「ちりめんじゃこ」を除いて常温保存OK。ちりめんじゃこは半乾燥品なので、冷蔵または冷凍保存します。

栄養UP卵焼き

材料(4回分)

卵…4個
切り干し大根…30g
しょうゆ…大さじ1
かたくり粉…大さじ1
A ちりめんじゃこ…大さじ3〜4
A しょうが汁…小さじ1
A 万能ねぎの小口切り…1/2束分
ごま油…大さじ2

作り方

1 切り干し大根は手早くもみ洗いしてざるに上げ、短く切る。
2 耐熱容器に**1**と水1/2カップを入れてラップをかけ、電子レンジ(600W)で4分ほど加熱し、しょうゆをまぜる。
3 ボウルにかたくり粉と同量の水を入れてとき、卵、**2**、**A**を加えてよくまぜる。
4 直径20cmくらいのフライパンにごま油を中火で熱し、**3**を流し入れて菜箸で大きくまぜながら半熟にし、ふたをして火を弱めて1〜2分焼き、返してこんがり焼く。

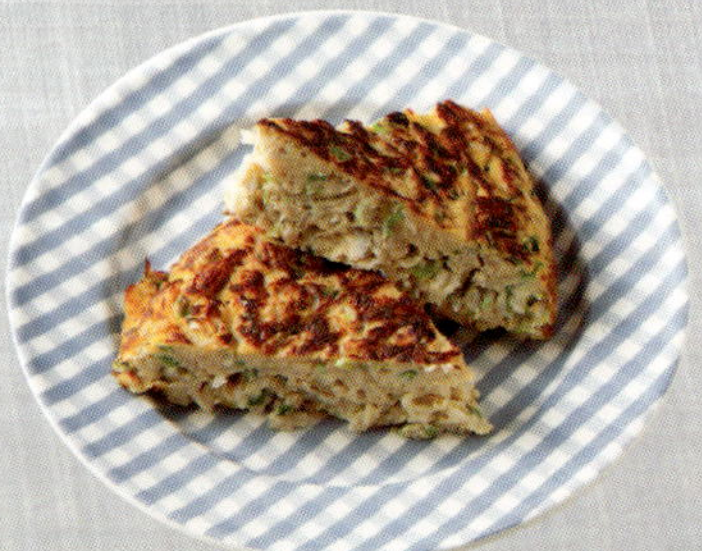

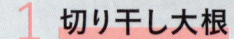

栄養価が高くて日もちする「乾物」や「缶詰」は、買いおきしておきましょう。
料理に手間がかけられないときにも、栄養アップの味方になってくれます。

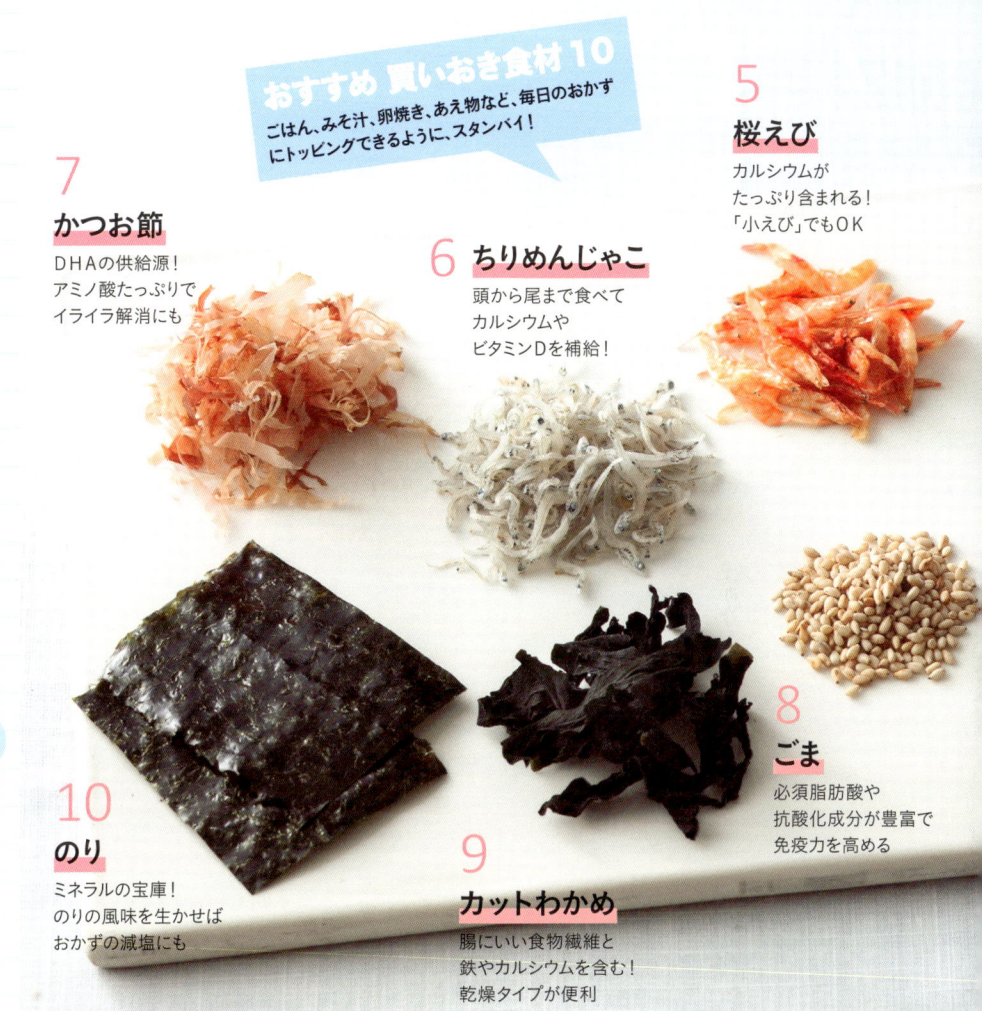

おすすめ 買いおき食材10

ごはん、みそ汁、卵焼き、あえ物など、毎日のおかずにトッピングできるように、スタンバイ！

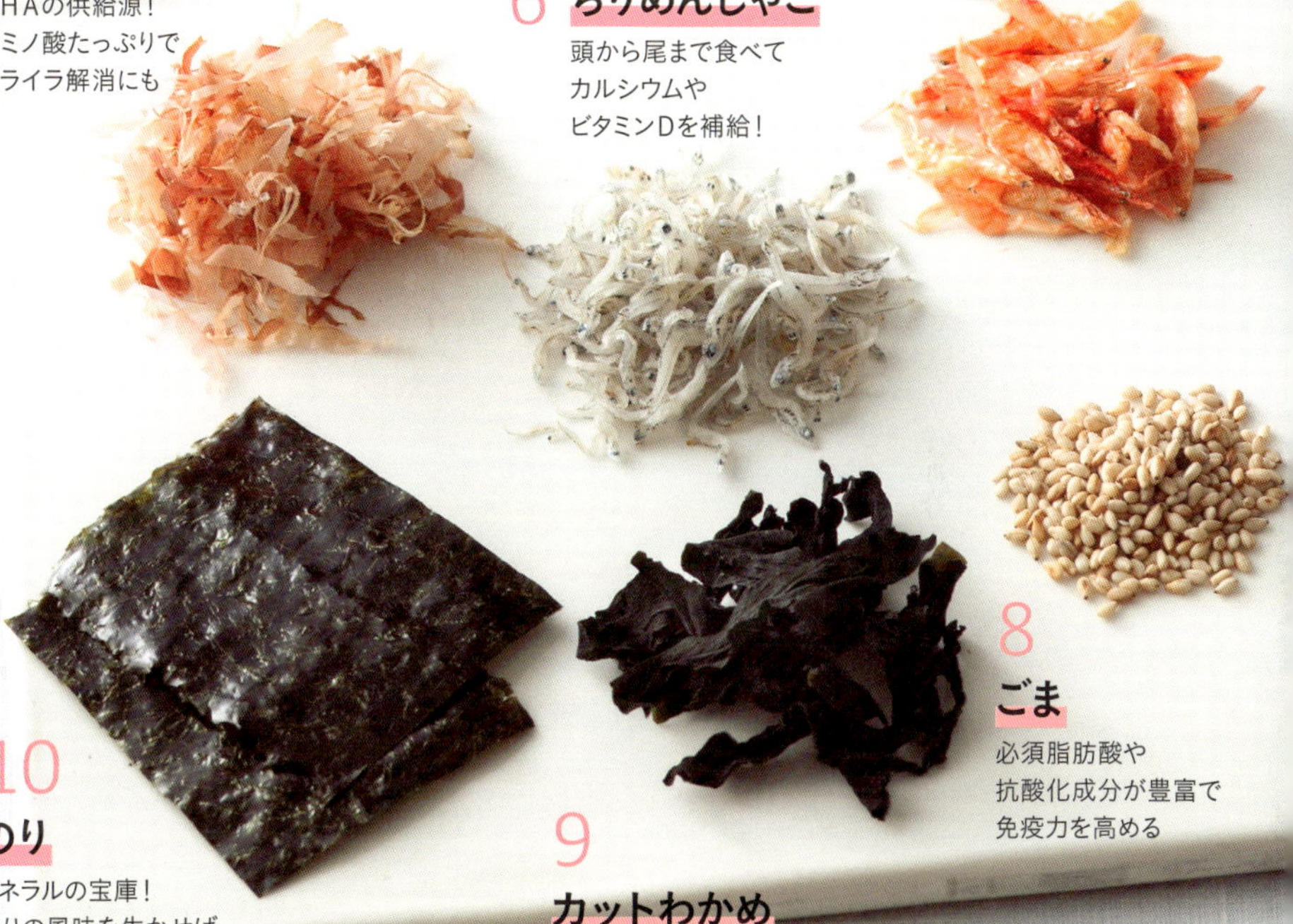

5 桜えび

カルシウムがたっぷり含まれる！「小えび」でもOK

6 ちりめんじゃこ

頭から尾まで食べてカルシウムやビタミンDを補給！

7 かつお節

DHAの供給源！アミノ酸たっぷりでイライラ解消にも

8 ごま

必須脂肪酸や抗酸化成分が豊富で免疫力を高める

9 カットわかめ

腸にいい食物繊維と鉄やカルシウムを含む！乾燥タイプが便利

10 のり

ミネラルの宝庫！のりの風味を生かせばおかずの減塩にも

栄養↗おにぎり

材料（小4個分）

あたたかいごはん…350g（1合分）
塩…小さじ1/4
A 桜えび、ちりめんじゃこ…各大さじ1
　いり白ごま…大さじ1
　かつお節…1パック（2.9g）
のり…適量

作り方

1 ごはんに塩を振り、Aを加えてまぜる。
2 4等分し、ラップで三角ににぎり、のりを巻く。

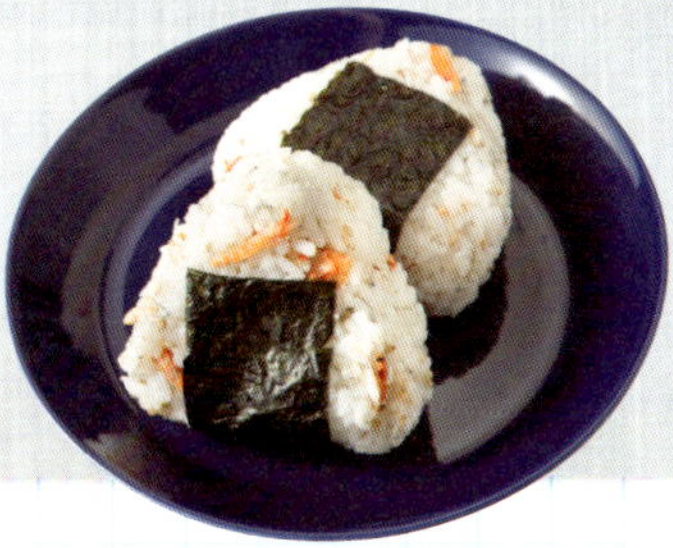

「やせ願望」「ダイエット」はキケン！

どんどん不健康になる、やせたい願望の悲劇

「やせたい」と思っている日本の女子中学生、高校生の割合は約80％。そのうち半数は実際にダイエットの経験者といわれています。親も、**ほかの子とくらべて「うちの子、太めだわ」と思いがち。でも、周囲の子と比較するのではなく、成長曲線★1で確認して、子どもの適正体重を知っておいてください。**

女子高校生が、「朝食にクッキーを2枚しか食べていない」など、衝撃の報告もあります！　ただでさえ食べる量が少ないのに、それがお菓子では、栄養不足によって体調が悪化するのは目に見えています。実際、**ダイエットのせいで骨密度が低下する、月経不順や貧血になる、といったケースも多いのです。**

貧血が悪化すると食欲がなくなって、少量の食事で満足できるよう

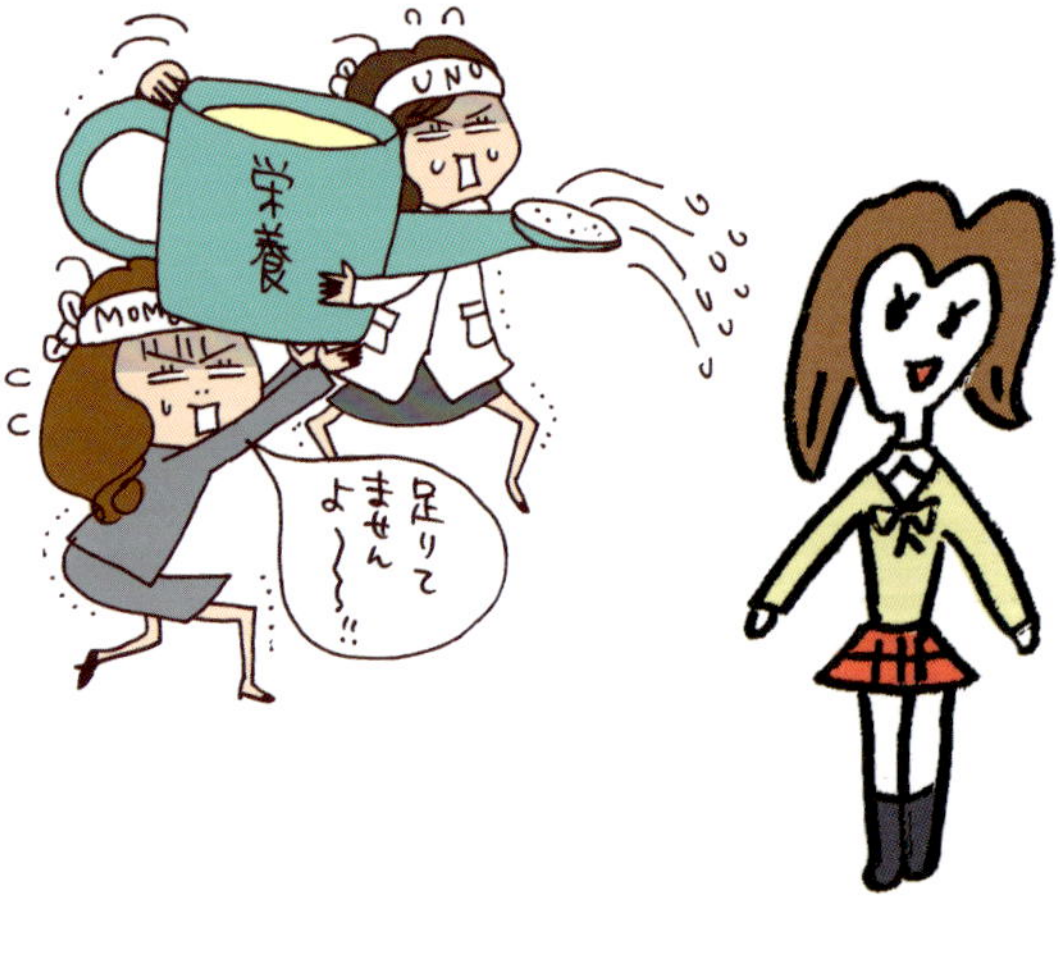

★1 成長曲線➡p.96へ

になります。一方で、めまいや疲労など貧血の症状は悪化して、ホルモンバランスが乱れ、基礎代謝も下がっていきます。体は生命温存のために少しの栄養を脂肪に蓄えようとするので、「見た目はガリガリなのに、体脂肪は高い」というのも貧血女子の特徴です。

食べることはダイエットの敵ではない！

女性が「美しくなりたい」と思ったら、食事からの栄養摂取は欠かせません。食べることはダイエットの敵ではありません。**食べないダイエットでは、筋肉も骨★2も、体温も基礎代謝も、ホルモンバランスも、髪や肌のハリ、卵巣機能まで、すべて衰えてしまいます。**

食事は女の子を太らせるものではなく、美しく、生き生きと輝かせるためのもの。食べなければ、健康も美しさも失ってしまうことを、親が教えてあげてほしいです。

もし、太っていることがどうしても気になるなら、必要なのは食べないで「やせる」のではなく、食事内容の見直しや運動で、体を「しぼる」ことです。

お母さんも、カロリーや糖質★3をいかに省くか、と考えるのではなく、これからは「いかに栄養をとるか」という攻めの姿勢に転じましょう。

そのほうが、子どもの健康にとっても、自分自身のアンチエイジングにとっても、大きなメリットがあるはずです。

「やせたい願望」に要注意！

自分の体型のイメージ（女子対象）

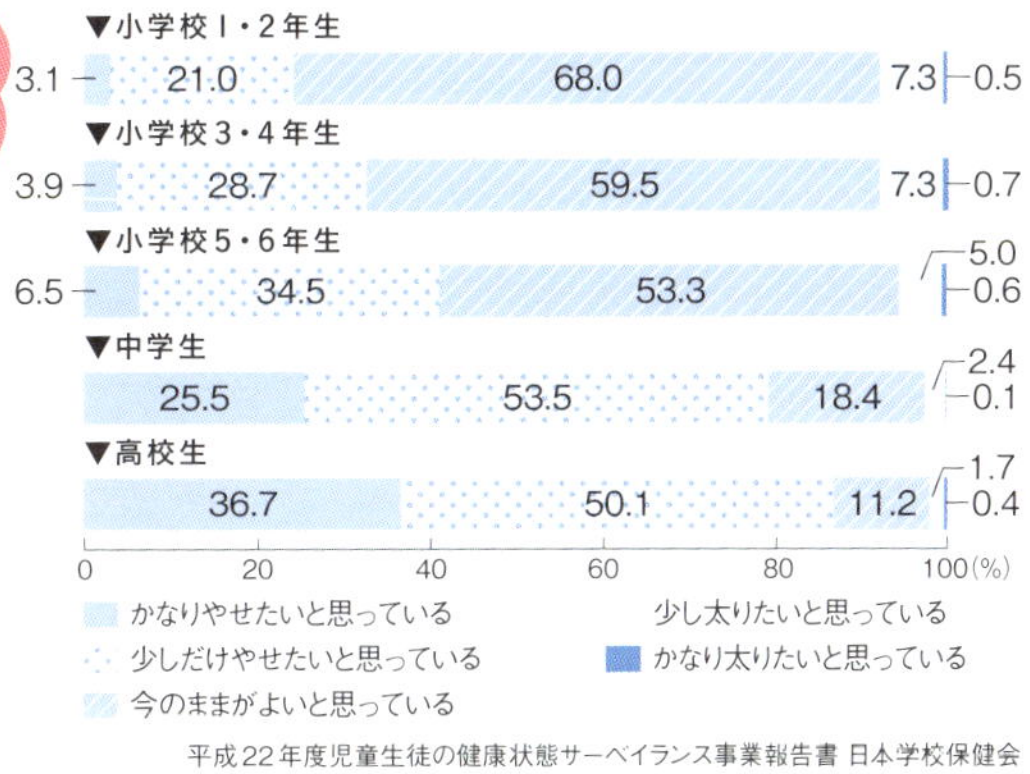

平成22年度児童生徒の健康状態サーベイランス事業報告書 日本学校保健会

「思春期やせ症」って？

思春期の「やせたい」という願望が引きがねとなり、過度のダイエットや、食べては吐くなどをくり返すもの。思春期の発育がスパートする時期に、体重が横ばい、または減少してしまうと、生涯にわたって健康への影響が大きいため、早期の発見と治療が重要です。

★3 糖質➡p.58へ ★2 骨➡p.22へ

だるい、イライラの原因は「自律神経」だった

自律神経がうまく働かないと不調になる

小学校高学年ごろからふえてくるのが、だるい、すぐ疲れる、頭が痛い、イライラする、集中力がない、眠れない、かぜをひきやすい、などの症状。まるで働きすぎの中高年のようですね。

背景には、学校や塾の勉強、友だちとの人間関係など、さまざまなストレスをかかえているだけでなく、**睡眠と食事の生活リズムが乱れているという実態があります。それにより、自律神経の働きが鈍っているのではないかと考えられています。**

勉強も運動も、「できる子」「いい子」になるように期待されて、昔よりもずっと忙しく、時間にしばられた生活をしている、現代の子どもたち。一方で、活動量も心理的なストレスも多いのに、それに見合う食事をしているでしょうか？　そこが問題です。

「最近ふえている」という実感の回答率
ワースト10（小学校教諭）

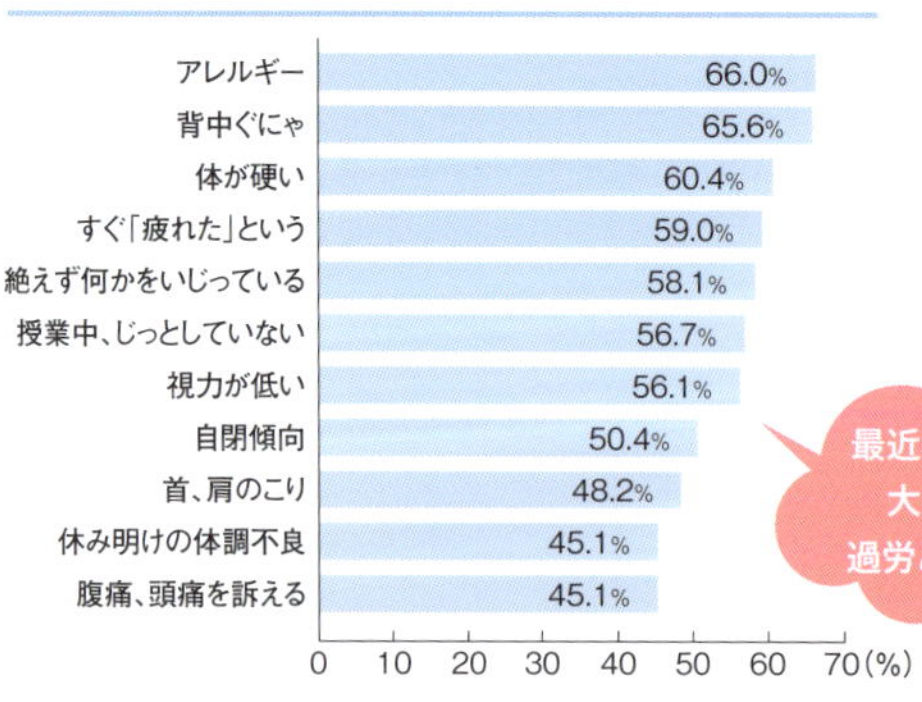

子どもの“からだのおかしさ”に関する保育・教育現場の実感：「子どものからだの調査2015」

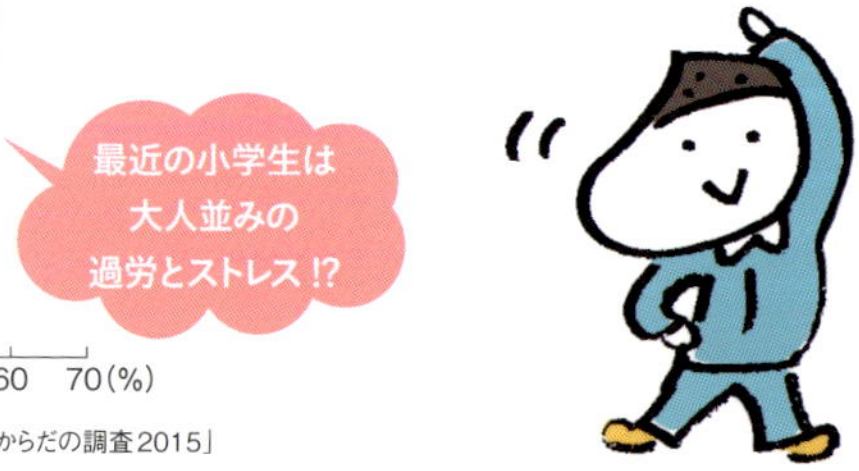

やる気の源は「必須アミノ酸★1（たんぱく質）」

大前提として、食事の量が少ない＝「エネルギーが足りていない」ことはないでしょうか。 パート2で年齢別に、1日の食事量の目安★2を示しているので、目安量を食べられているかをチェックしてくださいね。

そのうえで、**自律神経をととのえるためには、脳内の神経伝達物質が十分に分泌されることが必要です。** 機嫌よく過ごしてほしければ「セロトニン」、やる気を出してもらうには「ドーパミン」が不足しないこと。日中にセロトニンがたくさん分泌されると、夜に睡眠ホルモン「メラトニン」の分泌も促されます。セロトニンやドーパミンをつくる材料は必須アミノ酸なので、**「食事でどれだけ必須アミノ酸（たんぱく質）を充足させるか」で、やる気や集中力、睡眠も変わるのです。**

自律神経は、交感神経（緊張時に働く）と、副交感神経（リラックス時に働く）が相反する働きをしています。睡眠中には副交感神経が優位に活動して、血圧や心拍、血糖を下げてくれています。つまり、**自律神経をととのえるためには、良質な睡眠を確保することも大事！**

もし、塾通いで晩ごはんが遅くなるなら、夕方に補食を与えます。家に帰ってからは、脂肪の多いものは控え、豆腐のぞうすいや卵スープなど、消化のよいもので軽い食事を。胃もたれを防いで、ぐっすり眠り、朝ごはんがしっかり食べられるようにしましょう。

自律神経をととのえるには？

必須アミノ酸（たんぱく質）をとる

自律神経をととのえる脳内ホルモンの材料になるのは、必須アミノ酸。肉、魚、卵、乳製品、大豆製品など、食事で良質のたんぱく質をしっかりとりましょう。

朝日を浴びる

「幸せホルモン」のセロトニンや、「やる気ホルモン」のドーパミンは、朝日を浴びることで分泌されます。早起きして朝日を浴びる習慣は、心の安定に効果的！

夜は照明をやわらかくする

朝、セロトニンが分泌されてから、14時間後に眠りのホルモン・メラトニンが分泌されますが、強い光やブルーライトを浴びると分泌が阻害されます。日没後は、蛍光灯を避けて、家の照明をオレンジライトにしましょう。

リズム運動をする

ウォーキングやラジオ体操など、一定のリズムで行う運動も、脳内ホルモンの分泌を活性化します。10～30分ほど、規則正しい動きをくり返すことが大事です。

★2 1日の食事量の目安➡p.99へ　★1 必須アミノ酸➡p.18へ

「朝ごはん抜き」は脳にダメージを与える

脳は睡眠中も働き、朝にはエネルギー不足に

朝昼晩の3食のうち、体にいちばんのインパクトを与える食事は、最初の食事、「朝ごはん」です。

朝ごはんを食べなかった場合に、大きな影響を受けるのは「脳」。脳は寝ている間にも糖質から得られるブドウ糖を消費しているので、朝起きたときにはエネルギー不足になっています。**朝ごはんでブドウ糖が補給されないと、脳は低血糖になって、集中力がなくなり、イライラしやすくなります。**

朝ごはんを食べると、睡眠中に下がった体温が上がり、体が眠りから目覚め、血糖値が上がって脳のエネルギーを確保できるので、心も体も健康な1日を過ごすことができます。

朝昼晩の食事を規則正しくとることは、1日の血糖値を安定させ

食事の回数と血糖値の変化

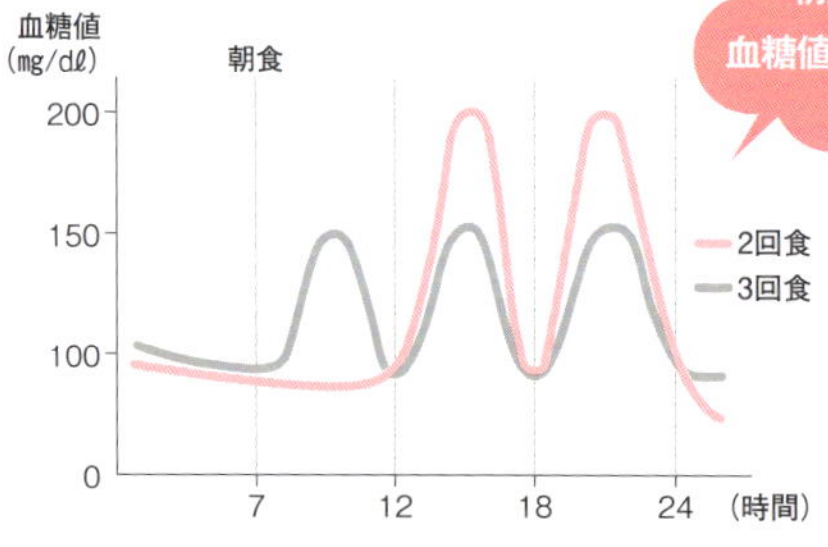

日本医師会(http://www.med.or.jp)「食事のとり方で血糖値はこんなに変動します!」を改変

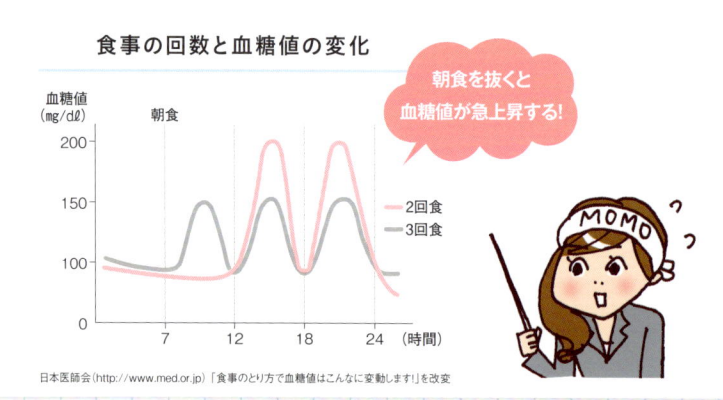

ることにもなります。1日に2回しか食事をとらないと、ドカンと食べたあとに血糖値は急上昇し、その後に急降下。眠けやだるさが襲って、勉強の効率が悪くなり、成績も上がりません。

朝ごはんに「たんぱく質」を必ず食べる

学校や幼稚園・保育園で「早寝早起き朝ごはん」運動が展開されているので、大人はともかく、「子どもには朝ごはんを食べさせている」という家庭が多いと思います。

そうなると問題は、その内容。午前中の集中力をキープするためには、炭水化物（ごはんやパン）、たんぱく質、ビタミン・ミネラルの3つをそろえたいところです。とりわけ、**朝のたんぱく質は、エネルギーの代謝を促し、体温を上げ、筋肉をつくり、貧血を予防するために、食べることはマストです。**子どもは鉄欠乏になりやすいのですが、実は、朝は鉄の吸収が高い時間帯！　鮭は、朝に食べるたんぱく質として最適です。ほかに、卵やツナ缶、ヨーグルト、チーズなど、手軽なものでよいのでプラスしてください。

また、早寝早起きの習慣がないと、朝に食欲は出ません。**夜遅くまでテレビを見ていて、おなかがすくので夜食を食べてしまい、就寝時間が遅くなり、朝はギリギリまで寝ていて朝ごはんを食べられない……という悪循環は、肥満に一直線！**　気をつけましょう。

朝食にプラスしやすいたんぱく質

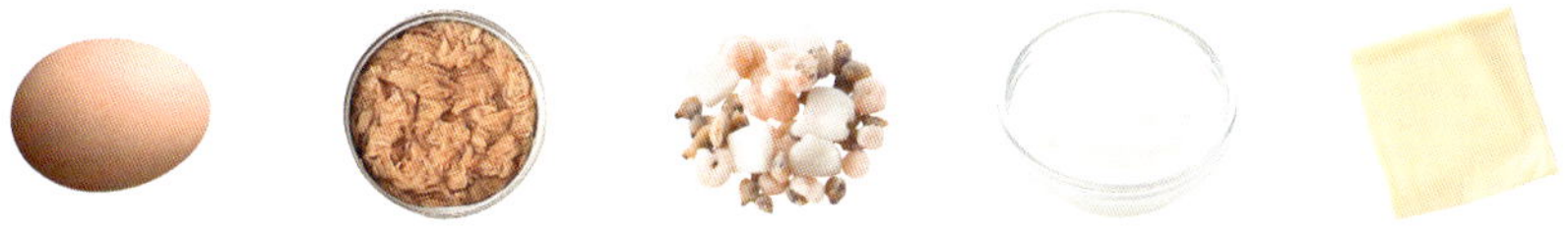

卵　ツナ缶　シーフードミックス　ヨーグルト　チーズ

ワンプレート朝ごはんに「たんぱく質をON」してみた

パン派

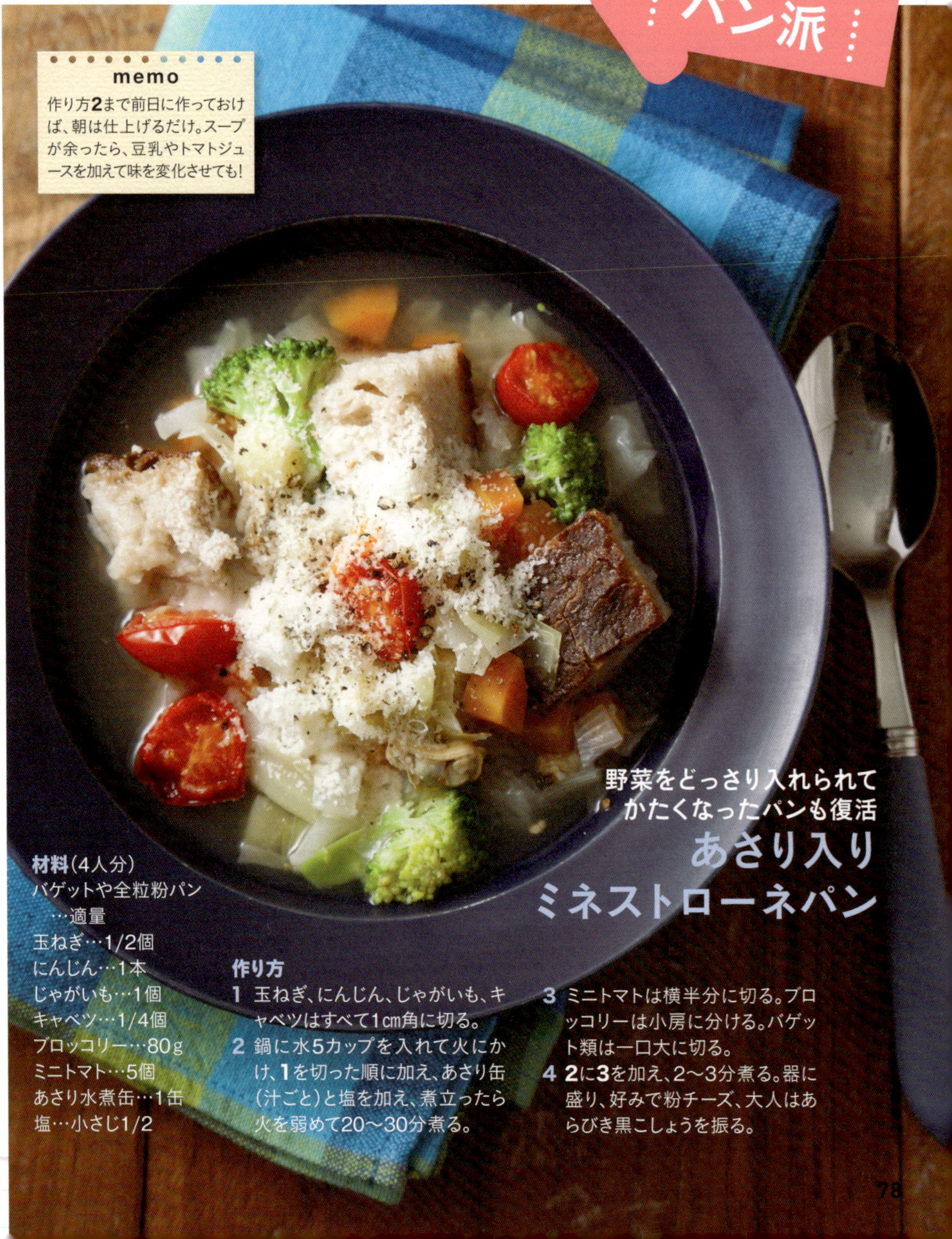

memo
作り方**2**まで前日に作っておけば、朝は仕上げるだけ。スープが余ったら、豆乳やトマトジュースを加えて味を変化させても!

野菜をどっさり入れられて
かたくなったパンも復活

あさり入り ミネストローネパン

材料(4人分)
バゲットや全粒粉パン…適量
玉ねぎ…1/2個
にんじん…1本
じゃがいも…1個
キャベツ…1/4個
ブロッコリー…80g
ミニトマト…5個
あさり水煮缶…1缶
塩…小さじ1/2

作り方
1 玉ねぎ、にんじん、じゃがいも、キャベツはすべて1㎝角に切る。
2 鍋に水5カップを入れて火にかけ、**1**を切った順に加え、あさり缶(汁ごと)と塩を加え、煮立ったら火を弱めて20〜30分煮る。
3 ミニトマトは横半分に切る。ブロッコリーは小房に分ける。バゲット類は一口大に切る。
4 **2**に**3**を加え、2〜3分煮る。器に盛り、好みで粉チーズ、大人はあらびき黒こしょうを振る。

朝、体温を上げて、集中力をキープするために
なんとしても摂取したいのが"たんぱく質"。
パン派もごはん派も、卵や魚介、ツナなどをプラスすれば、
忙しい朝でも栄養素をそろえられます。

厚切りパンをキッシュの土台に！
卵・しらす・野菜をのっけて栄養強化

キッシュ風トースト

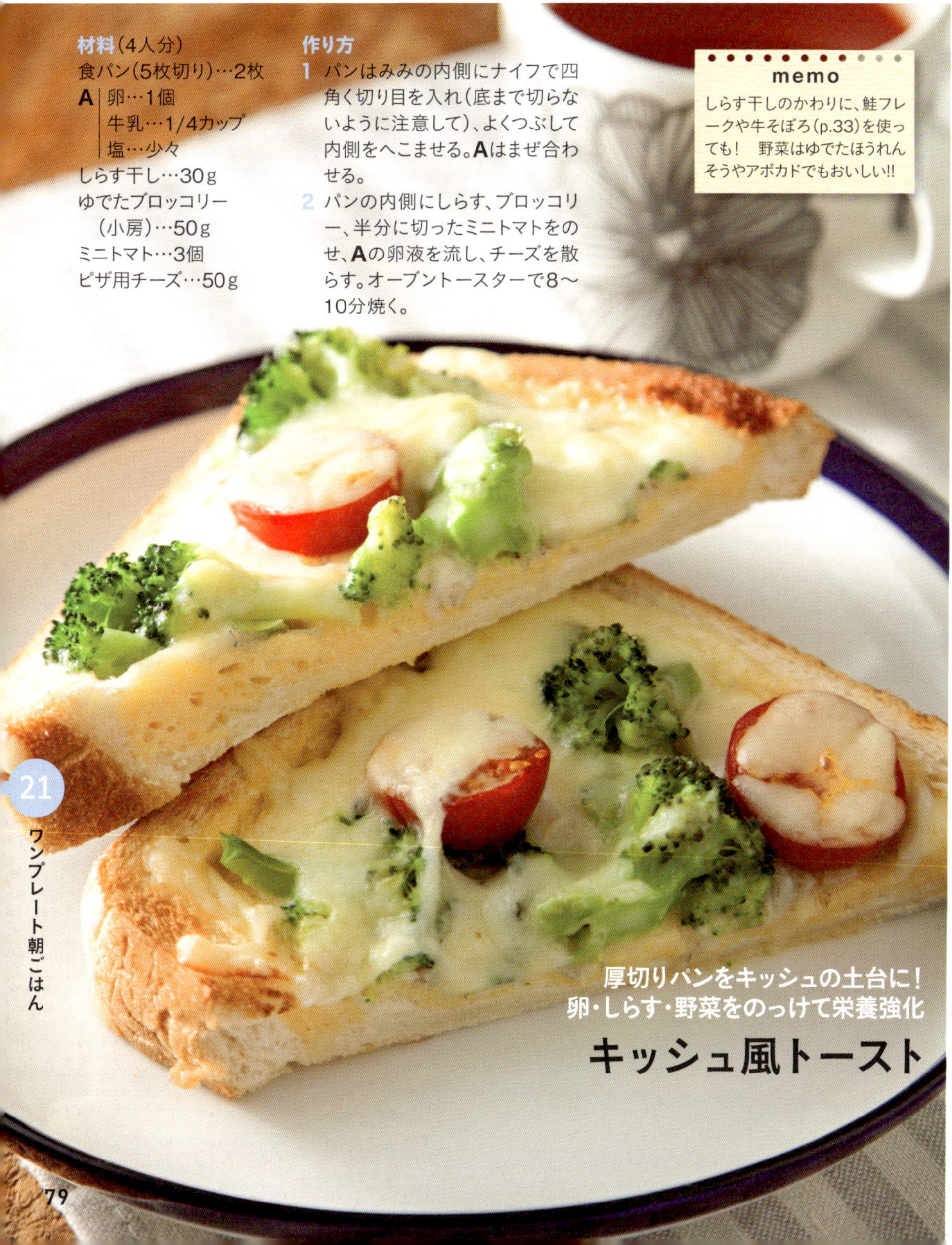

材料（4人分）
- 食パン（5枚切り）…2枚
- **A** ｜ 卵…1個
  - 牛乳…1/4カップ
  - 塩…少々
- しらす干し…30g
- ゆでたブロッコリー（小房）…50g
- ミニトマト…3個
- ピザ用チーズ…50g

作り方
1. パンはみみの内側にナイフで四角く切り目を入れ（底まで切らないように注意して）、よくつぶして内側をへこませる。**A**はまぜ合わせる。
2. パンの内側にしらす、ブロッコリー、半分に切ったミニトマトをのせ、**A**の卵液を流し、チーズを散らす。オーブントースターで8〜10分焼く。

memo
しらす干しのかわりに、鮭フレークや牛そぼろ（p.33）を使っても！　野菜はゆでたほうれんそうやアボカドでもおいしい!!

ごはん派

家にある野菜&ツナで卵とじ丼に！
ごはんがモリモリ食べ進む

ツナ卵丼

材料(2人分)
あたたかいごはん…茶わん2杯分
ツナ缶…小1/2缶(約40g)
玉ねぎ…1/4個
スナップえんどう…3本
卵…3個
A だし…1/2カップ
しょうゆ…大さじ2
砂糖…小さじ1
酒…大さじ1

作り方
1 玉ねぎは薄切りにする。スナップえんどうは筋をとって1㎝幅に切る。
2 直径20㎝程度のフライパンに**A**、玉ねぎを入れて中火にかけ、煮立ったらスナップえんどう、ツナ缶を汁ごと加える。
3 卵はあらくときほぐし、**2**に半量を加えて大きくまぜ、残りを加えてあまりまぜずに火を止め、ふたをして1分ほど蒸らす。
4 器にごはんを盛り、**3**をかけ、好みで紅しょうがや刻みのりをのせる。

memo
卵は2回に分けて加えるのが、とろ～り半熟にするコツ。卵とじは火の通りが早いので、時間がない日の朝にぴったり。

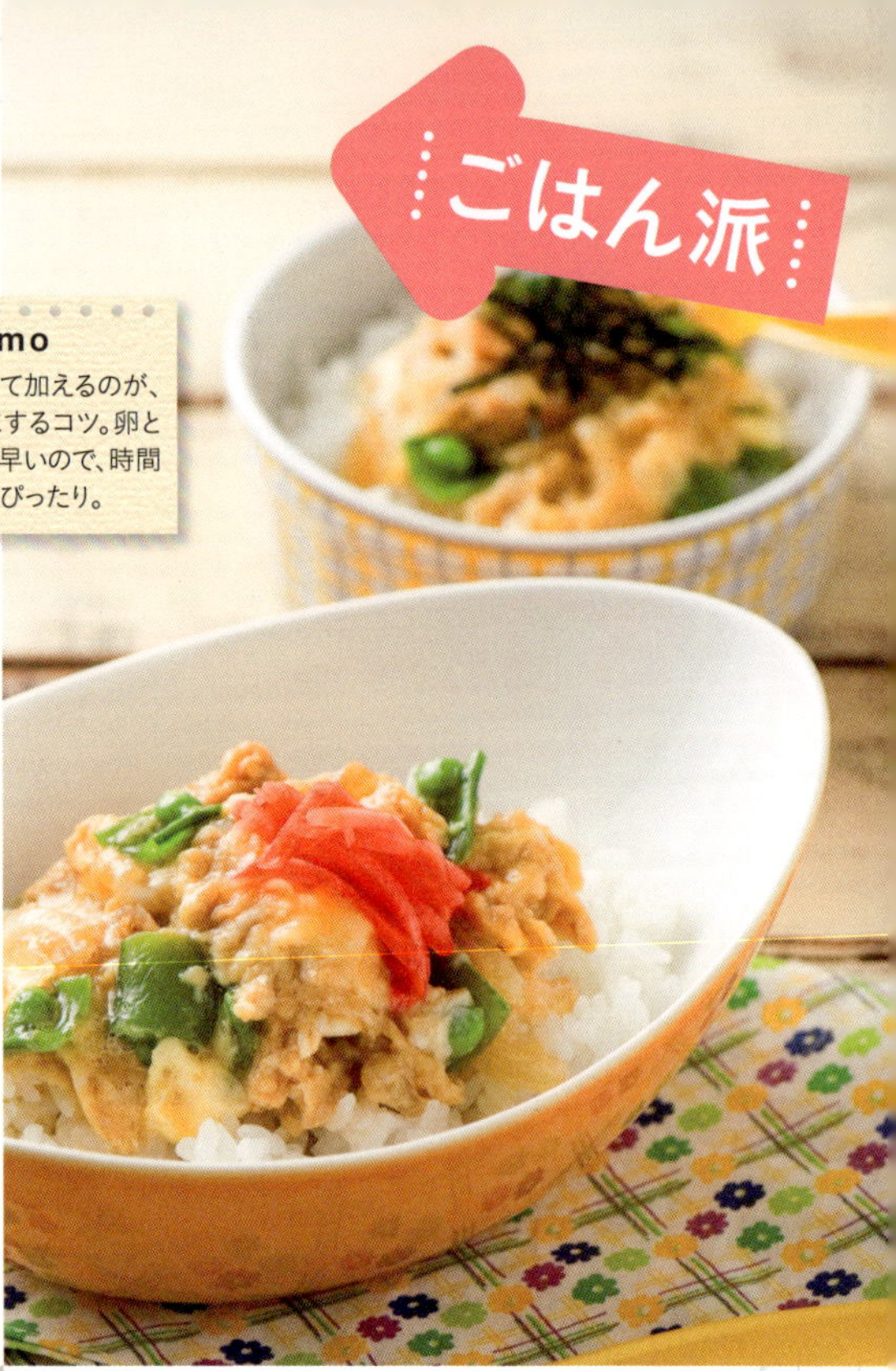

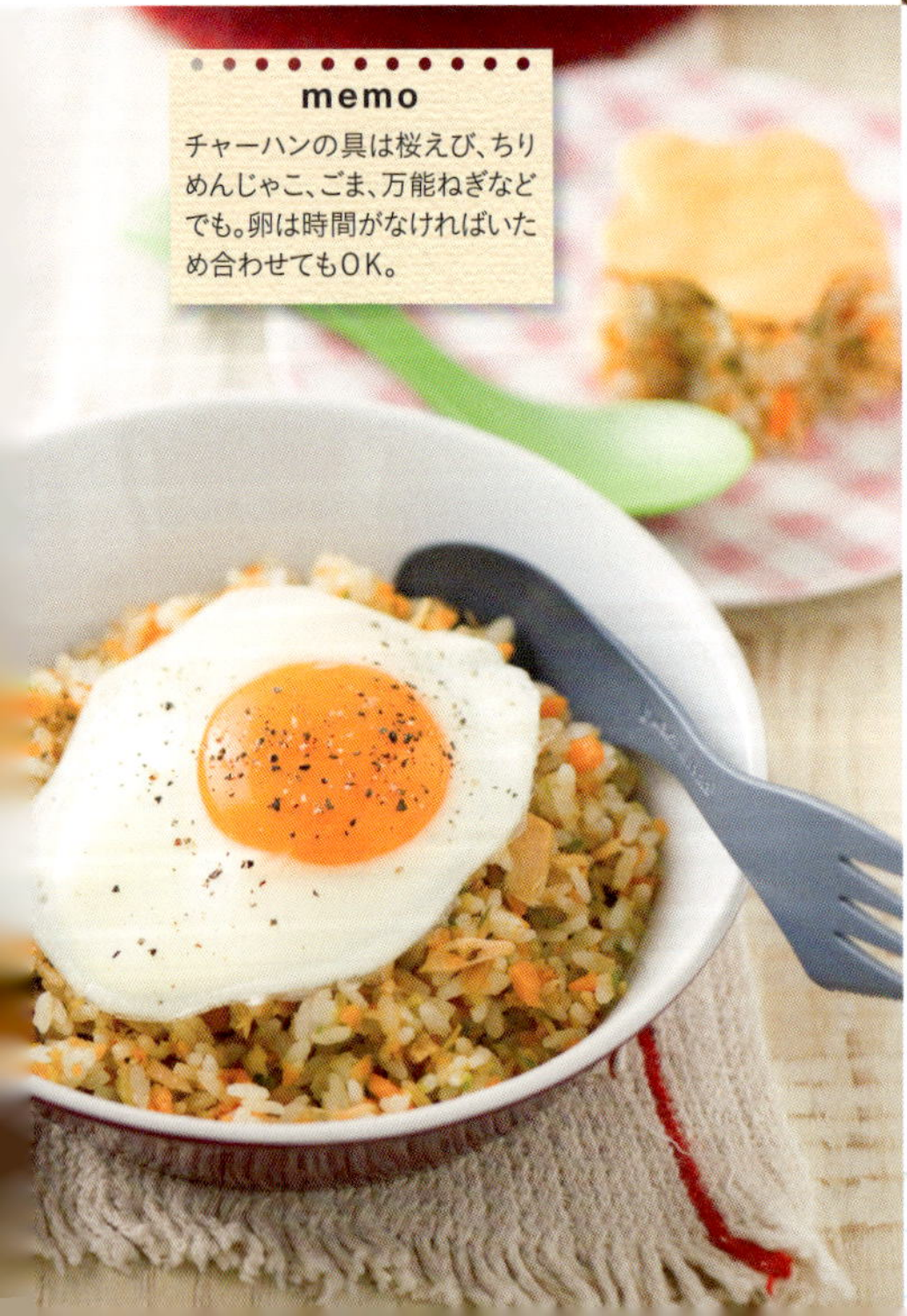

memo
チャーハンの具は桜えび、ちりめんじゃこ、ごま、万能ねぎなどでも。卵は時間がなければいため合わせてもOK。

在庫の野菜をこまかく刻んで具材に！
ツナと卵でたんぱく質も補う

残り野菜のチャーハン

材料(2人分)
あたたかいごはん…茶わん2杯分
野菜(にんじん、しいたけ、ピーマンなど)…計150g
ツナ缶…小1缶(約80g)
卵…2個
鶏ガラスープのもと…小さじ1
しょうゆ…小さじ1

作り方
1 野菜はすべてこまかく刻む(あればフードプロセッサーを使うとラク)。
2 フライパンに**1**とツナ缶を汁ごと入れ、中火でゆっくりいためる。野菜がしんなりしたら、スープのもと、ごはんを加えていため合わせ、しょうゆで味をととのえて器に盛る。
3 フライパンに油少々(分量外)を熱して卵を割り入れ、目玉焼きを作って**2**にのせる。

うちの子の朝ごはん公開

みんなは何を食べているの!?

その日の気分や食欲、好みに合わせて
主食はパン、おにぎり、うどん、もちなど……。
炭水化物、たんぱく質、ビタミン・ミネラルをとり入れた
子どもたちの朝ごはんを集めました。

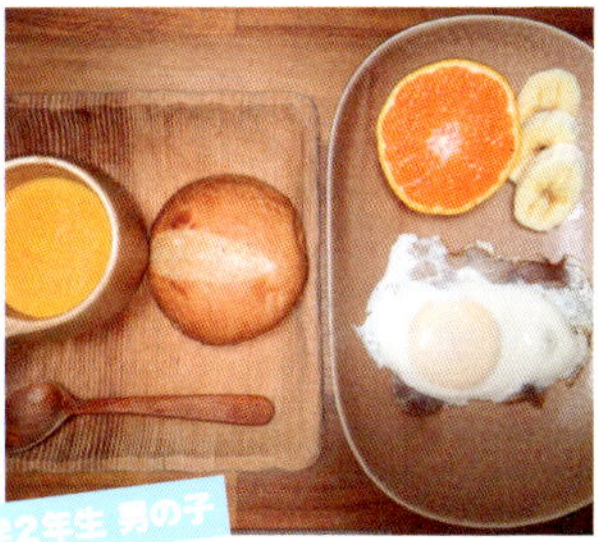

小学2年生 男の子

- パン ●ベーコンエッグ
- かぼちゃポタージュ
- みかん ●バナナ

Uno's Check 朝からスープや果物も並んでいてすばらしい。晩ごはんは和食にして、魚、海藻、大豆製品を食べましょう。

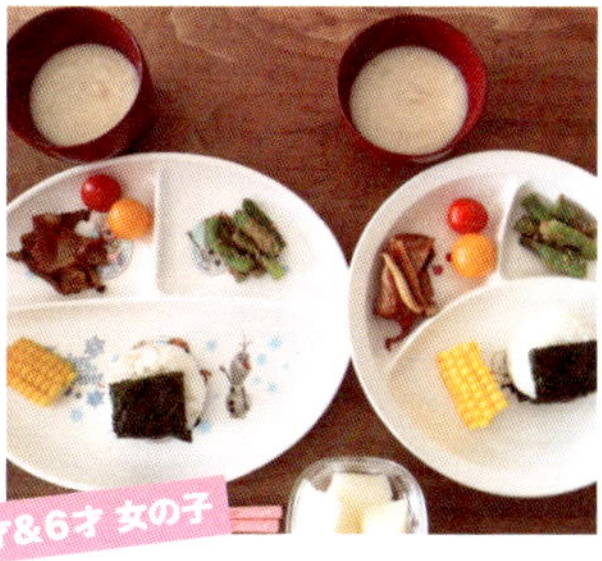

4才&6才 女の子

- おにぎり ●豚肉ときのこいため
- いんげんのごまあえ ●ミニトマト ●梨
- とうもろこし ●かぶとセロリのスープ

Uno's Check 子どもが食べきれる量で多品目にしているのがGOODですね。色もカラフルなので、食欲がそそられます。

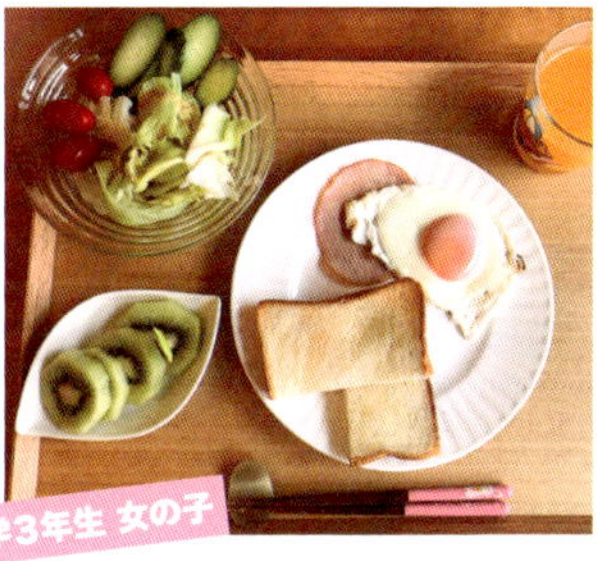

小学3年生 女の子

- トースト ●ハムエッグ
- サラダ&ごまドレッシング
- みかんジュース ●キウイ

Uno's Check ホテル風の朝食ですね！ 卵はツナやほうれんそうといためるなど、魚と緑黄色野菜を食べる工夫もしてみて。

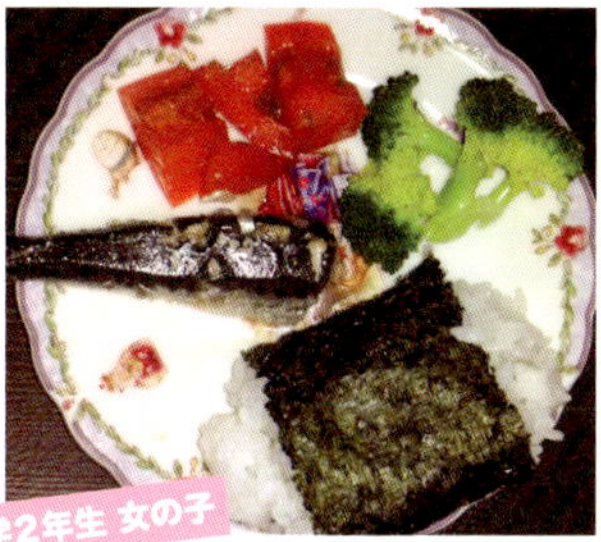

小学2年生 女の子

- おにぎり ●焼き魚
- トマト ●ブロッコリー

Uno's Check 一皿に栄養素をそろえましたね！ 乳製品や豆腐入りのみそ汁など、たんぱく質をもう少しプラスしてみて。

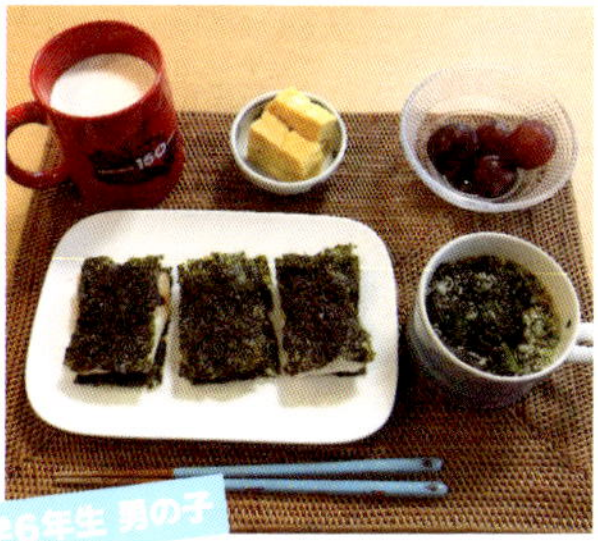

小学6年生 男の子

- 焼きもち ●卵焼き
- わかめ&ほうれんそう&はるさめスープ
- 牛乳 ●ぶどう

Uno's Check もちは「きな粉もち」「納豆もち」などにすると、たんぱく質を補えます。小6男子には、食事量が少し足りない？

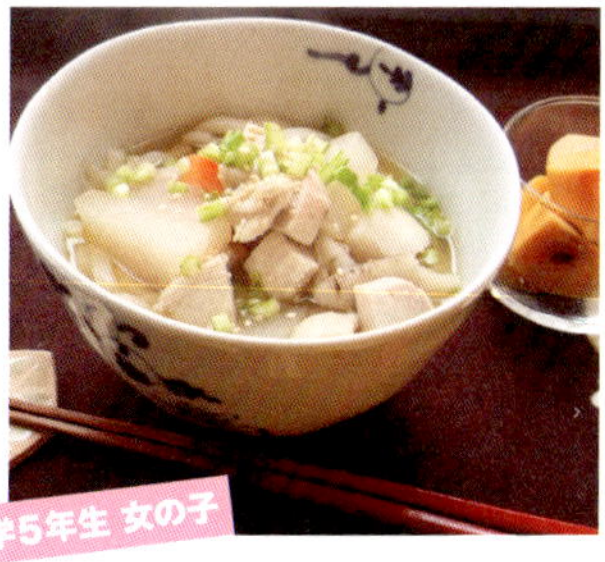

小学5年生 女の子

- 鶏肉と野菜の煮込みうどん
- 柿

Uno's Check うどんは塩分が多いので、カリウムの多い果物を添えるのはOK！ 具に緑黄色野菜や海藻も入ると、さらに◎。

早食いの子は「かむ力」が育たない

よくかむことは、脳と体を発達させる

よくかんで食べることは、万が一、食べ物がのどに詰まる「窒息事故」を防ぐために徹底したいこと。それだけではなく、**かむことには健康上のメリットがたくさんあります。**

よくかむと、唾液がたくさん出ます。すると消化吸収がよくなるので、栄養をたくさん吸収することができ、腸内環境をととのえることができます。よくかめば満腹中枢が刺激されるので、食べすぎや肥満を防ぐこともできます。唾液が多ければむし歯を予防できるし、かむことであごが発達すると、きれいな歯並びが期待できます。

さらに注目したいのは、脳への影響が大きいこと。**かむことは脳神経★1を刺激するので、脳の働きを活発にし、記憶力をよくするなど、知能の発達とも深い関係にあることがわかっています。**あごの筋肉を

よくかむ効用「卑弥呼《ひみこ》の歯《は》がいーぜ」

- ひ　肥満予防
- み　味覚の発達
- こ　言葉の発音がはっきり
- の　脳の発達
- は　歯の病気予防
- が　がんの予防
- い　胃腸快調
- ぜ　全力投球（体力の向上）

日本咀嚼《そしゃく》学会が提案する「かむ効用」のキャッチフレーズ。玄米や木の実などを食べていた弥生時代の人々は、食事でかむ回数が現代人の約6倍だったとか！

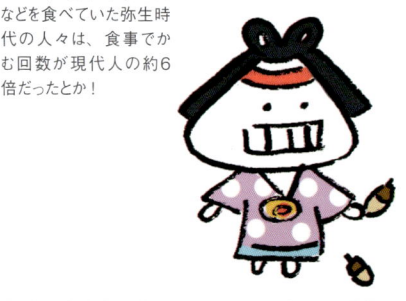

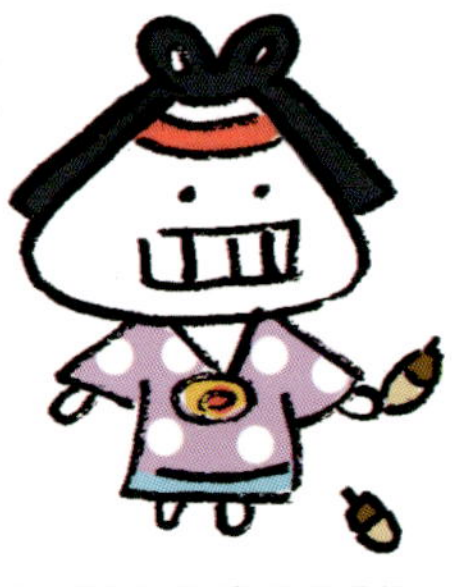

★1 脳神経➡p.14へ

使うことで、脳神経のセロトニンやドーパミンなどのホルモン分泌をふやす効果も期待できます。

親が教えなければ、「かむ力」は習得できない

かむ力は、自然に育つものではなく、離乳食のころから発達に応じて「練習」していかないと身につきません。幼児期に乳歯が生えそろっても、6才から12才ごろにかけて永久歯へと生え変わっていき、新しく奥歯も生えてきます。そのため、子どもの歯の状態や食べ方を見ながら、「やわらかすぎてかまない」「かたすぎてまる飲みする」ということのないよう、その子に適したかたさを親が調整してあげてください。

親にとっては忍耐力のいるところですが、子どものころの食べ方は、大人になるまで引きずってしまうので、「しつけ」も愛情です。「あせって早食いになる」ときには「ゆっくりよくかんで食べる」ように、「口いっぱいほおばる」ときには「口に入れる量を減らす」ように、「食事中に歩き回る」ときには「すわって落ち着いて食べる」ように、くり返し、くり返し、教えていきましょう。

かむ力を発達させるためには、子どもが「自分で食べる意欲」をもつこともたいせつです。家族や友だちといっしょに食事をすると、苦手なものに挑戦しやすいし、ゆっくりかんで食べるようになります。上手に食べられたらほめて、食べる意欲を高めましょう。

子どもが苦手なものランキング

第1位	きのこ
第2位	葉野菜（ほうれんそう、小松菜）
第3位	かたい肉
第4位	骨の多い魚
第5位	モソモソするもの（かぼちゃ、いも）

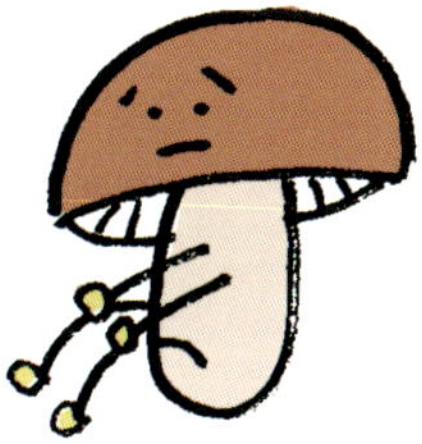

きのこ類がダントツ。そのほか、かみ切れないものや飲み込みにくいものなど、口の中に滞留する食材がランクインしました。わずかな差でランク外ですがトマト、ピーマン、ゴーヤーなど、味の濃い野菜も苦手のようです。

主婦の友社ネットアンケート（回答数：3〜12才の子どもがいる母親244人）

おいしく食べると「味覚」が育つ

経験によって、酸味や苦みは〝好き〟になる

舌で感じるおいしさには、「甘み」「うまみ」「塩味」「酸味」「苦み」の5つがあります。人間はもともと、エネルギー源になる「甘み」、たんぱく質（アミノ酸）を感じる「うまみ」、生命にとって重要なナトリウムを含む「塩味」の3つを好みます。

酸味や苦みは、食べ物が「腐っている」「熟していない」「毒がある」ことを示すため、本能的に好まれない味。子どもは味の経験が少ないので、それらを「まずい」「嫌い」と評価しがちです。でも、**多くの味を経験させて、味覚の領域を広げていってあげると、酸味や苦みも少しずつ「おいしい」と思えるようになります。**

味覚を育てるには、食べるときの雰囲気づくりも大事。食事は舌だけで味わうものではありません。つい手を伸ばしたくなる彩り、つ

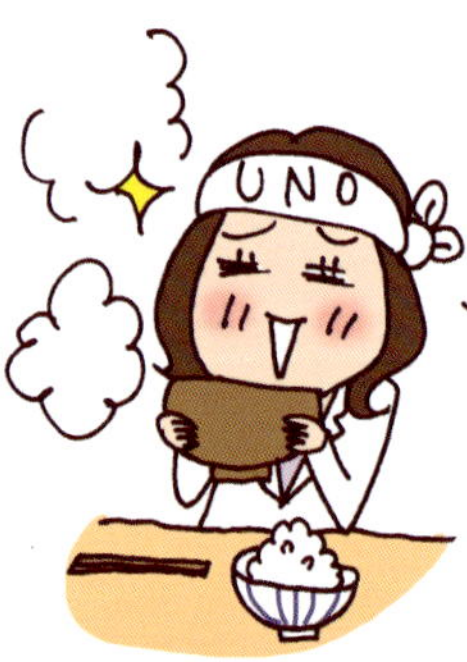

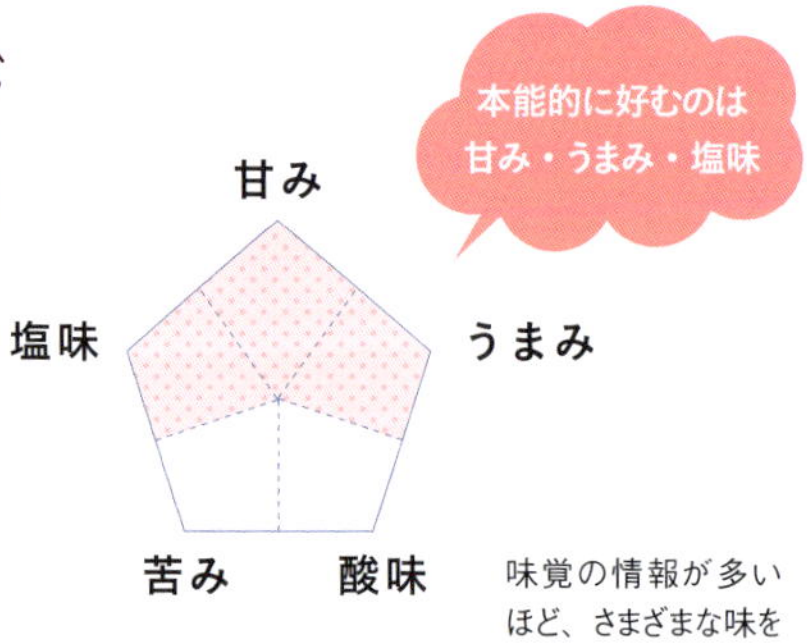

味覚の情報が多いほど、さまざまな味を「おいしい」と評価する確率が高くなる。

やつやの見た目、香ばしい香り、シャキシャキした食感など……。子どもにとって**苦手な味も、五感が刺激されることで、「食べてみようかな」「意外とおいしかった！」といった経験ができ、食事を味わう力が育っていきます。**

家庭の食事パターンが一生の食習慣に

今、日本の子どもの食卓風景は、驚くほど多様性がありません。**食に多様性のない家庭で育てば、それがふつうになってしまうので、豊かな食事のイメージすら浮かばなくなってしまいます。**

「隠れ貧困」という言葉が話題になっていますが、年収が多いからといって、食生活が豊かとは限りません。「食費よりもマイホームの購入費や子どもの教育費のほうが大事」「年収に比例して多忙になって、食事を作るゆとりがない」といった家庭も多いでしょう。

食事の優先順位は、その家庭によって異なるとは思います。ただ、**それまでに家族で経験してきた食事が、その子がイメージする食事のすべて。それはよくも悪くも、一生の食習慣に影響します。**

楽しく、おいしい食卓を囲めば、それはあたたかい記憶としていつまでも心に残ります。家族でも、友だちでも、「いっしょに、おいしく食べる」食経験をたくさんさせてあげること。それは子どもの人生も、親の人生も、豊かにしてくれるはずです。

笑いながら食べると「吸収率」が上がる

楽しく食べると、効率よく栄養がとれる

同じ内容の食事を、1人で黙って食べるか、それとも家族で食卓を囲んでなごやかに食べるか。

「同じものを食べるのだから、栄養としては、同じでしょう?」

そう思いたくなりますが、「吸収率」が違います。**おしゃべりをしながら、笑いながら楽しく食べると、幸せな気持ちになりますね。すると脳内のハッピーホルモン「セロトニン」が分泌され、消化酵素の働きが活性化して、栄養素の消化吸収もよくなるのです。**

厚生労働省の国民健康・栄養調査(平成17年度)によると、朝ごはんを「子どもだけで」食べる割合は、小中学生で40%にも達しています。朝ごはんだけでなく晩ごはんも、家族いっしょに食事をする割合は、年々、減ってきています。

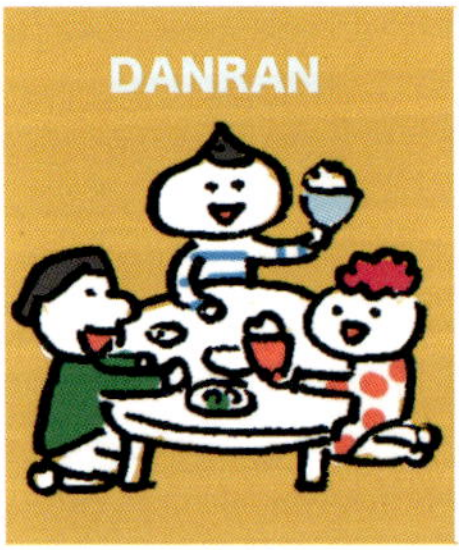

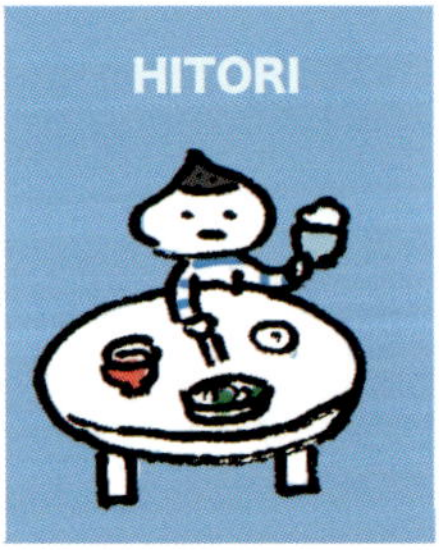

共働き世帯がふえているうえ、子どもは習い事や塾通いなどで忙しくなると、どうしてもいっしょに食べる機会は失われていきます。

おいしく食べると、ストレスが解消される

食事をすることは、「空腹を満たす」「栄養をとる」だけではありません。だれかと楽しく食べて、「おいしかったね！」と満足感をともに味わえば、イライラが抑えられ、心が落ち着きますね。

食事＝楽しいという条件反射ができている子どもは、食べることが好きになり、生きる力の基本ともいえる「食べる意欲」が順調に育っていきます。10代でうつになった子は、家族で食卓を囲んだ経験が少ない、というデータがあります。食事を楽しめないと、心の病にもなってしまいます。

大人と同じように、子どもも生活の中で無意識のうちにストレスを感じています。それでも、食べる意欲があって、**食事による幸福感を味わうことができれば、1日に3回もストレスをリセットする機会があるということ。食事は、ストレス解消の特効薬なのです。**

強い心に育ってほしいと思ったら、毎日の食事をおいしく、楽しく食べることがいちばん！　忙しくても、せめて週末だけでも家族そろって食べる、友だちとホームパーティーをするなど、親子ともに楽しい食事の時間をぜひ、つくってみてください。

食事を楽しいと感じるとき（複数回答）

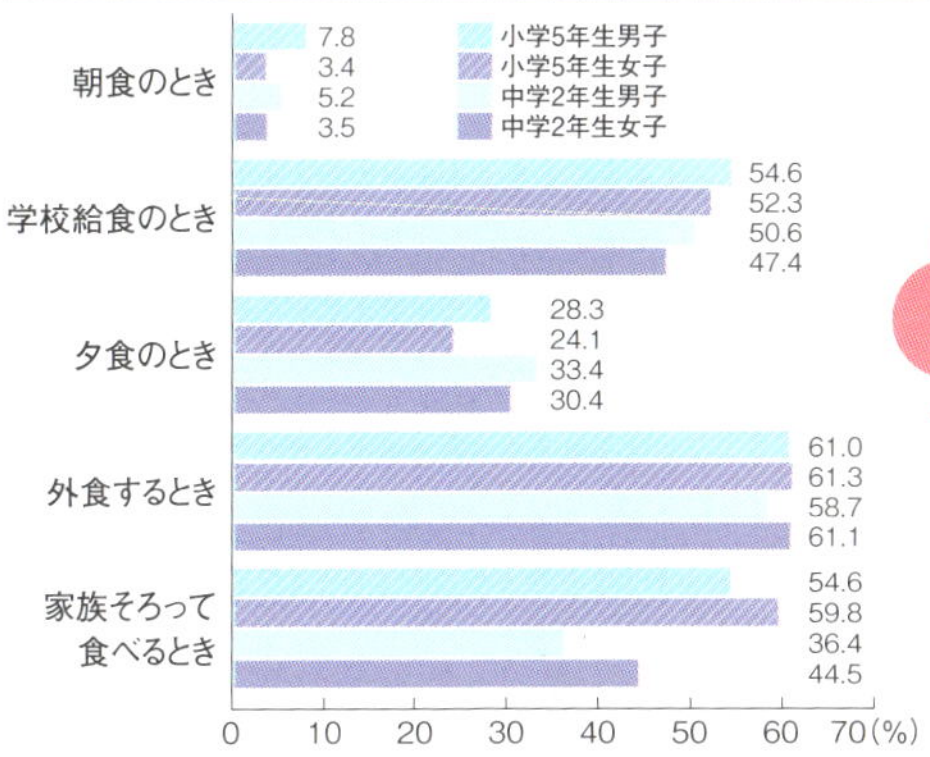

平成22年度児童生徒の食事状況等調査報告書　日本スポーツ振興センター

食事を楽しいと感じるときは、「外食するとき」「学校給食のとき」、そして「家族そろって食べるとき」。だれかといっしょに食べるときに、楽しいと感じていることがわかる。

週末の親子クッキングが「料理上手」への王道

親世代も料理の手伝いをしていなかった!?

「子どものころに料理の手伝いを経験させてもらった子は、大人になってからの自炊率が高い」というデータがあります。

でも、今の20～30代の親世代を調査すると、「買ってきたそうざいを与える」という親が多いのです。つまり、あまり料理はしていませんね。**働くお母さんがふえた事情はあるかもしれませんが、そこに子どもを巻き込んで栄養状態が悪くなってしまうのは避けたいものです。**

全国の自治体から、「子どもの栄養状態が悪い」「夏休み明けにやせてくる子が多い」といった報告が多く、栄養失調から発育不良になっている子もふえていると考えられます。「子供・若者白書」（平成29年度版・内閣府）では、近年の小中学生・高校生の身長は横ばい、体重は減少傾向にありました。

子どもに人気の手伝いランキング

第1位	野菜の皮むき
第2位	箸を並べる
第3位	料理を運ぶ
第4位	あと片づけ・食器を洗う
第5位	材料を切る

中学生になると部活や塾通いが忙しくなるためか、幼児や小学生のころが手伝いのピーク。幼児におすすめは「野菜の皮むき」「家族分の箸を並べる」、小学生に人気なのは「きゅうりなどの材料を切る」でした。

主婦の友社ネットアンケート（回答数：3～12才の子どもがいる母親244人）

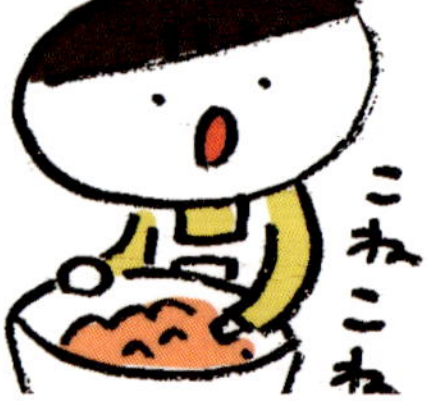

週末の親子クッキングから始めてみる

料理を手伝ったことのない子どもが、突然、料理を好きになるかというと、それはむずかしいですね。お母さんたちは、ただでさえ料理はめんどうなのに、子どもがかかわってくるとさらに時間がかかる、だいたい子どもにできるわけがない、と思っていませんか？

福井県小浜市に「キッズ・キッチン」というとり組みがあります。親はいっさい手を出さずに、子どもだけで魚をさばいてみる、みそ汁を作ってみる。**子どもはやり方を教えてあげさえすれば、大人以上にがんばって、楽しんで料理をすることができるし、その体験で大きく成長するのだと気づかせてくれます。**

忙しい親が、自分の子にそこまでていねいに教えてあげることは、むずかしいかと思います。それでも、**お母さんが料理を1人でかかえ込まず、「子どもといっしょに作る」機会をふやしていきませんか？**料理の手伝いをした経験は、将来、自立するときに必ず役に立つし、少しずつ経験を重ねていくことで、いずれは料理の作り手として頼もしい戦力にもなってくれます。

まずは和食の基本である「ごはんを炊く」[1]「みそ汁を作る」ことから、親子でやってみましょう。平日は忙しいお父さんも、週末の親子クッキングは、もちろん参加してください！

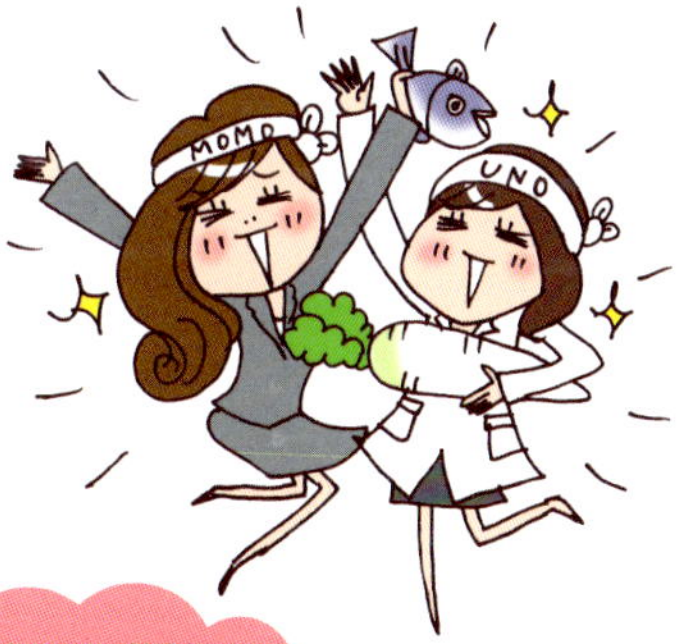

自分だけで料理を作ることができる小学5年生は
男子64.8% 女子80.4%

作ることができる料理（複数回答）

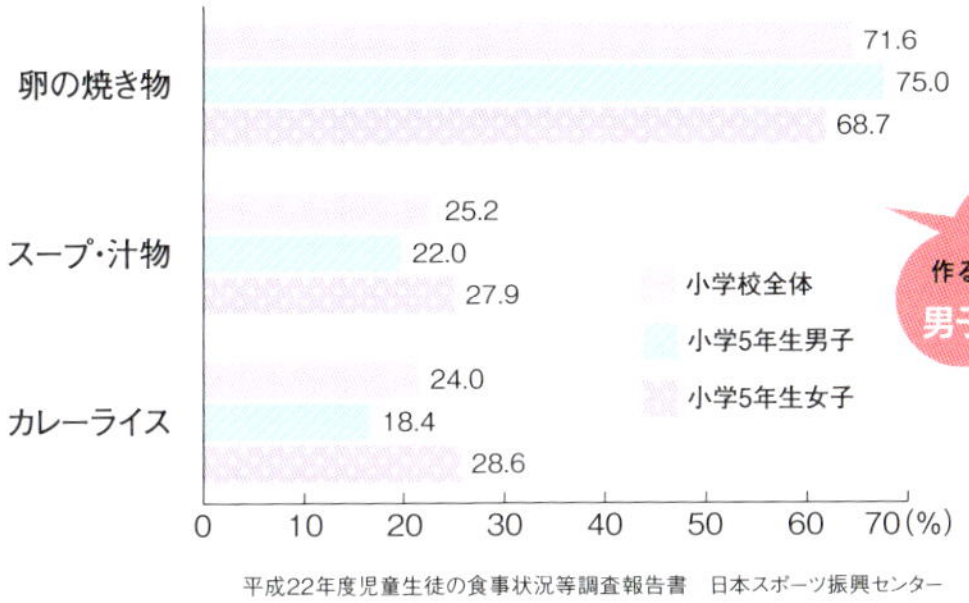

平成22年度児童生徒の食事状況等調査報告書　日本スポーツ振興センター

1 みそ汁を作る➡p.64へ

子どもの健康チェックシート

今の食生活に
点数をつけてみたら、何点？

さて、ここまで読んでみて、「そんなことはすでに知っている」「実践している」ことも、「今日まで、だれも教えてくれなかった」ことも、あったのではないでしょうか。

ではここで、お子さんの食事の「栄養バランス」から、「食べ方」「生活習慣」まで、総合的に診断してみましょう。あてはまるチェック項目が多いほど、子どもの心と体がすこやかに成長するための土台が、食生活でしっかりとできているということ！

食べることは365日ずっとつづいていきます。たとえ今、点数が低かったとしても、「これから」が大事です！　目標を立てて、少しずつ改善していきましょう。子どもの食事は、そのまま家族の食事でもあります。子どもの成長を見守るお母さん、お父さんの食生活も、ぜひ見直してみてください。

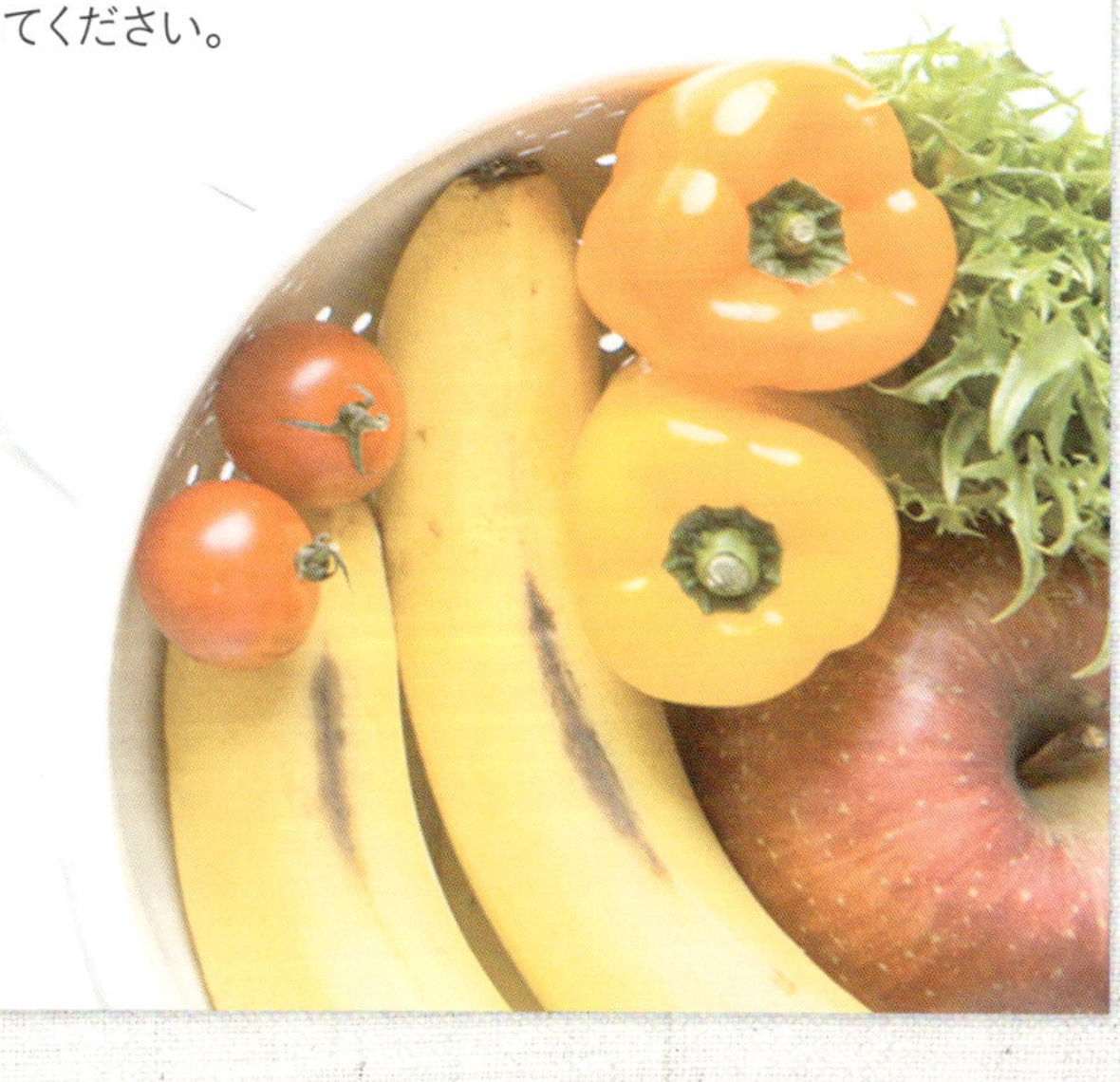

Check!

食事の「栄養バランス」はOK？

毎日の食事を栄養バランスよく食べられていますか？
あてはまるものすべてにチェックしましょう。

- □ 1日に朝昼晩の3食を食べている。
- □ 1日3食を決まった時間に食べ、晩ごはんは8時までに食べ終わる。
- □ 1日3食で、主食（ごはん、パン、めんなど）を抜かずに食べている。
- □ 1日3食で、5大たんぱく質（肉、魚、卵、大豆製品、乳製品）をバランスよく食べている（または2～3日単位でバランスよく食べている）。
- □ 魚を、主菜または副菜で週に3日、できれば4日以上食べている。
- □ 緑黄色野菜を毎日、食べている。
- □ きのこ、いも、海藻、果物を意識して食べている。
- □ 1日1食、または2食を「和食」の献立にしている。
- □ 塩分を控えた薄味を心がけて、なるべく手作りしている。
- □ おやつは1日1回、または2回。栄養を補うものにしている。
- □ ジュースなど甘い飲料やお菓子は、量を決めている。
- □ 身長・体重を定期的に確認している。

チェック個数

□ 点

12点	満点！ すばらしいですね！
10～11点	よくがんばっています
7～9点	あと一歩
6点以下	もう少しがんばりましょう

Check!

子どもの「食べ方」&「生活習慣」は?

元気に過ごせる、病気にならない生活習慣ができていますか?
あてはまるものすべてにチェックしましょう。

- ☑ 1日1回は家族そろって食事をする。
- ☐ 食べることが好き。食事を楽しんでいる。
- ☐ 配膳をする、片づける、料理を作るなどの手伝いを、毎日している。
- ☐ いっしょにスーパーや商店に買い物に行く。おつかいに行く。
- ☐ ゆっくり、よくかんで食べている。
- ☐ おやつをダラダラ食べない。
- ☐ 夜は10時までに寝ている。
- ☐ 睡眠を1日10時間以上(幼児)、または8時間以上(小中学生・高校生)とっている。
- ☐ イライラする、疲れやすい、頭痛、不眠などの不調がない(少ない)。
- ☐ 体を動かす運動を1日1時間以上している。
- ☐ 便通がよい。1日1回排便がある。
- ☐ 家でテレビを見る時間、ゲームをする時間が1日2時間以内である。

チェック個数

☐ 点

12点	満点! すばらしいですね!
10~11点	よくがんばっています
7~9点	あと一歩
6点以下	もう少しがんばりましょう

Try

「食生活改善」の目標を立ててみよう！

健康チェックをして、食生活のダメなポイントは見つかりましたか？ どこを改善すれば、
もっと栄養バランスよく食べ、元気に過ごせそう？ 子どもといっしょに、目標を立ててみましょう。

たとえば…

1 朝食が手抜きになりがちなので、パンとヨーグルトのほかにも、野菜と卵を食べるようにする。

2 魚を食べていないので、魚料理のレパートリーをふやす。

3 塾の日は、晩ごはんが9時を過ぎてしまうので、軽く食べてから塾に行かせ、寝る前のドカ食いをやめさせる。

あなたの目標は？

1

2

3

子どもの成長曲線チェックシート

「上向き」「下向き」になっていたら要注意！

お母さんが食事をちゃんと作っている家庭でも、「食欲がすごくて、体重がどんどんふえて困る」「食が細くてずっと小さいけれど、大丈夫？」といった悩みはあります。

親は、ほかの子とくらべて心配してしまいますが、「子どもの発育発達は個人差が大きい」のが特徴。同じ年齢でも、２～３才は年上や年下に見られる子もいます。順調に成長しているかどうかは、成長曲線に「身長」「体重」を書き込んで確認しましょう。

成長曲線には７本の基準曲線があり、下のほうや上のほうでも、範囲内でカーブに沿っているなら大丈夫！ 問題は、極端に「上向き＝肥満」や、「下向き＝不健康やせ」になっていないか、ということ。そのような場合は、早めに小児科医などに相談しましょう。

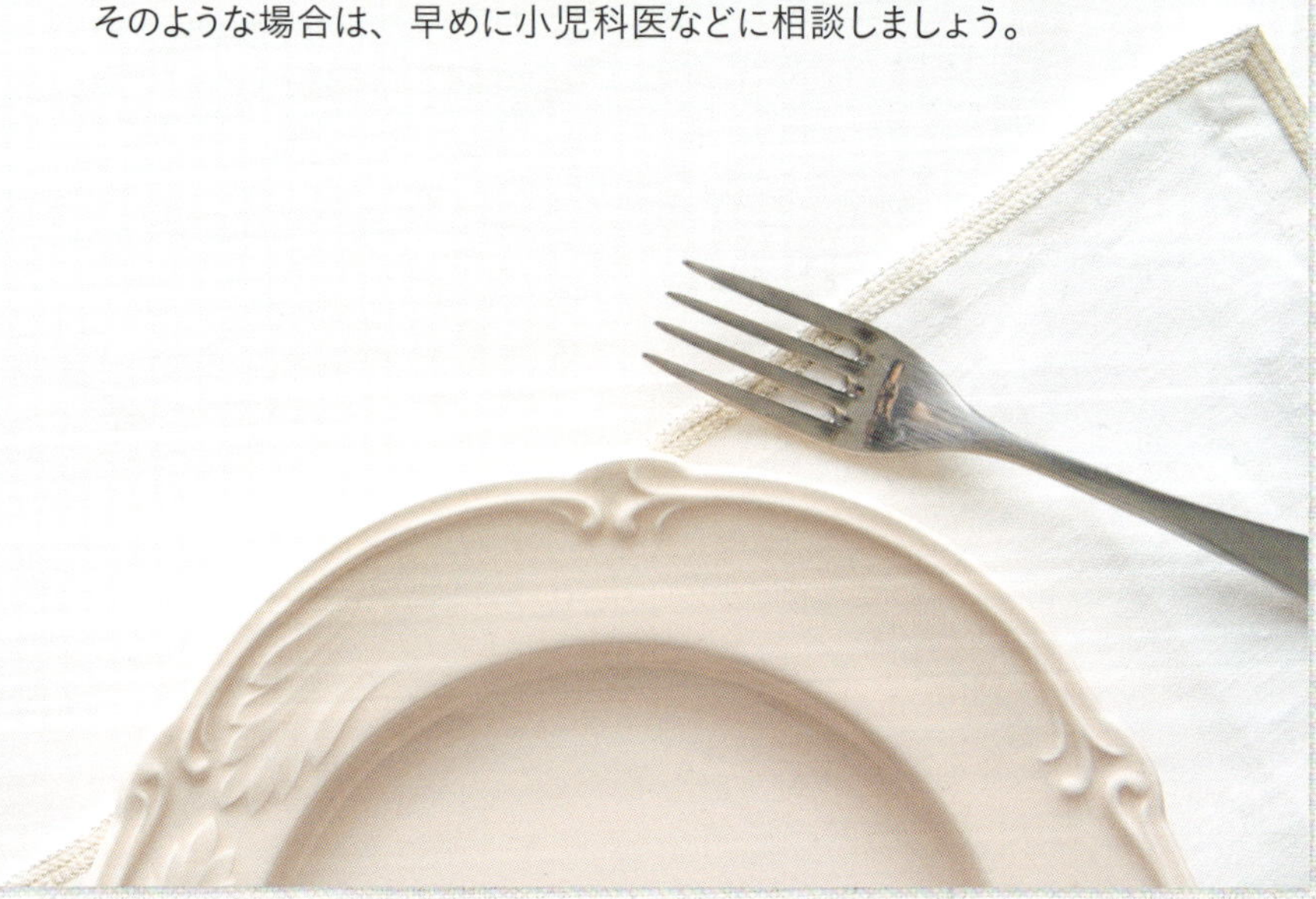

これは肥満！

基準線に対して、体重の成長曲線が「上向き」になると、肥満の始まりが疑われる。このような場合には、身長のカーブは正常なのに、体重は基準線に沿わずに上向きになっている。肥満が最も多いのは11 ～ 12才。

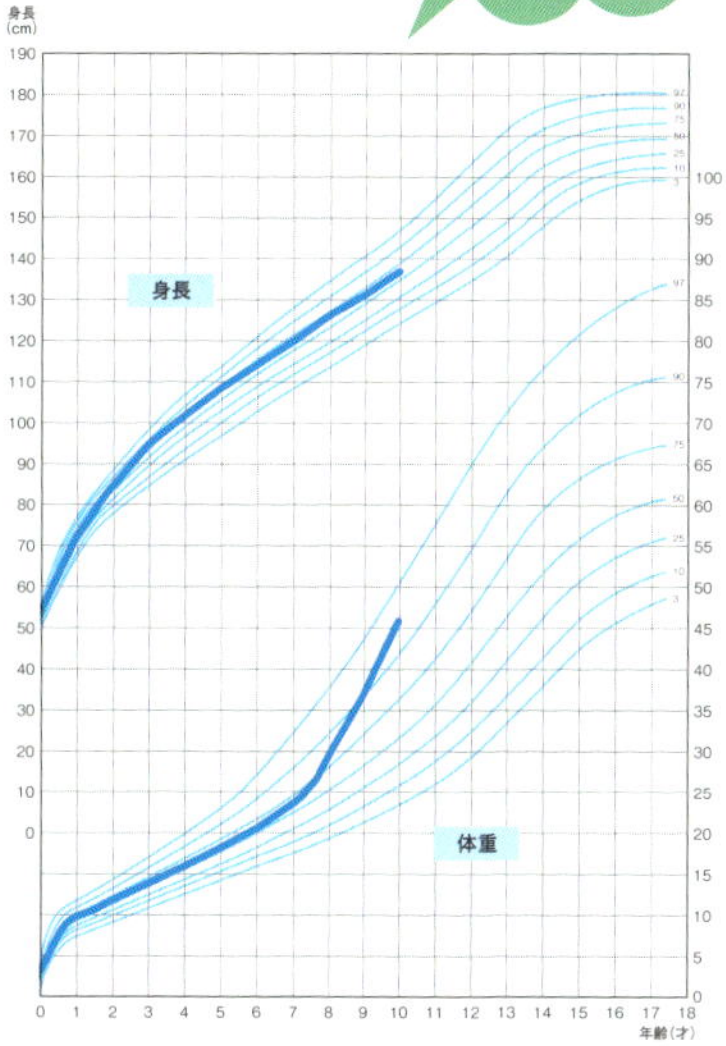

子どもの「肥満症」や「メタボ」を見つけるには？

「肥満」は体に脂肪が蓄積した状態。「肥満症」は肥満が原因となって健康障害を起こしているか、それが予測される場合。「メタボ」は肥満が原因の健康障害が2つ以上ある場合。

step1 見て　首が黒くない？ 首の表皮が黒くなるのが、肥満症やメタボの特徴（黒色表皮症）。

step2 聞いて　いびきや無呼吸は？ 体育の授業に出ている？ いじめやからかいはない？

step3 測って　へその高さで腹囲を測定し、ウエスト周囲が身長の半分以上ある。

3 にあてはまり、1 か 2 があれば医師に相談し、血液検査を。

原 光彦　小児科臨床70(6) 277−283.2017より一部引用

これは思春期やせ症！

成長期の子どもが、体重が「横ばい」または「下向き」になっていたら要注意！　不健康やせから、「思春期やせ症」になるおそれがあるので、体に不調はないか、子どもの生活をふり返りながら、体重経過を注意深く見守る必要がある。

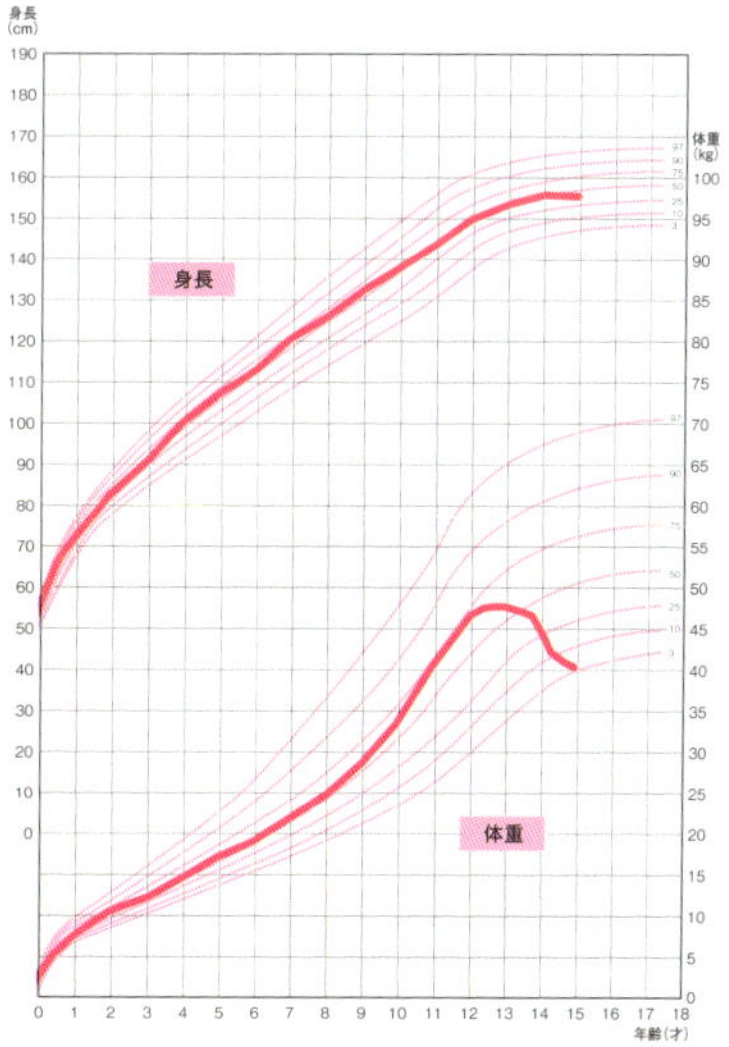

思春期やせ症の診断基準は？

1. 頑固な拒食。
2. 思春期の発育がスパートする時期に、身体・精神疾患がないにもかかわらず、体重増加の停滞・減少がある。
3. 以下のうち、2つ以上にあてはまる。
体重へのこだわり、エネルギー摂取へのこだわり、ゆがんだ身体像、肥満恐怖、自己誘発嘔吐、過度の運動、下剤の乱用

15才未満は、以上を満たせば「思春期やせ症」。

Laskらによる／渡辺久子、他　思春期やせ症　小児診療に関わる人のためのガイドライン2008より一部引用

「身長」「体重」は、どのあたり？

成長曲線（男子）

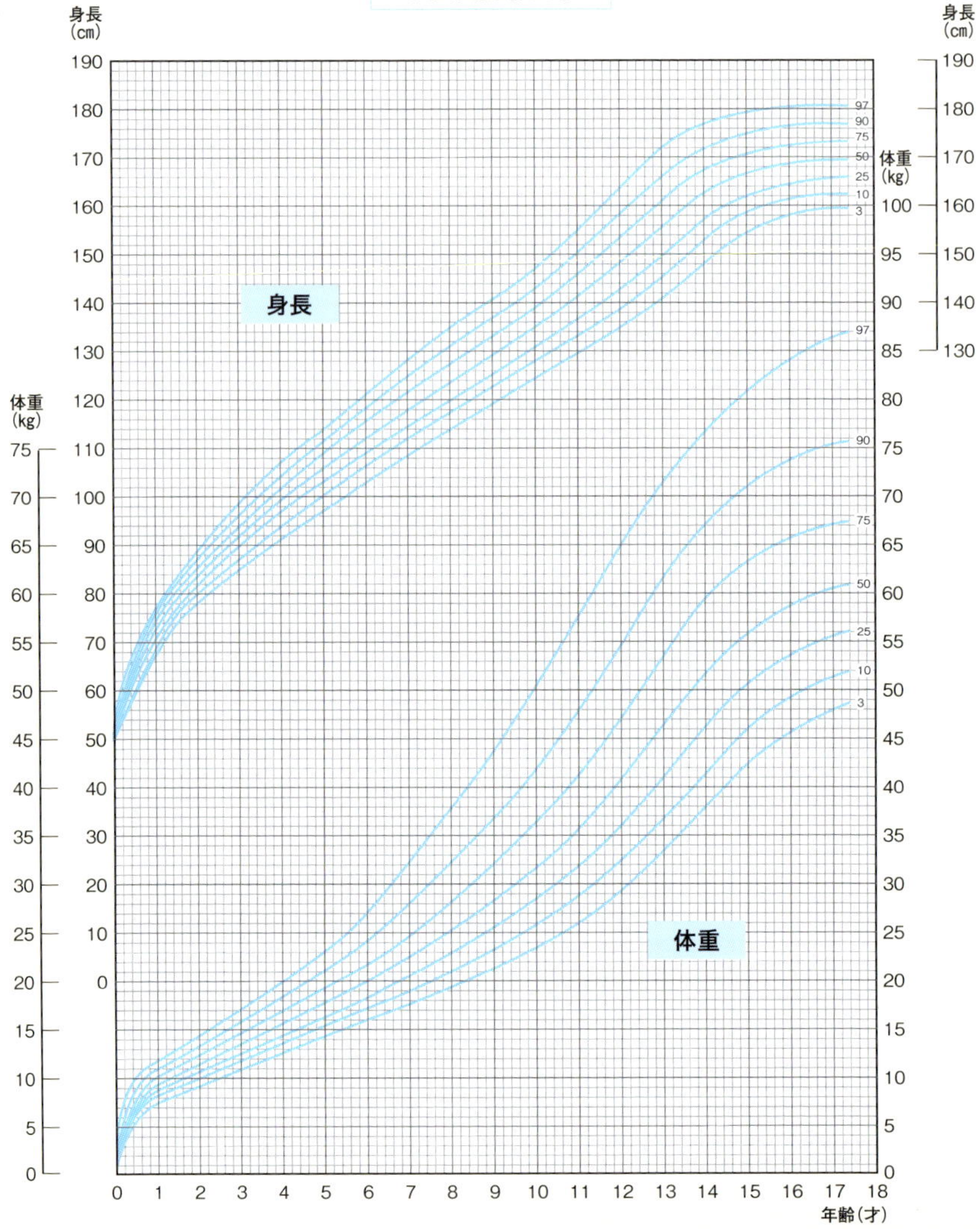

基準曲線のカーブに沿って成長していますか？
身体測定の結果を書き込んでみましょう。

成長曲線（女子）

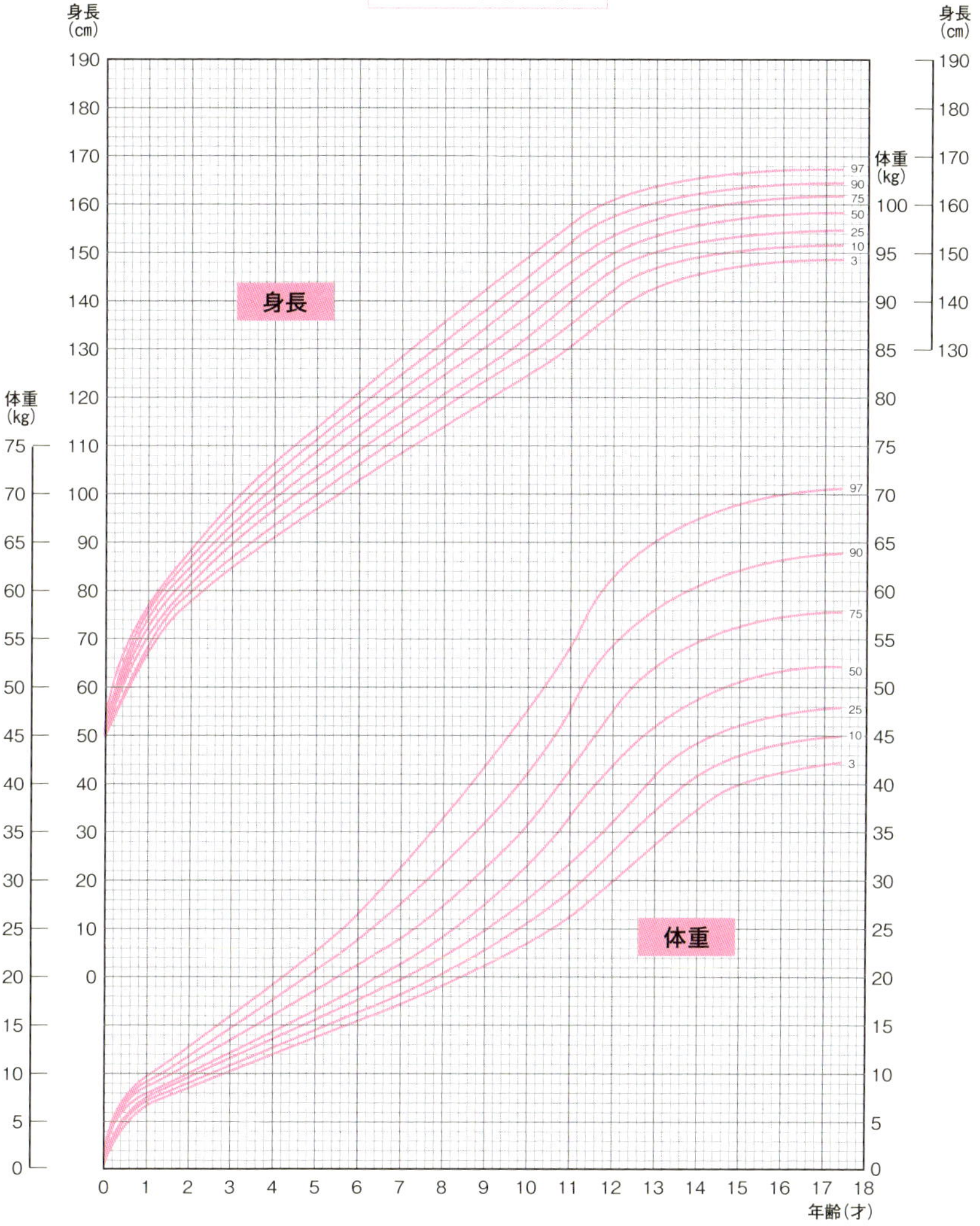

予防医療コンサルタント・細川モモさん（MOMO）と
管理栄養士・宇野 薫さん（UNO）の

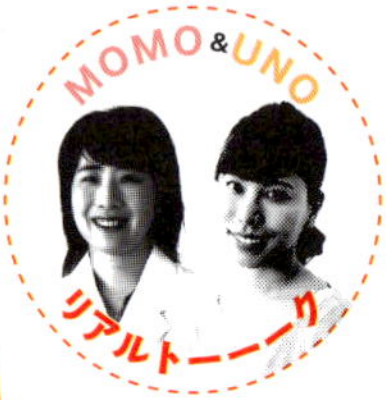

「子どもの食」にまつわるNEWS ダイジェスト

実は栄養が影響している話題をピックアップ！

「O157食中毒」の重症度は排便習慣で違っていた！

MOMO　大阪府で学校給食によるO157の集団食中毒が発生した事例を知っていますか？　大阪府立母子保健総合医療センターでは、受診した小学生の「排便習慣と重症度」を調査し、**「規則正しい排便習慣のある児童は軽症だった」**という結果を出しました。

UNO　O157が腸内にとどまっていた時間が短かったことが、軽症ですんだ理由。また、排便習慣のある児童は、洋食よりも和食を中心とした食事内容でしたよね。

MOMO　食物繊維リッチな**和食で腸内環境をととのえることで、規則正しい排便習慣がつき、食中毒から子どもを守れる！**　それが証明されましたね!!

モンゴルでは「ヨウ素不足」で子どもが発育不良!?

MOMO　日本人は、ヨウ素の重要性を知らない人が多いかも？

UNO　ヨウ素は甲状腺ホルモンの主成分で、新陳代謝や子どもの発育になくてはならない栄養素。モンゴルなど海のない国では、ヨウ素の欠乏は深刻です。**乳幼児では身長が伸びなくなるなど、発育の遅れや知能の遅れも引き起こします。**

MOMO　食塩にヨウ素を添加している国も多いですね。私たちが板橋区の小学5年生を対象に実施した食事調査の結果では、海藻不足は男の子の約4割、女の子の約5割もいました。**身長を伸ばすためにもヨウ素不足には要注意！**

UNO　ただ、ヨウ素は過剰摂取も心配。海藻は毎日食べていいけれど、こぶだけはケタ違いにヨウ素が多いので週1回にしてくださいね。

ハーバード大学の調査では「炭水化物オフ」で妊娠率50％低下!?

UNO　「糖質オフダイエット」は、「成長期の子どもや妊婦さんには危険」という説が主流。**脂質やたんぱく質に偏ると血中脂質がふえ、腎臓に負担がかかる**ことは目に見えています。

MOMO　糖質オフを「炭水化物（主食）オフ」と勘違いすると、食物繊維やビタミン・ミネラルまでオフしてしまうことに。ハーバード大学の調査では、妊娠前に低GIを意識して「炭水化物」をきちんと食べていない女性は、食べている女性にくらべ、排卵障害による不妊症リスクが55％高かったという報告も(※)。

UNO　**妊娠・出産力は、栄養のよしあしに左右される**ことを肝に銘じてほしい！

まとめ

親が食べ物に無頓着だと、子どもの健康をそこなう！

まともな子、成功する子は食事が9割!!

※「妊娠しやすい食生活 ハーバード大学調査に基づく妊娠に近づく自然な方法」ジョージ・E・チャヴロ、ウォルター・C・ウィレット、パトリック・J・スケレット

Part2

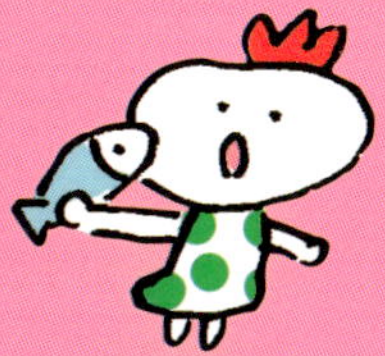

1日の目安量、きちんと食べている？

何をどれだけ食べさせたらいいのかわからない……。
年齢別、男女別に、1日に食べさせたい量を朝昼晩＋おやつで
“見える化”しました。

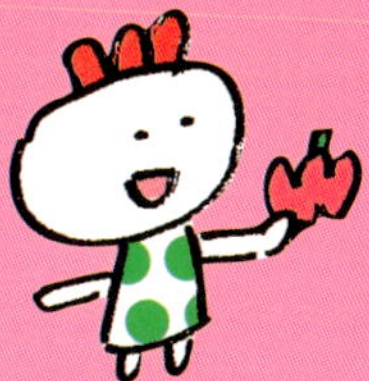

＊「女子栄養大学四群点数法」を参考にしています。
＊目安量なので、お子さんの体格や食欲に合わせて調整しましょう。
＊乳糖不耐症など、牛乳でおなかがゆるむお子さんの場合は、牛乳の分を乳糖が分解されているヨーグルトにすることをおすすめします。
＊食物アレルギーのあるお子さんは、各栄養群の中から食べられるものを選んで栄養バランスをととのえてください。

予防医療コンサルタント・細川モモさん（MOMO）と
管理栄養士・宇野 薫さん（UNO）の

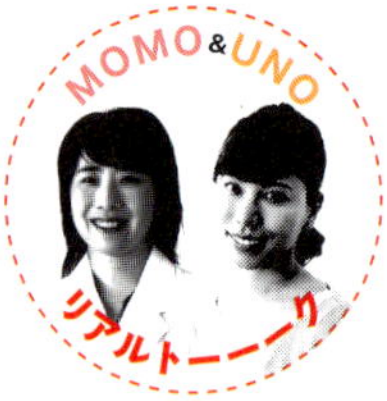

食材がふえれば栄養素もふえる

「適量」は個人差があるから むずかしいけれど、 1つの目安にしてみて！

UNO お母さんたちからは、「どれくらいの量を食べさせればいいの？」「適量を知りたい！」という声が多いです。

MOMO 食べる量は年齢・性別のほかに、その子の体格や運動量によっても違います。〝適量のビジュアル化〟はむずかしい……。

UNO でも今回は、あえてやりましたよ！ 次のページから、栄養素の4群（女子栄養大学4群点数法）から「1日分の食材」を選んで、「朝昼晩＋おやつ」で食べきるメニュー例を年齢別に考えました。

MOMO 1日分の食材とメニュー例を見たら、「こんなふうにちゃんとできない」と思うお母さんもいるかも!?

UNO 確かに。お母さんは食品群のコーチ！（p. 42）という話はしたけれど、ここまでできたら名コーチ（笑）。

MOMO これはモデルメニューですけれど、なぜいろいろ食べたほうがいいかというと、食材の種類が多いほど栄養素もふえるから。「同じ食材でローテーション」すると、絶対に、とらなくなる栄養素が出てくる！ 1年たったら、栄養状態はかなり偏ってきます。

なんとかして品目をふやす！ 冷凍野菜でも、 冷ややっこでもOK

UNO 魚、肉、大豆製品、卵、乳製品の5大たんぱく質をとるのはもちろんですが、1日に「緑黄色野菜は5種類以上」「淡色野菜は8種類以上」食べてほしいんです！

MOMO そう思うけれど、家庭料理の調査をすると「レタス、トマト、きゅうりのサラダにドレッシング」が多数。

UNO 野菜＝サラダ。一年じゅう、同じものを食べていますよね。

MOMO 青菜のおひたし、ごまあえ、切り干し大根、かぼちゃの煮物、わかめの酢の物など、和食の副菜があまり登場しない……。常備菜として作りおきできて、栄養価も高いのに！

UNO 食材の種類が少ない人はたいてい、ビタミン・ミネラル、食物繊維が軒並み不足しています。

MOMO 忙しいお母さんにとって、野菜は傷みやすいし、下処理がめんどう、というのはわかります。それなら、冷凍のカット野菜は？ 里いも、かぼちゃ、ブロッコリーなど、冷凍野菜はふえていますよね。それらをみそ汁に入れるだけでもいいんです。

UNO 簡単でいいから品目はふやしたいですね。ちぎったレタスにのりをのせるとか、冷ややっこにかつお節とじゃこをのせるとか、それくらいなら子どもでも手伝えます。市販の「めかぶ」や「もずく」だって1品。

MOMO 私の母は完璧に料理をする

人でしたが、土曜の夜は「好きなものを買ってくる日」、日曜の朝は「子どもがパンケーキを作る日」と決めていました。子ども心に「お母さんが休む日なんだ」と思ってた（笑）。あと、私の甥っ子は小学1年生ですが、みそ汁や卵焼きなどを作る朝ごはん担当です。

UNO 小さいときの料理経験は大人になってからの料理習慣につながる、という研究報告も。お母さんが休む日も必要！ そのかわり、あとは手伝いもさせて、なんとかして作る!!

MOMO 最近はパパでも簡単にできるレシピ動画も充実しているから、家族も上手に巻き込んで、「がんばるデー」と「ごほうびデー」のメリハリも大事ですね。

1日のエネルギーの食事摂取基準（推定必要量 kcal）

性別	男			女		
身体活動レベル	Ⅰ	Ⅱ	Ⅲ	Ⅰ	Ⅱ	Ⅲ
3〜5才	−	1300	−	−	1250	−
6〜7才	1350	1550	1750	1250	1450	1650
8〜9才	1600	1850	2100	1500	1700	1900
10〜11才	1950	2250	2500	1850	2100	2350
12〜14才	2300	2600	2900	2150	2400	2700
15〜17才	2500	2850	3150	2050	2300	2550
18〜29才	2300	2650	3050	1650	1950	2200
30〜49才	2300	2650	3050	1750	2000	2300
50〜69才	2100	2450	2800	1650	1900	2200

身体活動レベル

Ⅰ（低い）	ふだんの生活の大部分がすわっているなど、体を動かす機会がかなり少ない。
Ⅱ（普通）	すわって仕事をすることが多いが、通勤・通学、家事、軽いスポーツなどもする。
Ⅲ（高い）	移動や立って仕事をすることが多い。スポーツなどの運動を習慣にしている。

※次ページからの食材・食事の目安量は、その年齢で「平均的な体格」をしていて、「身体活動レベルが普通」の場合の必要量を基準にしています。参考にしつつ、「これじゃなきゃダメ!」ではなくて、お子さんに合わせて調整してください。

食材選びのポイント

- 赤・黄・緑・紫・白・黒・茶の中から、**5色の彩り**があるように、食材を選ぶ。
- **魚は毎日**食べることを目標に！
- 肉は**脂肪の少ない部位**を、ひき肉も脂肪の少ないものを選ぶ。
- 大豆製品は、納豆や豆腐のほか、**高野豆腐**もおすすめ。
- ごはんは**胚芽米**や**金芽米**、**雑穀入り**にすると栄養価が高まる。

朝昼晩
＋
おやつ

3〜5才が1日に食べたい目安量

♂♀男の子、女の子ともに同じ目安量です。

バリエーション豊富な食材を使って、苦手な味にも少しずつ慣れさせたい

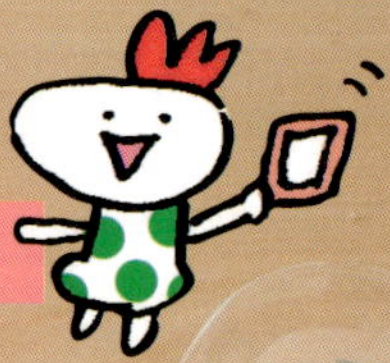

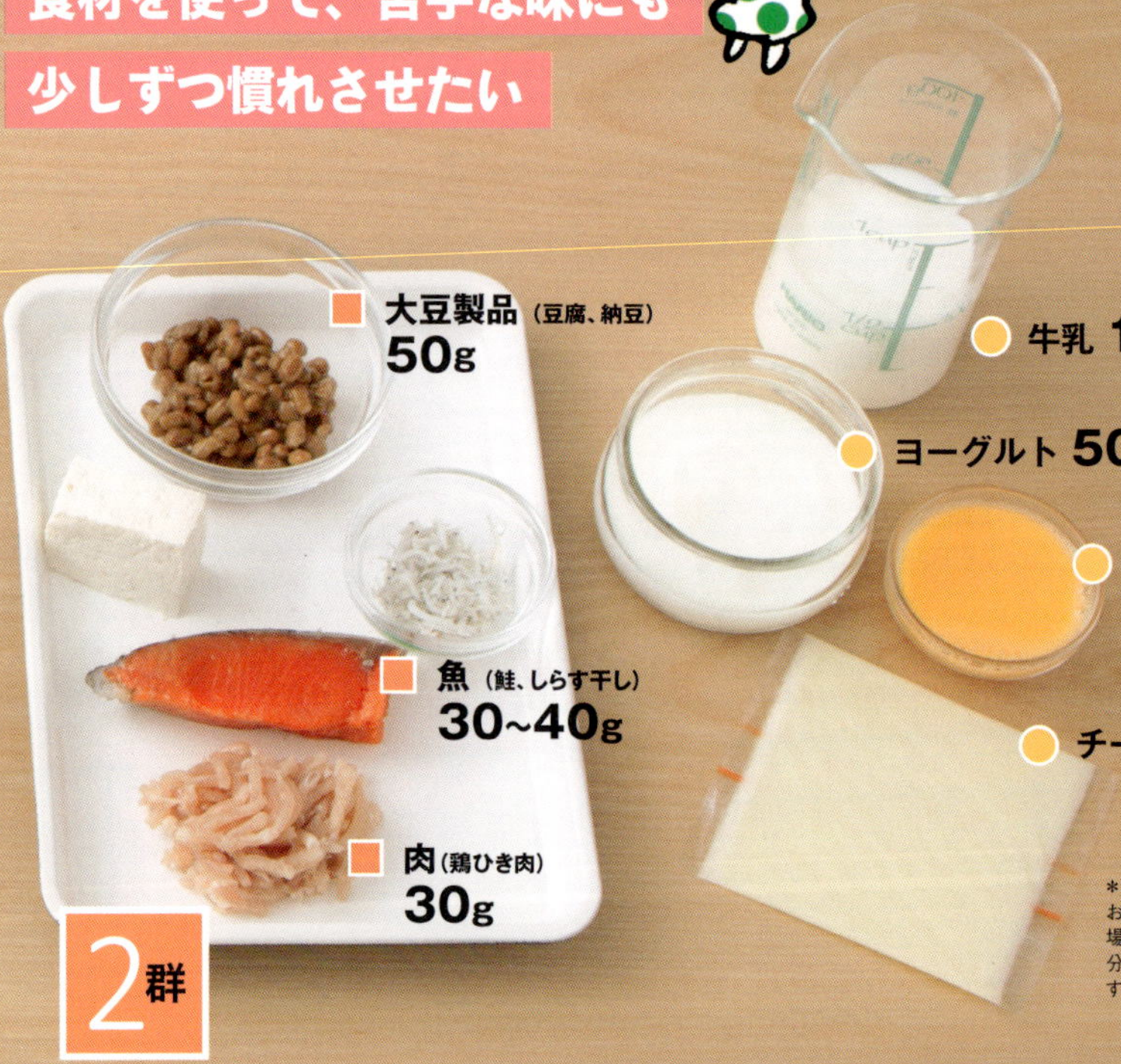

1群
牛乳 100㎖
ヨーグルト 50g
卵 1/2個
チーズ 20g
2群
大豆製品（豆腐、納豆）
50g
魚（鮭、しらす干し）
30〜40g
肉（鶏ひき肉）
30g

＊乳糖不耐症など、牛乳でおなかがゆるむお子さんの場合は、牛乳の分を乳糖が分解されているヨーグルトにすることをおすすめします。

食欲やかむ力に合わせて新しい食材や味にチャレンジを

お箸を使って1人で食べられるように成長していく一方、小食・大食、好き嫌い、よくかまないなどの悩みも多い時期。無理じいしても逆効果なので、子どもが食べられる量＝「適量」の中で、いろいろな食感や味を体験させましょう。たとえば、いつもひき肉料理ではなく、かむ力がついてきたら薄切り肉やかたまり肉も試してみる、骨があるからと敬遠せずに魚も食べる、などチャレンジしてみて。

幼児期は、消化酵素の分泌は大人に近づくものの、腎臓などの機能は未熟なので薄味を心がけます。また、発育が活発で運動量も増すのに、胃が小さくて量を食べられないので、おやつからも栄養をとりましょう。

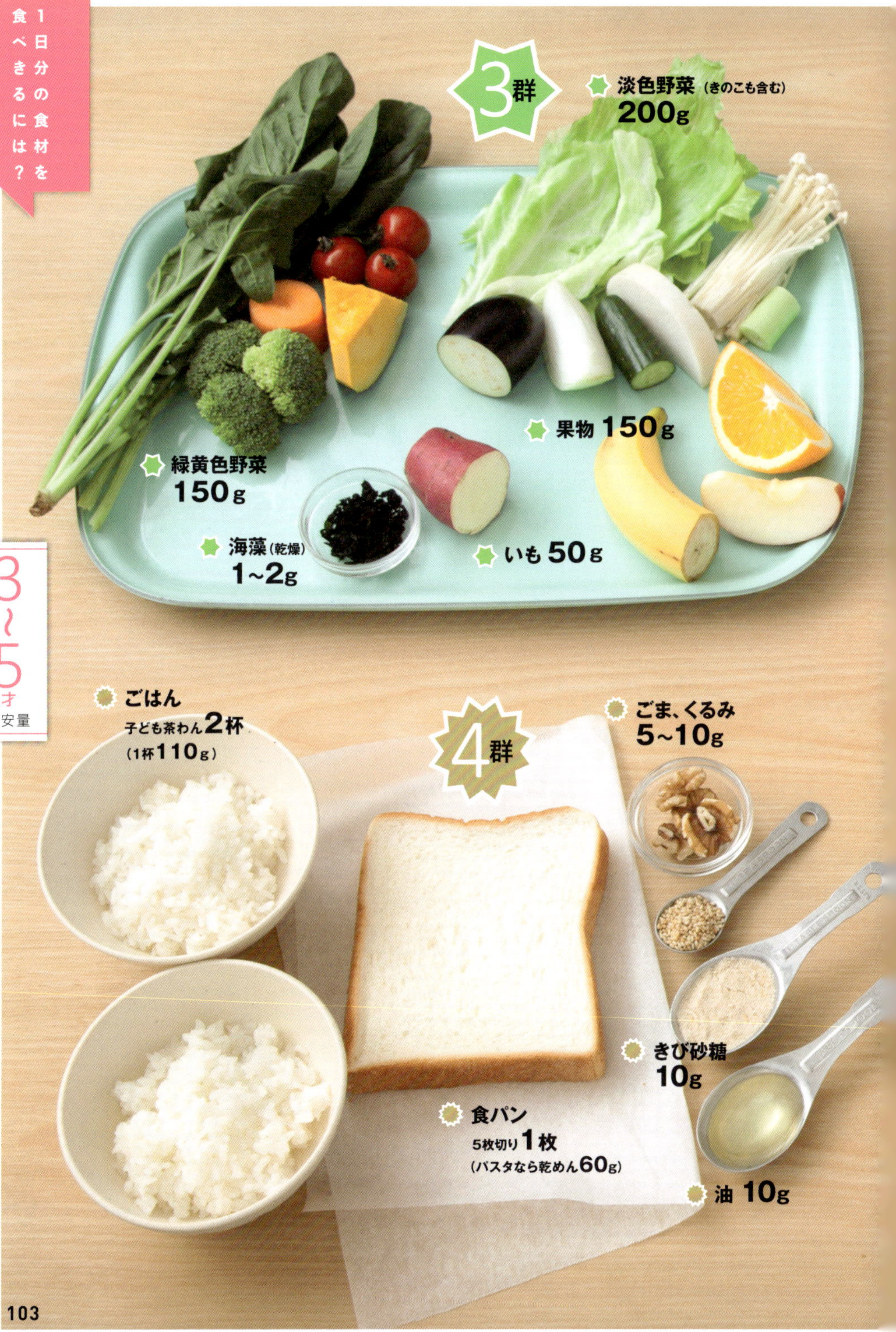
3群
淡色野菜（きのこも含む）
200g
緑黄色野菜
150g
海藻（乾燥）
1~2g
果物 150g
いも 50g
4群
ごはん
子ども茶わん2杯
（1杯110g）
ごま、くるみ
5~10g
きび砂糖
10g
食パン
5枚切り1枚
（パスタなら乾めん60g）
油 10g

食べきる！メニュー例

朝をパン食にするなら、昼と晩の主食はごはんにして、1日のバランスをとるとGood！乳製品と果物も忘れずに、食後のデザートやおやつにプラスしましょう。

昼 おにぎり＋しらす干し、肉＋豆腐をまぜて栄養アップ！野菜はスープでたっぷり

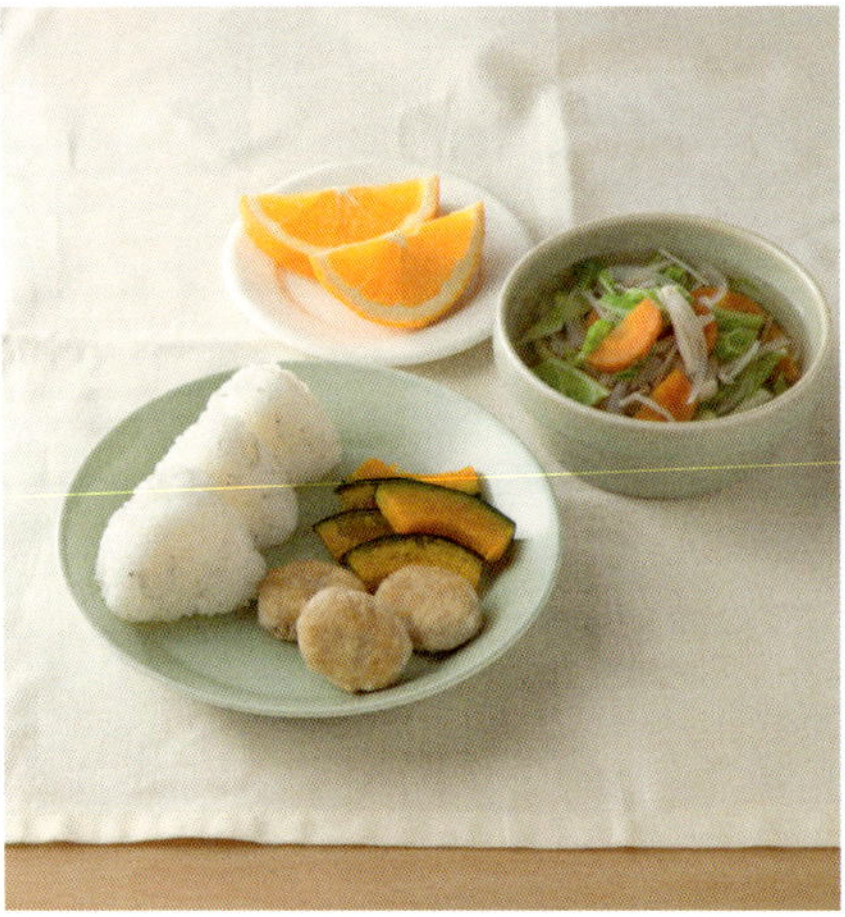

しらすおにぎり
ごはん子ども茶わん1杯　しらす干し5g

豆腐バーグ
鶏ひき肉30g　豆腐25g

かぼちゃのソテー
かぼちゃ30g　油5g

野菜スープ
玉ねぎ30g　キャベツ25g　えのきだけ25g　にんじん30g

オレンジ
オレンジ1/4個

朝 5枚切り食パン1枚とおかずを彩りよくワンプレートに盛って

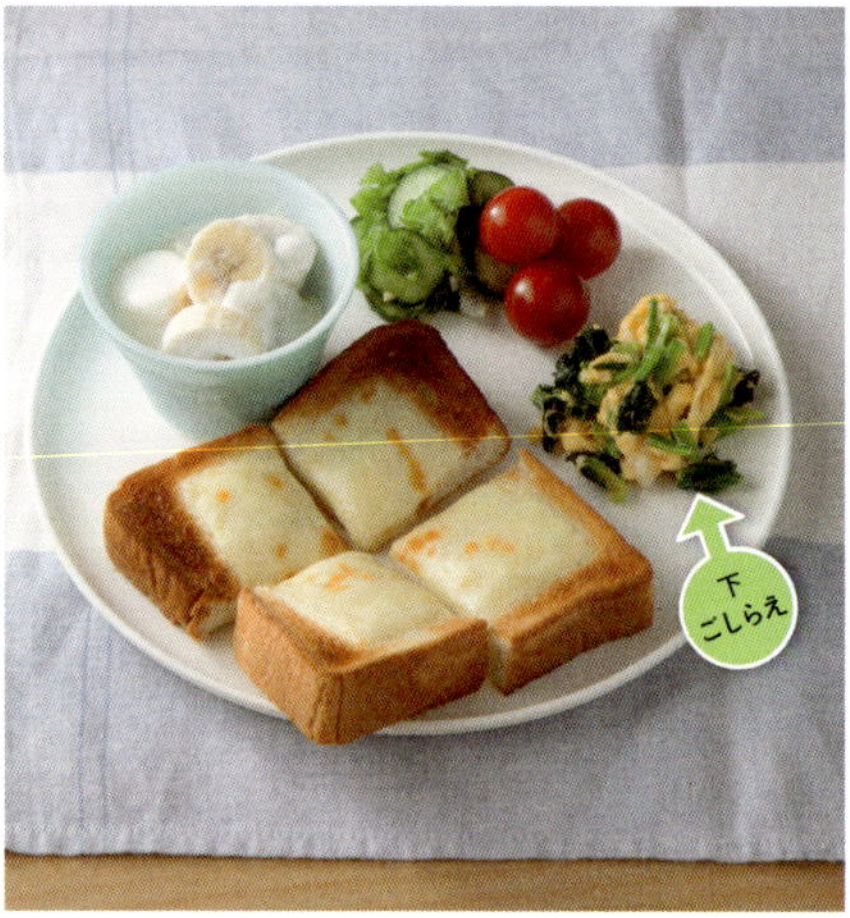

チーズトースト
食パン5枚切り1枚　スライスチーズ1枚

スクランブルエッグ
ほうれんそう30g　卵1/2個　油5g

サラダ
レタス25g　きゅうり20g　ミニトマト30g

バナナヨーグルト
ヨーグルト50g　バナナ1/2本

下ごしらえアドバイス

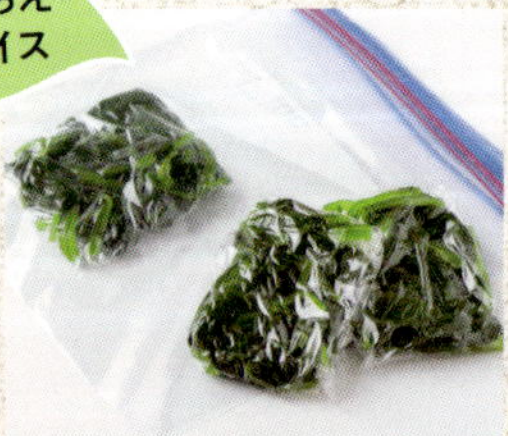

ほんれんそうは
まとめてゆでて、小分けを！

時間のあるときにまとめてゆでて、食べやすく切って1回分ずつラップで包んでおくのがおすすめ。冷蔵で2～3日、冷凍で1週間ほど保存可能。忙しい朝にもさっと使えます。

冷蔵で2～3日
冷凍で1週間

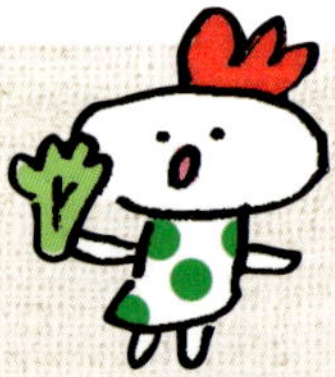

- 1群
- 2群
- 3群
- 4群

3~5才 1日分の食材を

晩

納豆、海藻、ごまなどの和の食材をとり入れた「一汁三菜」の魚献立

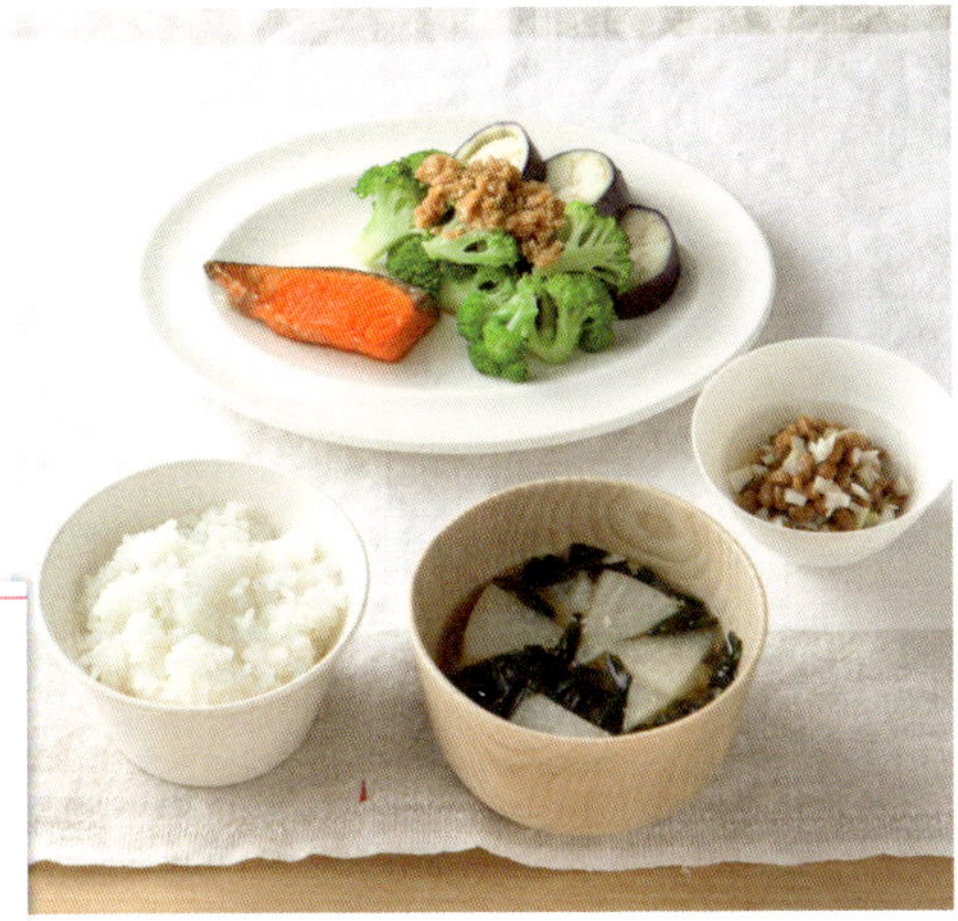

ごはん

ごはん子ども茶わん1杯

焼き鮭

鮭30g

温野菜のごまだれがけ

なす40g　ブロッコリー30g　ごま5g

納豆

納豆25g　刻みねぎ5g

みそ汁

大根30g　乾燥わかめ1g

おやつ

いもは"補食"におすすめ！ 多めに作りおきしてママもいっしょに食べて

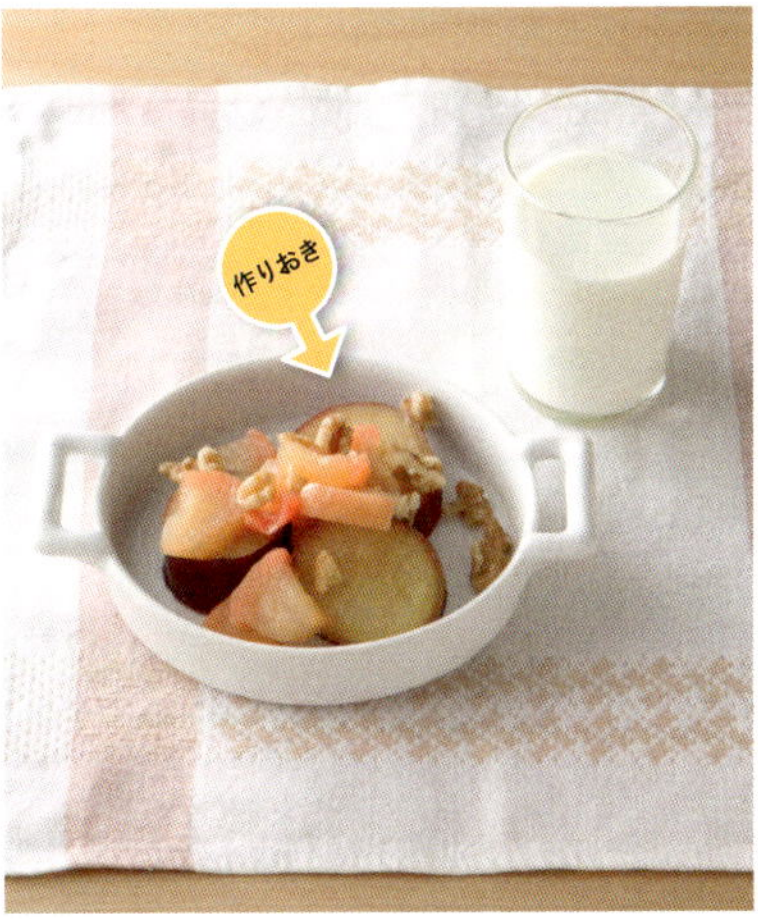

さつまいも&りんご煮

さつまいも50g　りんご1/8個　くるみ5g

牛乳

牛乳100㎖

作りおきアドバイス

ほんのりレモンの酸味がアクセント！ さつまいも&りんご煮

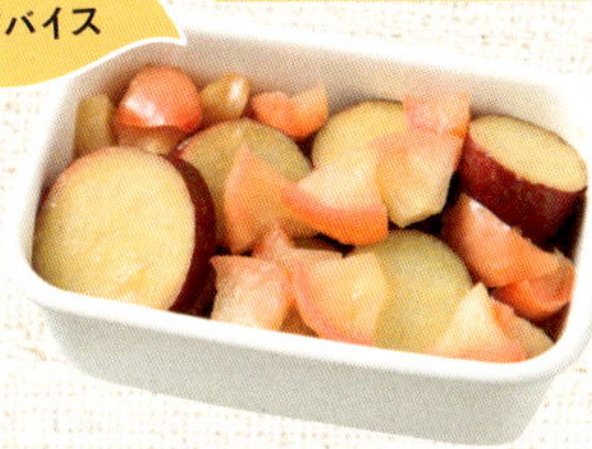

材料（4回分）

さつまいも…200g（小1本）
りんご…1/2個
A きび砂糖…小さじ4
　皮をむいたレモンの輪切り…2枚
　水…1/4カップ
くるみ（あれば）…適量

作り方

1 さつまいもは皮をよく洗って1㎝厚さに切り、水にさらす。りんごは皮をよく洗っていちょう切りにする。

2 鍋に水けをきった**1**と**A**を入れて熱し、煮立ったら弱火にし、落としぶたをしてやわらかくなるまで煮る。食べるときに砕いたくるみを散らす。

冷蔵で3~4日

6~7才が1日に食べたい目安量

朝昼晩＋おやつ

♂♀男の子、女の子ともに同じ目安量です。

給食が始まったから栄養OK！ではなく、朝晩は家でしっかり食べさせましょう

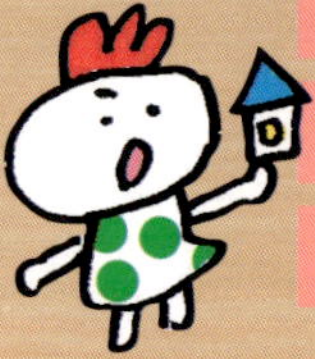

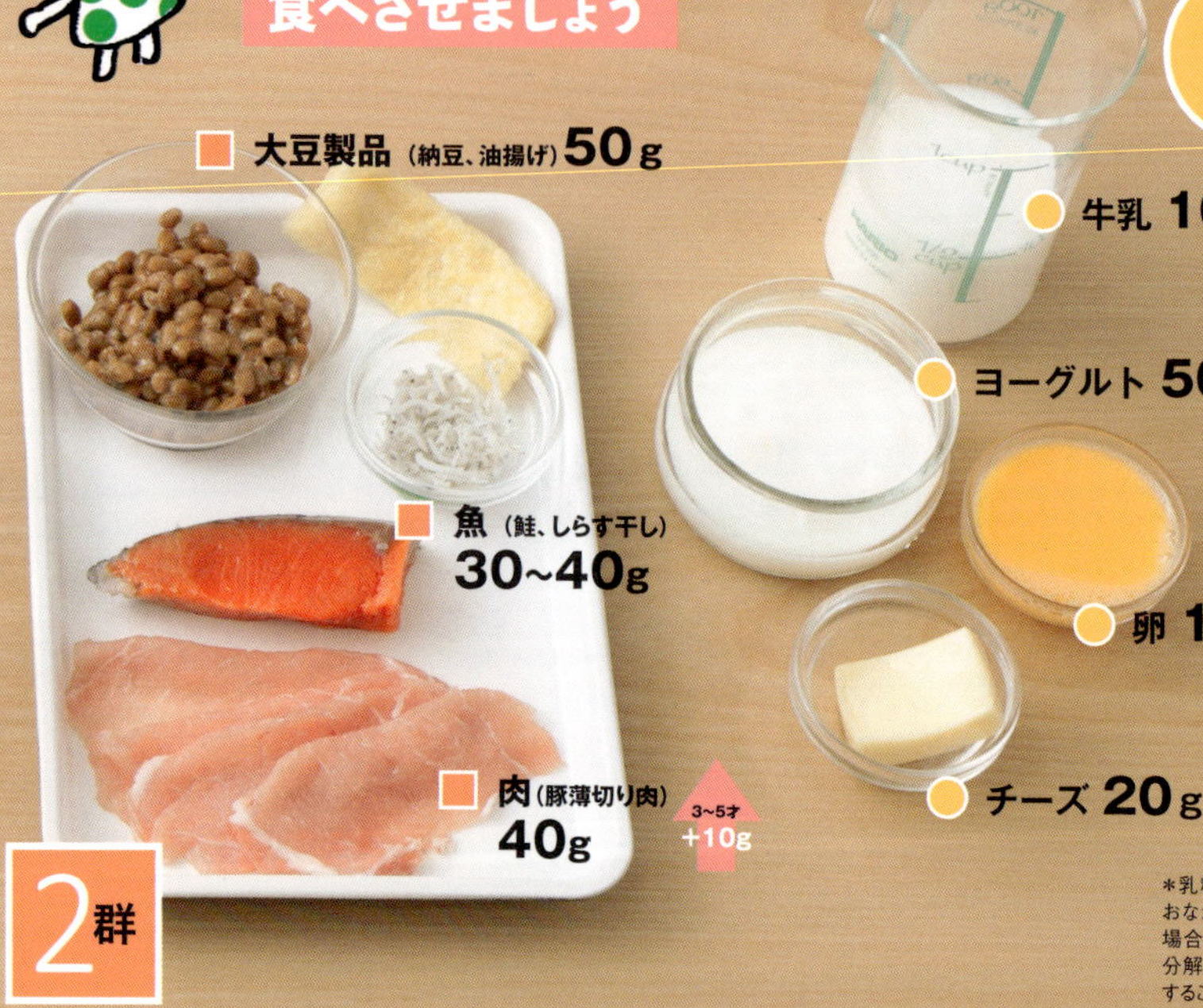

1群
牛乳 100mℓ
ヨーグルト 50g
卵 1/2個
チーズ 20g
2群
大豆製品（納豆、油揚げ）50g
魚（鮭、しらす干し）30~40g
肉（豚薄切り肉）40g
3~5才 +10g

＊乳糖不耐症など、牛乳でおなかがゆるむお子さんの場合は、牛乳の分を乳糖が分解されているヨーグルトにすることをおすすめします。

味の濃い食事にしない、栄養が偏らないように料理はがんばりどころ

親の好みで塩分、糖分、脂肪分のとりすぎ、野菜嫌い、朝食抜きなど食事が偏りやすい時期です。もう大人と同じものが何でも食べられる、と油断してはダメ。小学生になってぐんと食べる量がふえるからこそ、食事内容は体の成長や将来の健康に影響します。給食だけしっかり食べても、栄養は足りません。朝晩の食事でも、栄養素をそろえましょう。お母さんは子育てに少しゆとりができたら、料理をもう一歩がんばって！

また、歯が生えかわる時期なので、ゆっくりよくかんで食べる習慣をつけましょう。骨ごと食べる小魚、わかめなどの海藻、切り干し大根など、かみごたえのある食材をとり入れてみて。

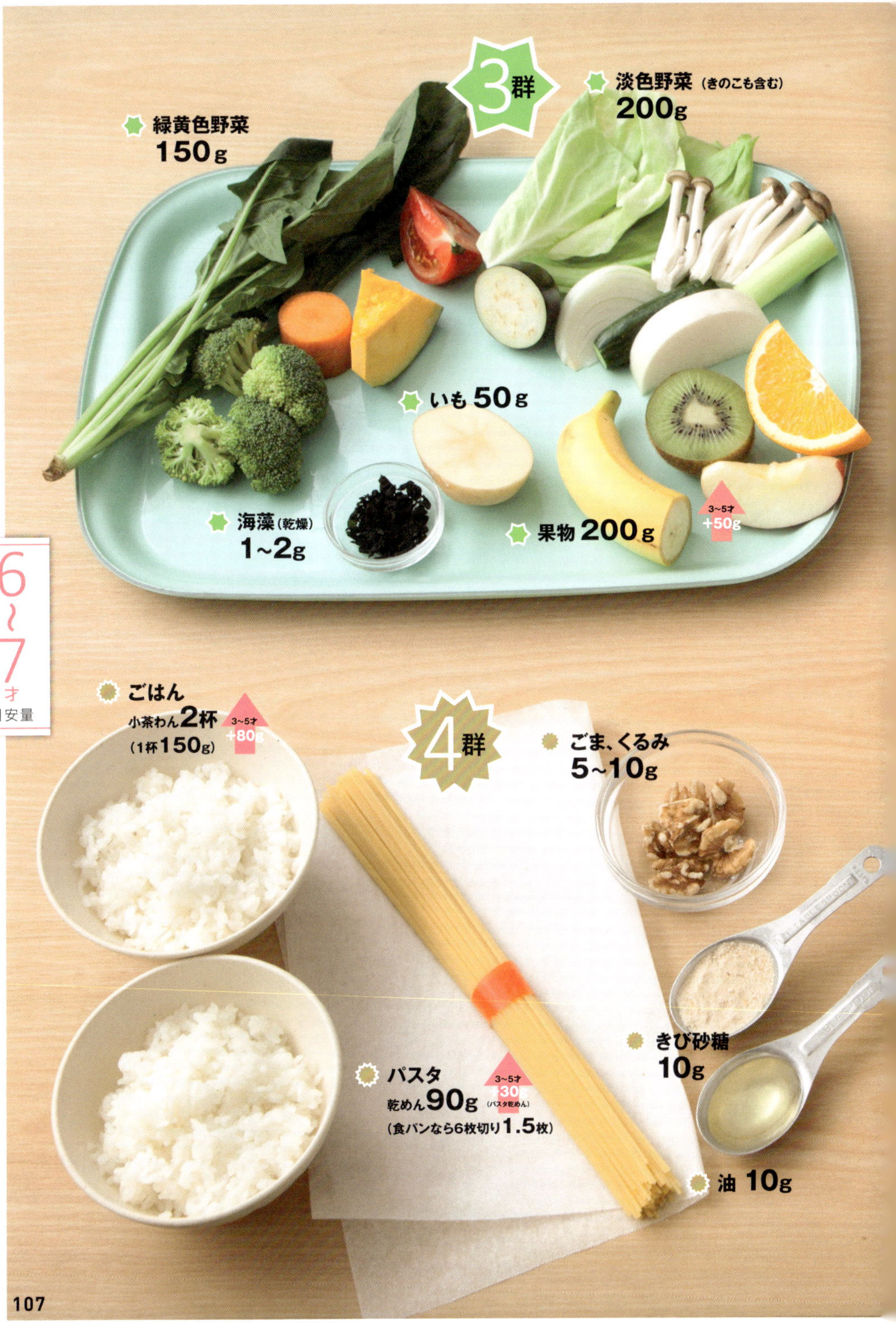
3群
緑黄色野菜
150g
淡色野菜（きのこも含む）
200g
いも 50g
海藻（乾燥）
1~2g
果物 200g
3~5才
+50g
ごはん
小茶わん2杯
（1杯150g）
3~5才
+80g
4群
ごま、くるみ
5~10g
きび砂糖
10g
パスタ
乾めん90g
（食パンなら6枚切り1.5枚）
3~5才
+30g
（パスタ乾めん）
油 10g

朝昼晩
＋
おやつ

8~9才が1日に食べたい目安量

♂男の子の目安量を基本にしています。

身長や体重が急成長するころ!
朝昼晩の食事を規則正しく
肉ばかりに偏らず魚もとり入れて

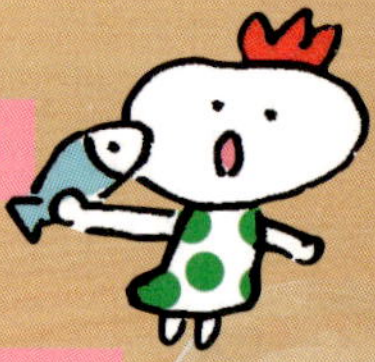

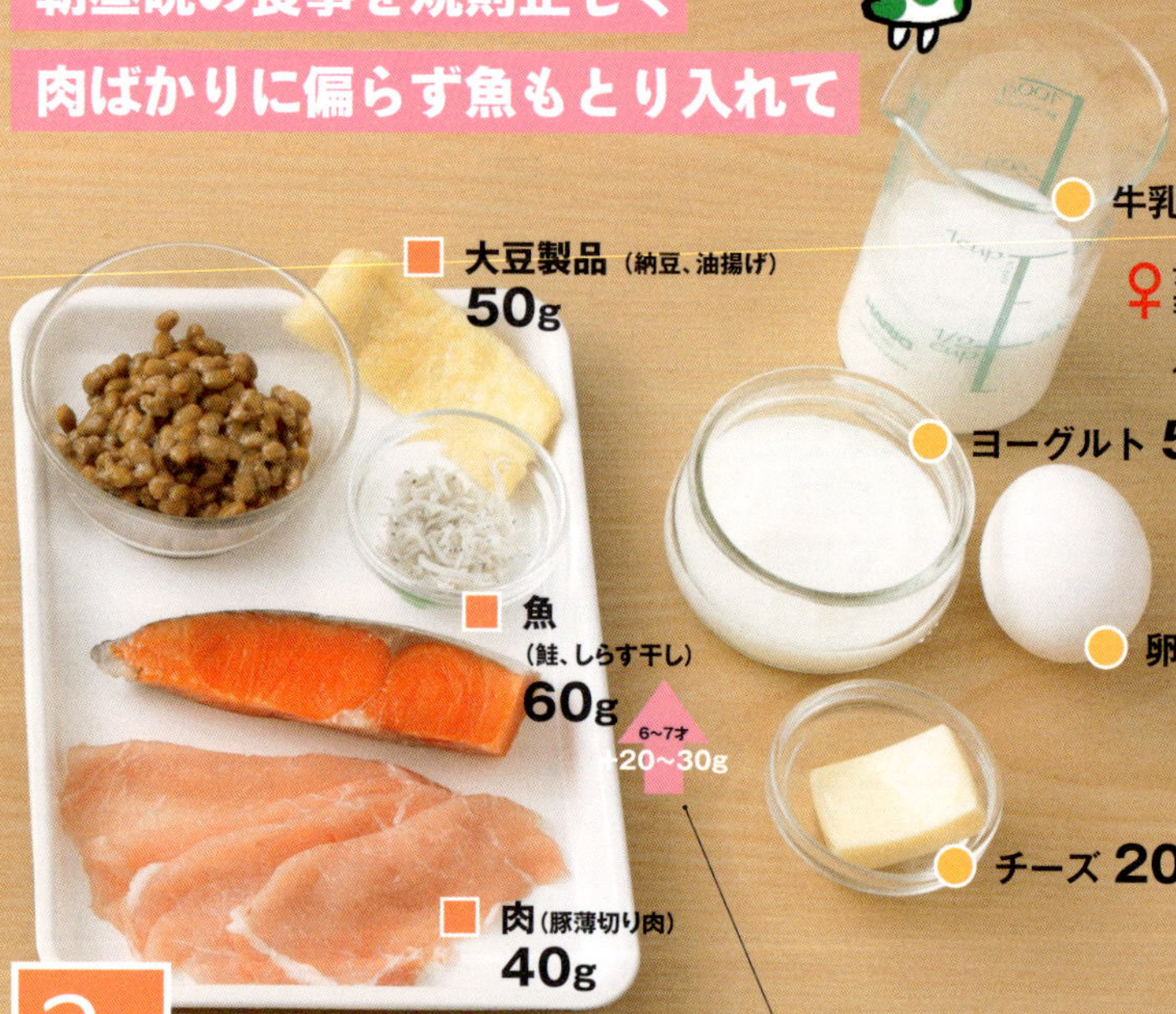

1群
牛乳 100mℓ
♀女の子の場合は、ヨーグルトを80g（または牛乳を150mℓ）にふやす。
ヨーグルト 50g
卵 1個
6~7才 +1/2個
チーズ 20g
2群
大豆製品（納豆、油揚げ）50g
魚（鮭、しらす干し）60g
6~7才 +20~30g
肉（豚薄切り肉）40g
♀女の子の場合は、魚30~40g

＊乳糖不耐症など、牛乳でおなかがゆるむお子さんの場合は、牛乳の分を乳糖が分解されているヨーグルトにすることをおすすめします。

夜型になる子が増加!早寝早起き、朝ごはん、質のよい食事を守りたい

体重が大人の約半分になる、急激に成長する時期。小学校3~4年生ごろから夜型になっていく子がふえますが、質のよい食事を3食しっかりとらないと成長にも影響してしまいます。肉の揚げ物などで脂肪をとりすぎたり、野菜嫌いがつづいていたり、偏食があると、体に不調が出るので気をつけましょう。骨つきのいわしやさばなど、青背の魚も食卓に登場させて!

親や教師に対して批判的になる時期でもあるので、接し方が大事です。テレビを見ながらの「ながら食べ」ではなく、おしゃべりしながら楽しく食事ができるといいですね。食事のマナーは伝えたいけれど、食事を説教の場にはしないで。

3群

緑黄色野菜 150g

淡色野菜（きのこも含む） 200g

いも 50g

海藻（乾燥） 1〜2g

果物 250g 6〜7才 +50g

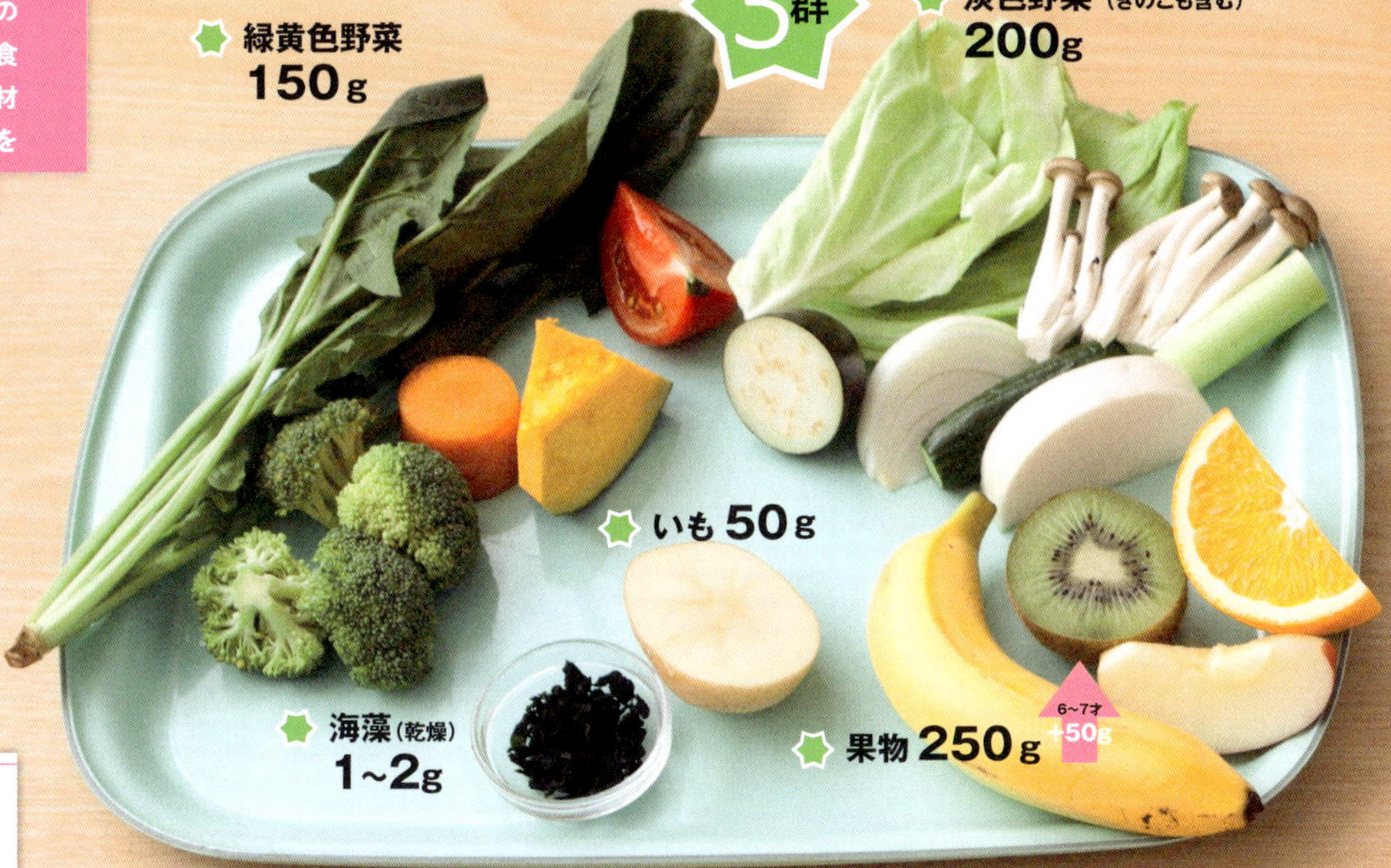

4群

ごはん 中茶わん2杯（1杯180g） 6〜7才 +60g

♀ 女の子の場合は、ごはん小茶わん2杯（1杯150g）

ごま、くるみ 10〜15g 6〜7才 +5g

きび砂糖 10g

パスタ 乾めん90g（食パンなら6枚切り1.5枚）

油 10g

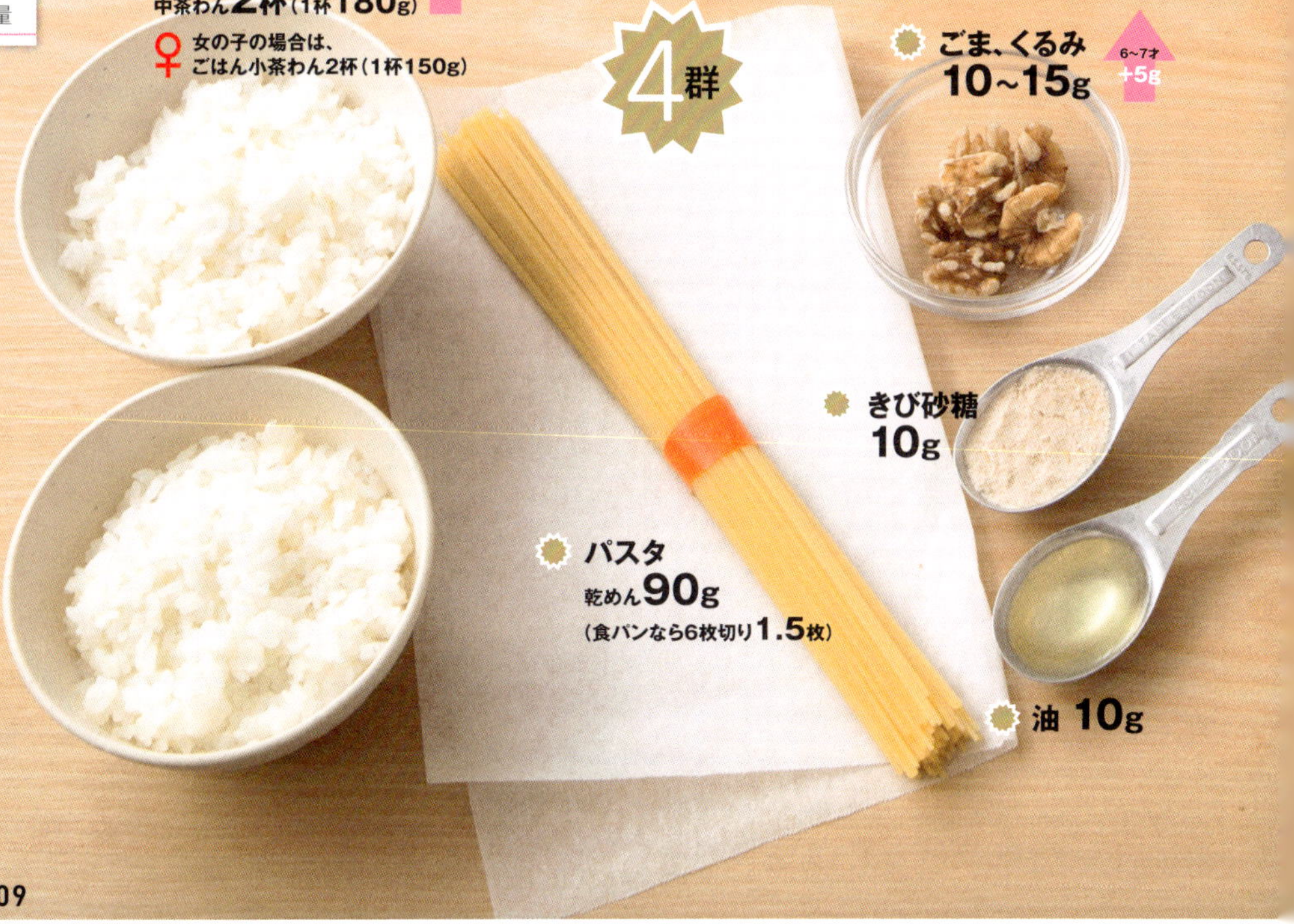

食べきる！メニュー例

朝、晩を和食にすれば納豆、みそ、漬け物などの発酵食品を食べられます。昼はパスタとスープで品数が少ないぶん、野菜と乳製品で栄養とボリュームをキープします。

昼 鮭のパスタにチーズ、野菜スープに牛乳を入れてカルシウムを補強！

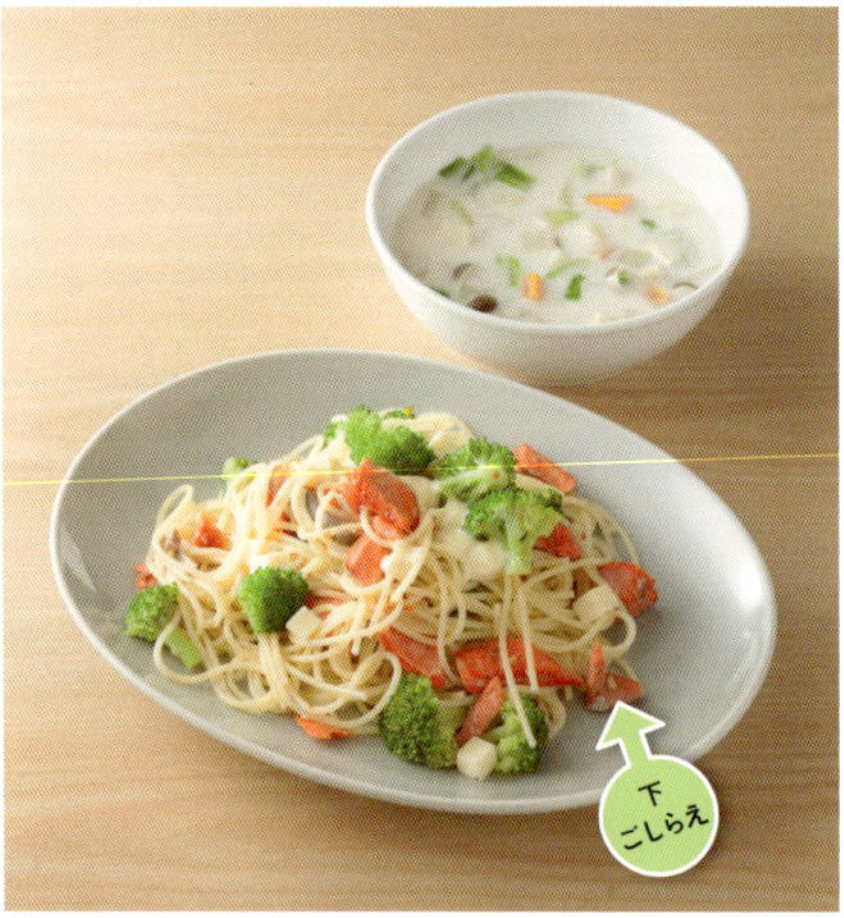

鮭のパスタ

スパゲッティ90g 鮭55g ブロッコリー40g
プロセスチーズ20g バター5g

野菜のミルクスープ

玉ねぎ25g レタス25g しめじ25g
じゃがいも50g にんじん20g 牛乳100㎖

朝 ごはん・みそ汁・納豆のほっとする和定食で朝の元気をチャージ

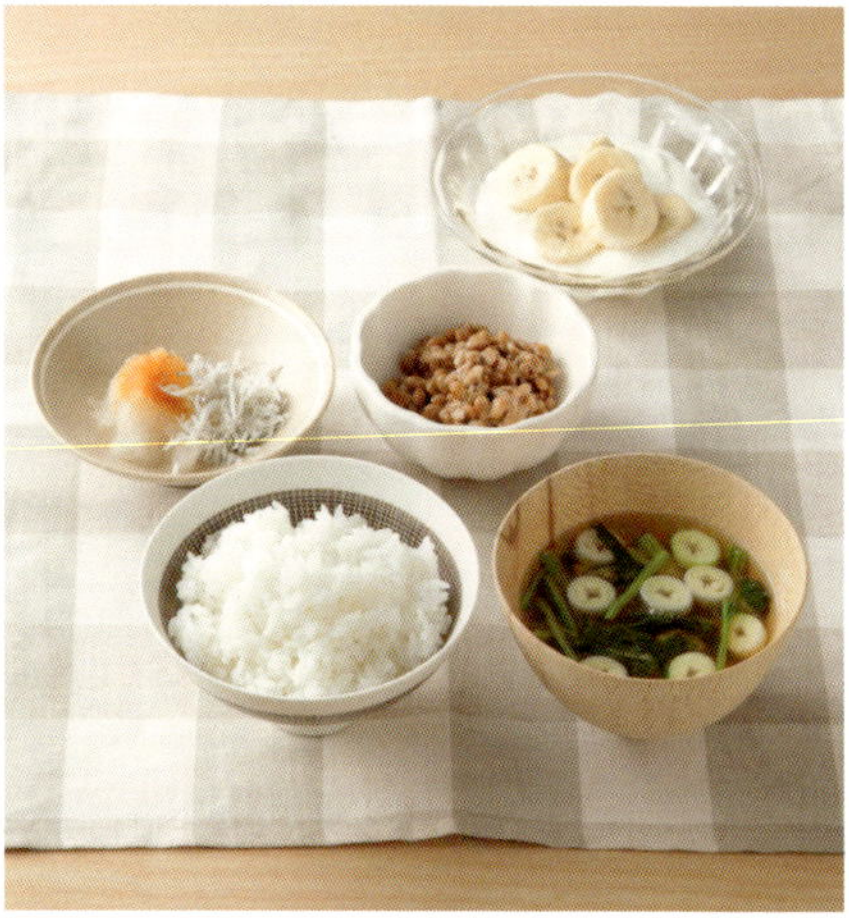

ごはん

ごはん中茶わん1杯

納豆

納豆40g

大根おろし&しらすポン酢がけ

大根40g しらす干し5g

みそ汁

ねぎ10g ほうれんそう20g

バナナヨーグルト

バナナ1本 ヨーグルト50g

下ごしらえアドバイス

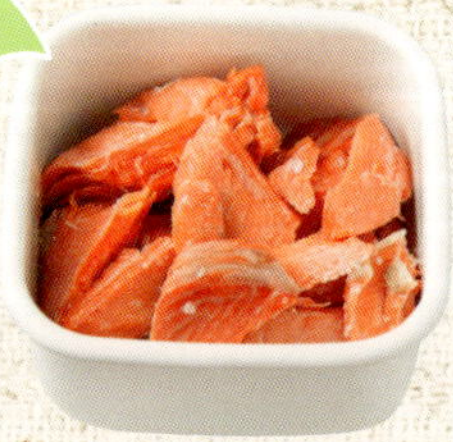

甘塩鮭で「鮭フレーク」を作っておくと便利！

甘塩鮭は2〜3切れを焼き、皮と骨をとってほぐし、保存容器に入れて保存（生鮭なら、塩を振って焼いてください）。ごはんにのせたり、チャーハンやパスタの具に役立ちます。

1群
2群
3群
4群

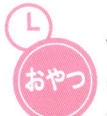

8~9才　1日分の食材を

晩

**豚肉でスタミナアップ！
ひじきの煮物は多めに
作って翌日も食べよう**

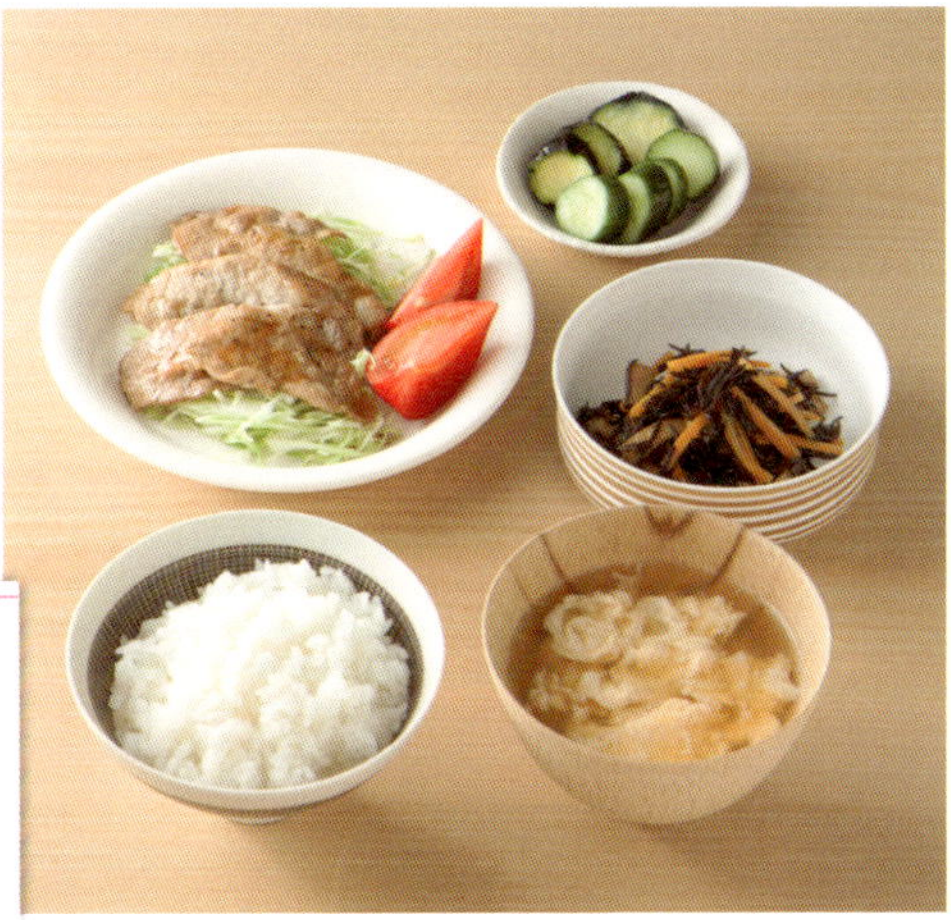

ごはん
ごはん中茶わん1杯

豚のしょうが焼き
豚肉40g　キャベツ25g　トマト30g　油5g

ひじきの煮物
ひじき3g　にんじん10g　油揚げ10g

浅漬け
きゅうり25g　なす25g

かき玉汁
卵1個

おやつ

**作りおきしたフルーツの
はちみつ漬け1/4量に
かぼちゃ白玉をプラス！**

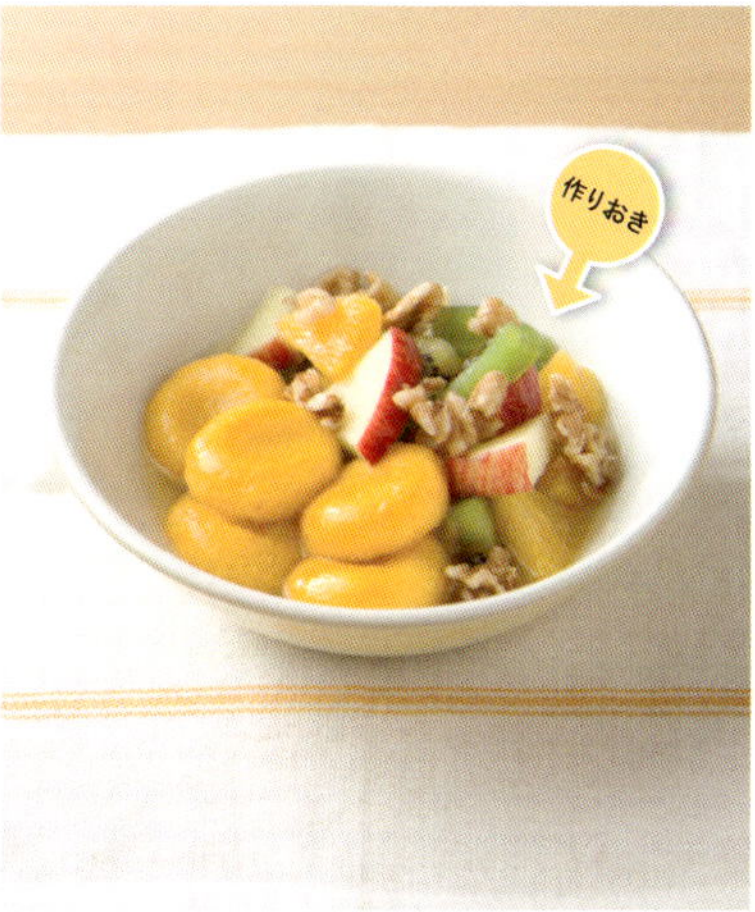

かぼちゃ白玉ポンチ
かぼちゃ30g　りんご1/8個
オレンジ1/4個　キウイ1/2個
くるみ10g

作りおきアドバイス

家にあるフルーツをミックス！　フルーツのはちみつ漬け

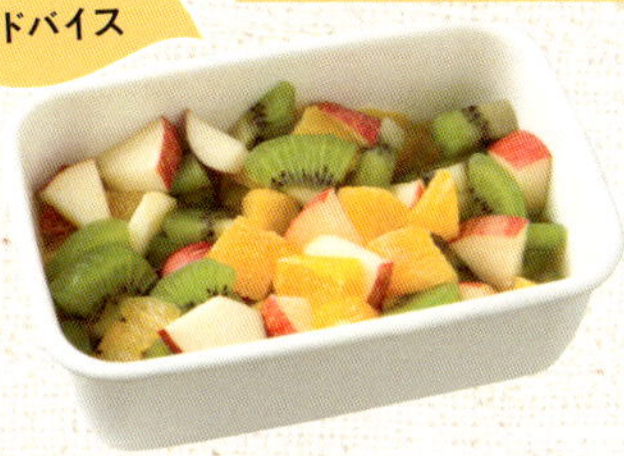

材料（4回分）
りんご…1/2個
オレンジ…1個
キウイ…2個
はちみつ…小さじ4
レモン汁…少々

作り方
1　りんごはよく洗い、皮つきのまま一口大に切る。オレンジとキウイは皮をむき、一口大に切る。
2　密閉容器に入れ、はちみつ、レモン汁を加えてあえる。

冷蔵で3日

朝昼晩
＋
おやつ

10～11才が1日に食べたい目安量

♂ 男の子の目安量を基本にしています。

食べる量が親を超える時期！野菜たっぷりの副菜でボリュームのある献立に

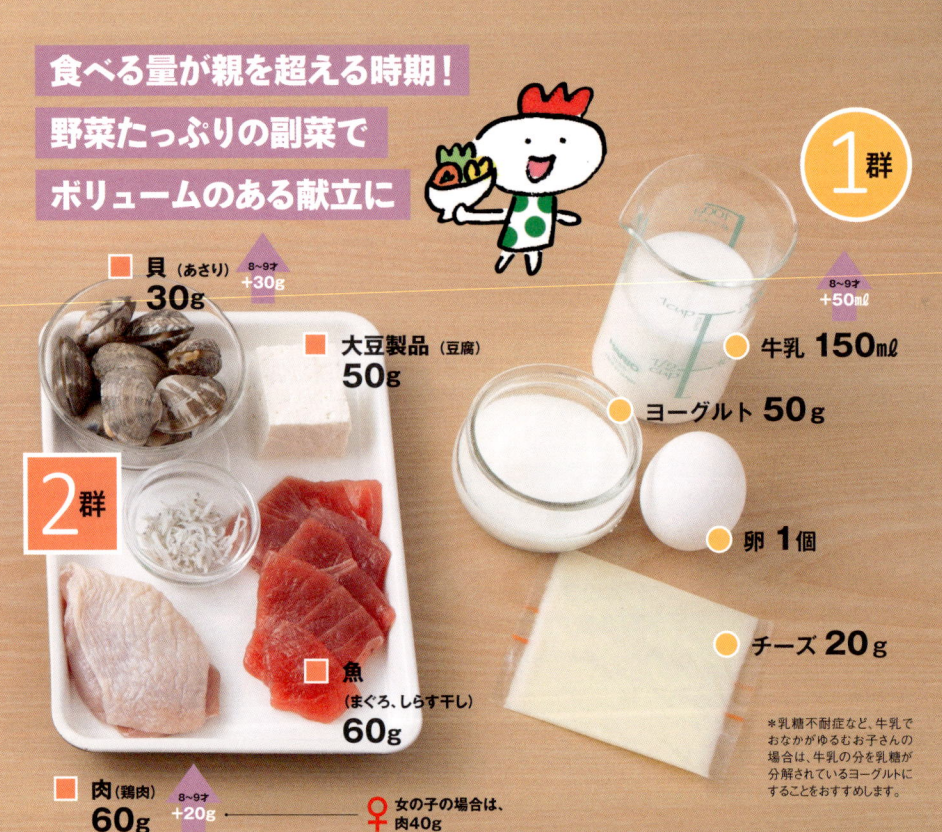

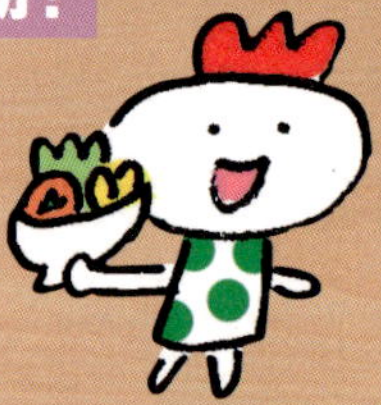

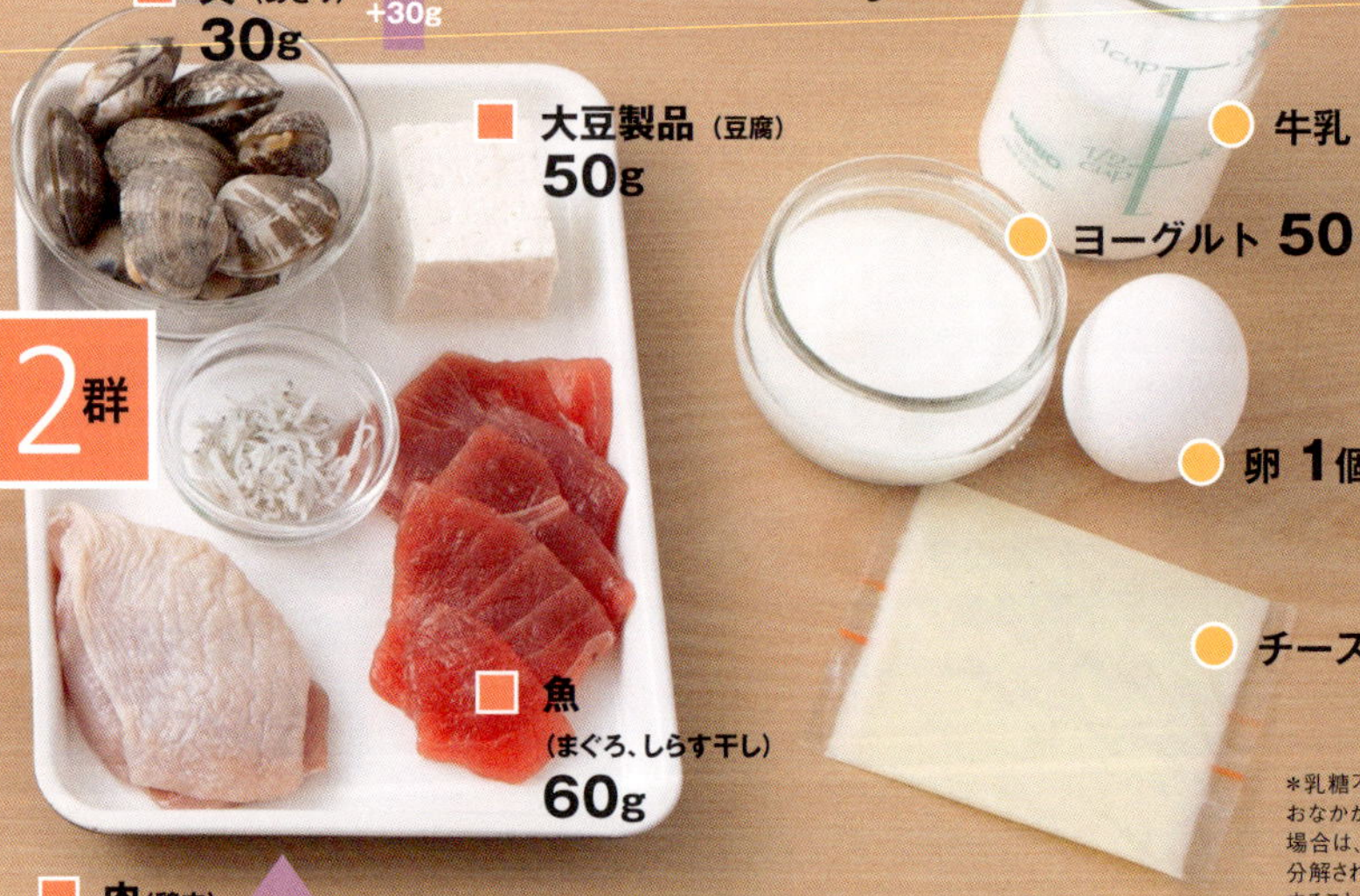

1群
牛乳 150mℓ
8~9才 +50mℓ
ヨーグルト 50g
卵 1個
チーズ 20g
2群
貝（あさり）30g
8~9才 +30g
大豆製品（豆腐）50g
魚（まぐろ、しらす干し）60g
肉（鶏肉）60g
8~9才 +20g
♀ 女の子の場合は、肉40g

＊乳糖不耐症など、牛乳でおなかがゆるむお子さんの場合は、牛乳の分を乳糖が分解されているヨーグルトにすることをおすすめします。

野菜を不足させない！骨をつくるカルシウムと、女の子は特に鉄を

学童期から思春期に移行していきます。10～12才ともなると、エネルギーはお母さんの必要量を超えます（身体活動レベル2の場合）。食事のボリュームがふえると、まず主食がふえ、主菜の肉料理が多くなり、野菜が不足しがちです。豆腐や納豆など大豆製品で植物性たんぱく質もしっかりとり、汁物や副菜で野菜をたっぷり食べるようにしましょう。

また、不足させてはいけないのがカルシウムと鉄。カルシウムをとるには、乳製品や骨ごと食べられる小魚がおすすめ。女の子は月経が始まると、鉄を多く必要とします。赤身の肉や魚、貝類、高野豆腐などを意識して使うようにしましょう。

10~11才
目安量

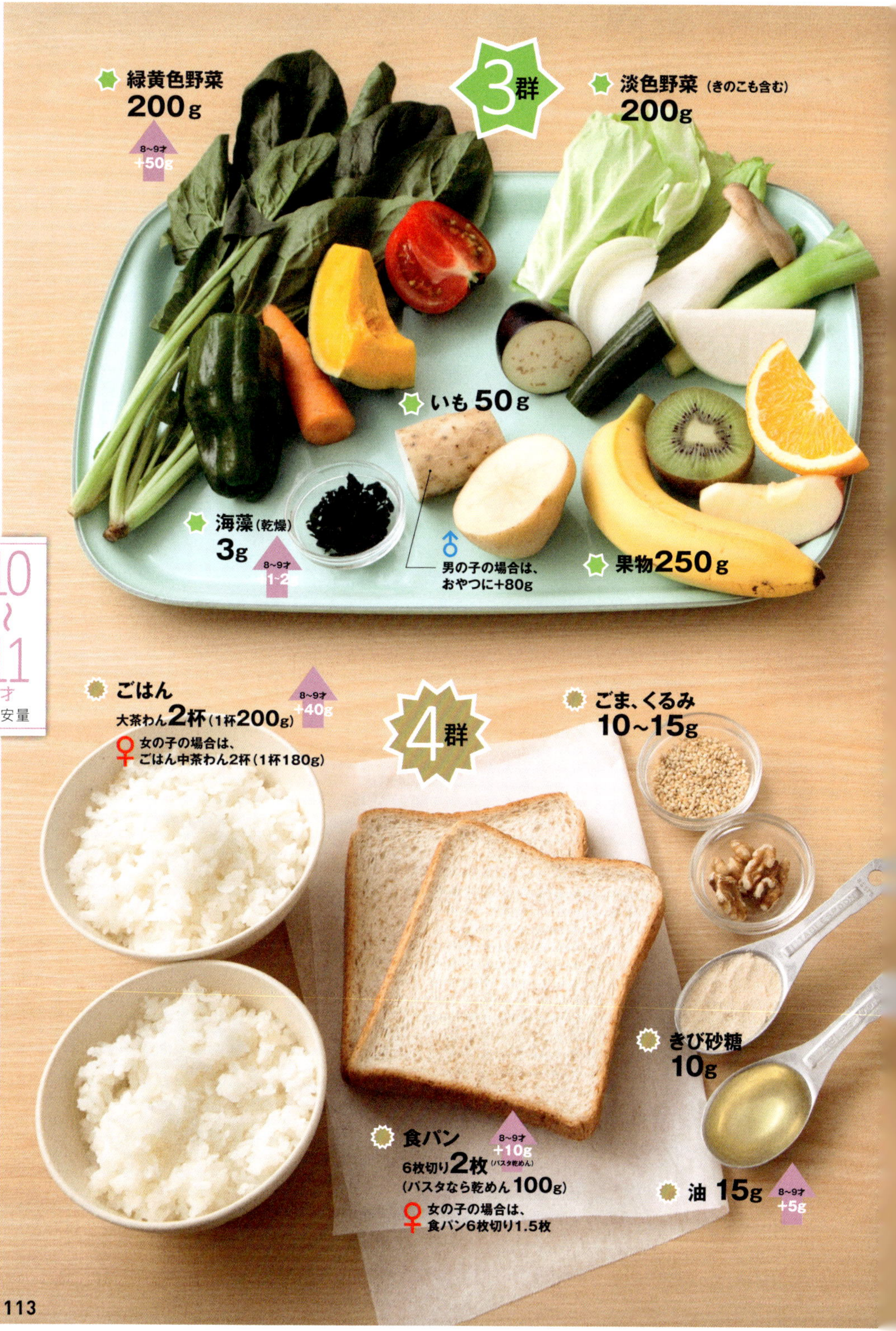
3群
緑黄色野菜
200g
8~9才
+50g
淡色野菜（きのこも含む）
200g
いも 50g
海藻（乾燥）
3g
8~9才
1~2
男の子の場合は、
おやつに+80g
果物250g
4群
ごはん
大茶わん2杯（1杯200g）
8~9才
+40g
女の子の場合は、
ごはん中茶わん2杯（1杯180g）
ごま、くるみ
10~15g
きび砂糖
10g
食パン
6枚切り2枚
8~9才
+10g
（パスタ乾めん）
（パスタなら乾めん100g）
女の子の場合は、
食パン6枚切り1.5枚
油 15g
8~9才
+5g

朝昼晩
＋
おやつ

12〜14才が1日に食べたい目安量

♂ 男の子の目安量を基本にしています。

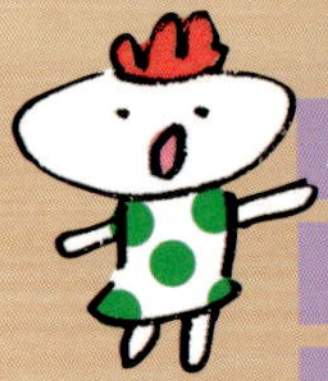

心も体も発達のピーク！ダイエット、朝食抜きなど食生活が乱れないように気をつけて

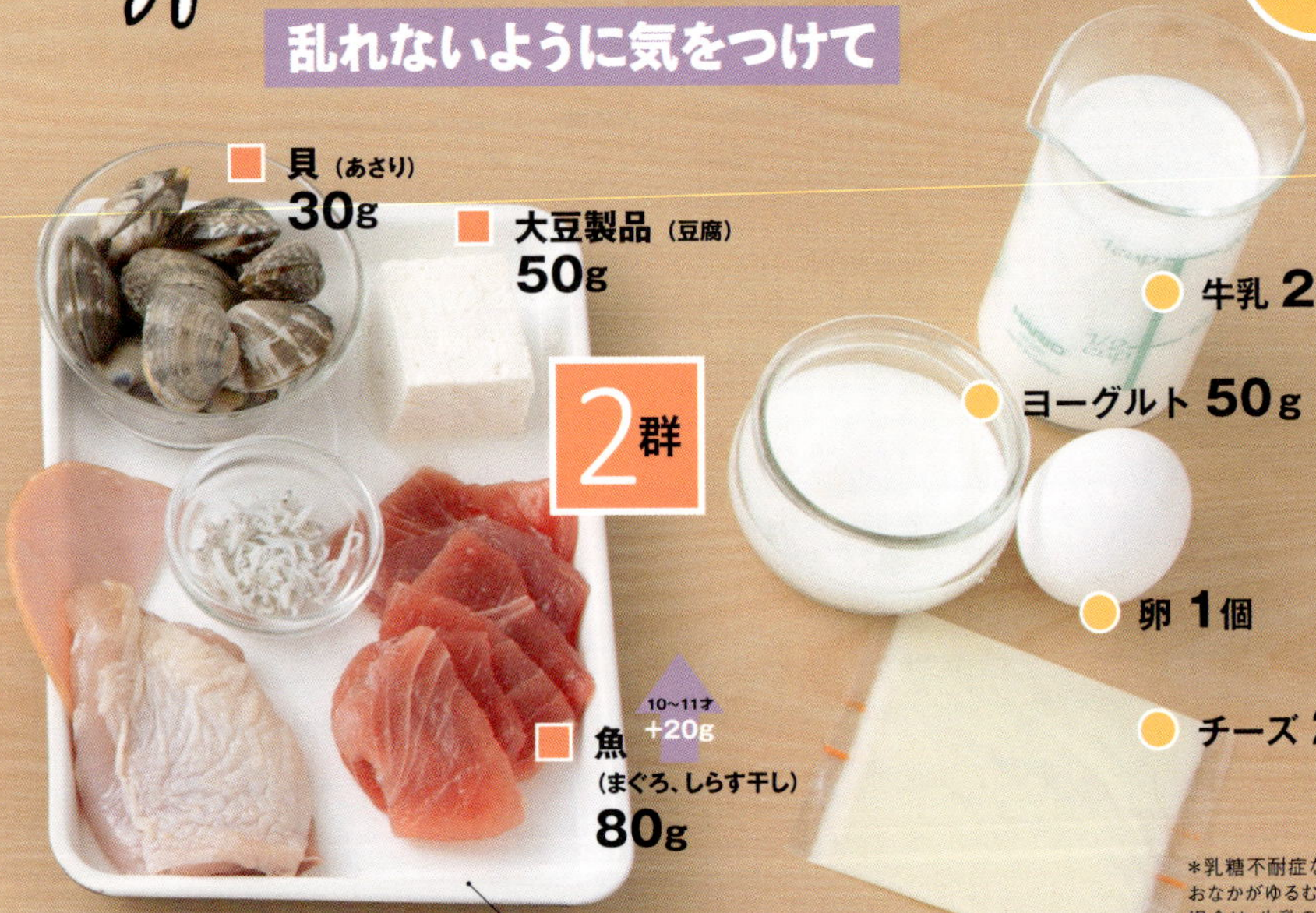

1群
10〜11才 +50mℓ
牛乳 200mℓ
ヨーグルト 50g
卵 1個
チーズ 20g
2群
貝（あさり）30g
大豆製品（豆腐）50g
10〜11才 +20g
魚（まぐろ、しらす干し）80g
肉（鶏肉、ハム）70g
10〜11才 +10g
♀ 女の子の場合は、魚60g、肉60g

＊乳糖不耐症など、牛乳でおなかがゆるむお子さんの場合は、牛乳の分を乳糖が分解されているヨーグルトにすることをおすすめします。

ダイエット願望に注意！成長を支える栄養がとれるように見守って

身長、体重、性機能などが著しく成長する時期。性機能が成熟していくと同時に、心の面も大きく発達し、家族よりも友人関係を重視するようになっていきます。親から食事、栄養の無理じいやお説教があると、食べなくなるなど反抗的になりやすく、朝食抜きや夜食のとりすぎ、スナック菓子や炭酸飲料の常用など、食生活の乱れが目立ってきます。

思春期の成長を支えるためには、大人以上の栄養が必要なので、家での食事やお弁当は栄養バランスよく食べられるようにフォローしてあげてください。特に女の子はダイエット願望が強くなることも。食事量を減らしたり、朝食抜きをしないように注意深く見守りましょう。

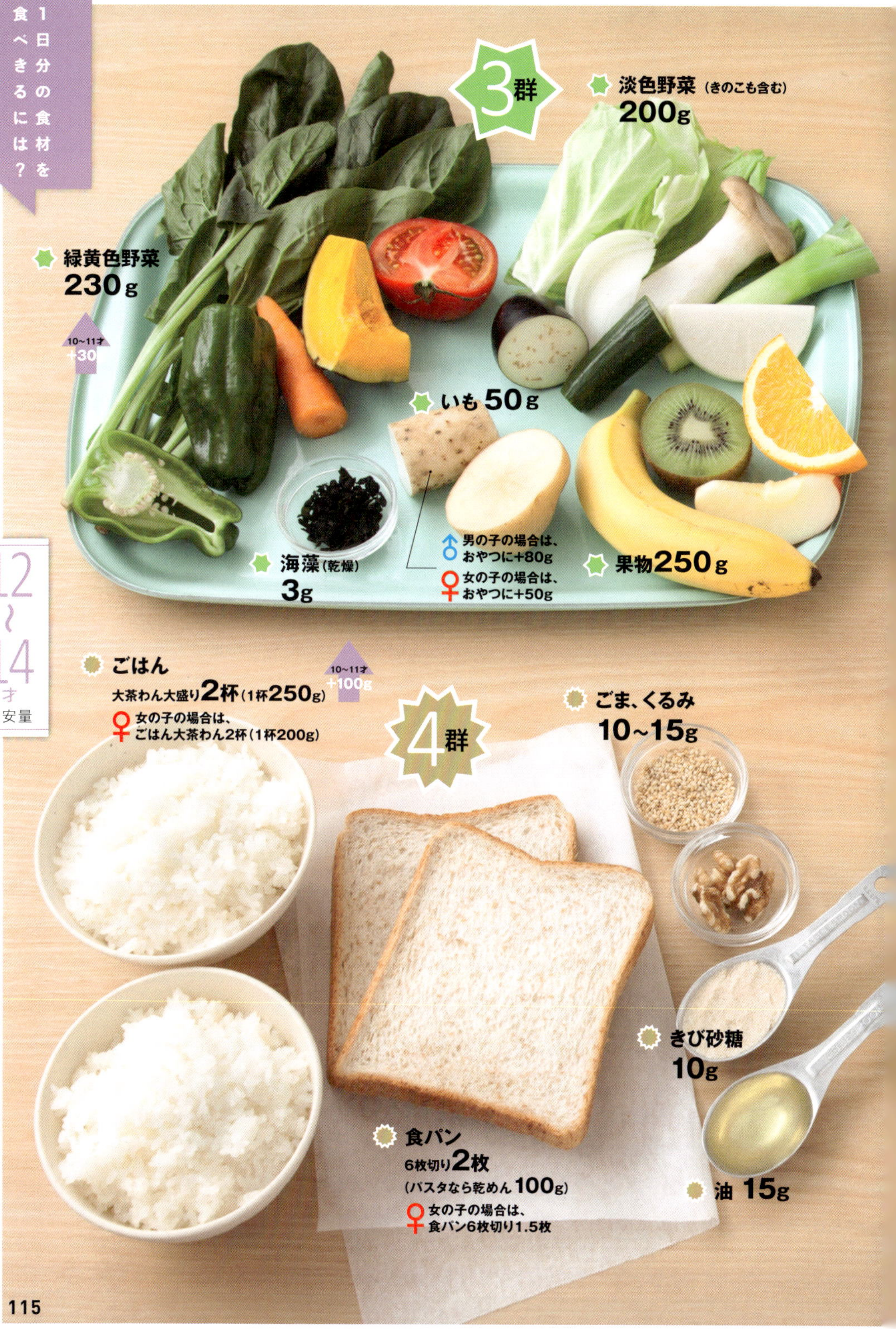
3群
淡色野菜（きのこも含む）
200g
緑黄色野菜
230g
10〜11才
+30
いも50g
♂ 男の子の場合は、
おやつに+80g
♀ 女の子の場合は、
おやつに+50g
海藻（乾燥）
3g
果物250g
4群
ごはん
大茶わん大盛り2杯（1杯250g）
10〜11才
+100g
♀ 女の子の場合は、
ごはん大茶わん2杯（1杯200g）
ごま、くるみ
10〜15g
食パン
6枚切り2枚
（パスタなら乾めん100g）
♀ 女の子の場合は、
食パン6枚切り1.5枚
きび砂糖
10g
油 15g

食べきる！メニュー例

3食に卵、貝、まぐろ、豆腐、青菜が入って、鉄を補える献立になっています。骨量がピークになる時期なので、乳製品やしらす干しでカルシウムも強化します。

昼 貝のスープで鉄を強化！野菜は煮ることで量をたっぷり食べられる

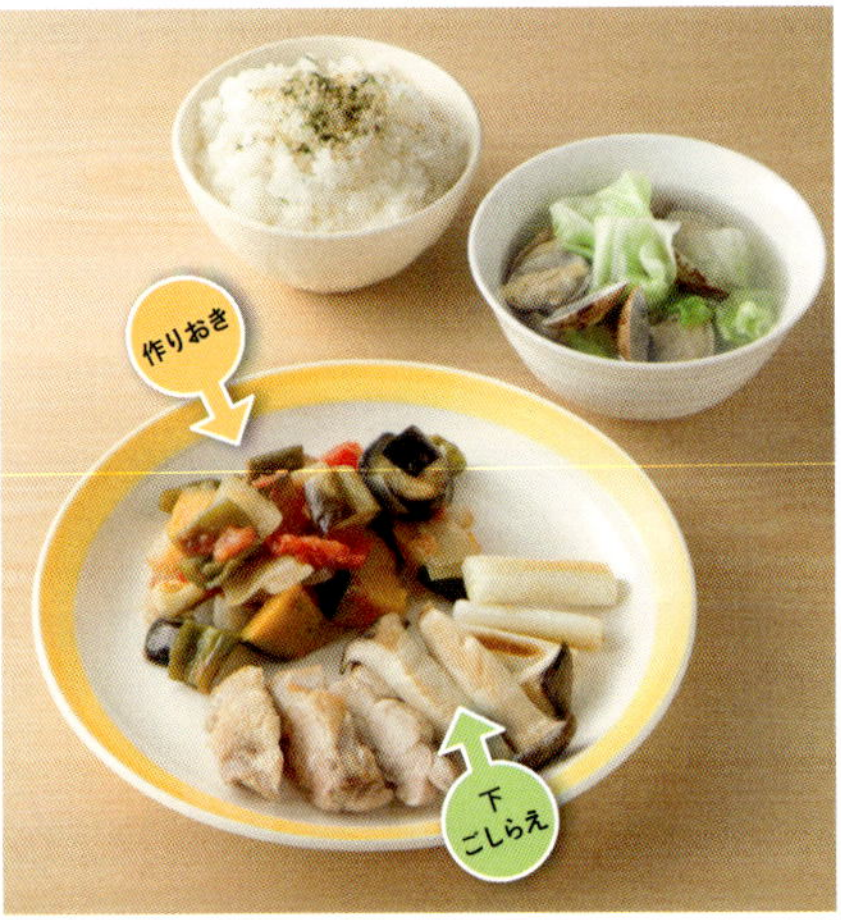

ごはん

ごはん大茶わん大盛り1杯　ごま適量　青のり適量

チキンソテー

鶏もも肉60g　エリンギ40g　ねぎ25g　油5g

ラタトゥイユ

玉ねぎ30g　なす30g　トマト70g
かぼちゃ50g　ピーマン45g　オリーブ油5g

あさりのスープ

あさり30g　キャベツ20g

朝 低GIの全粒粉サンドにスティック野菜を添え、卵でたんぱく質をプラス

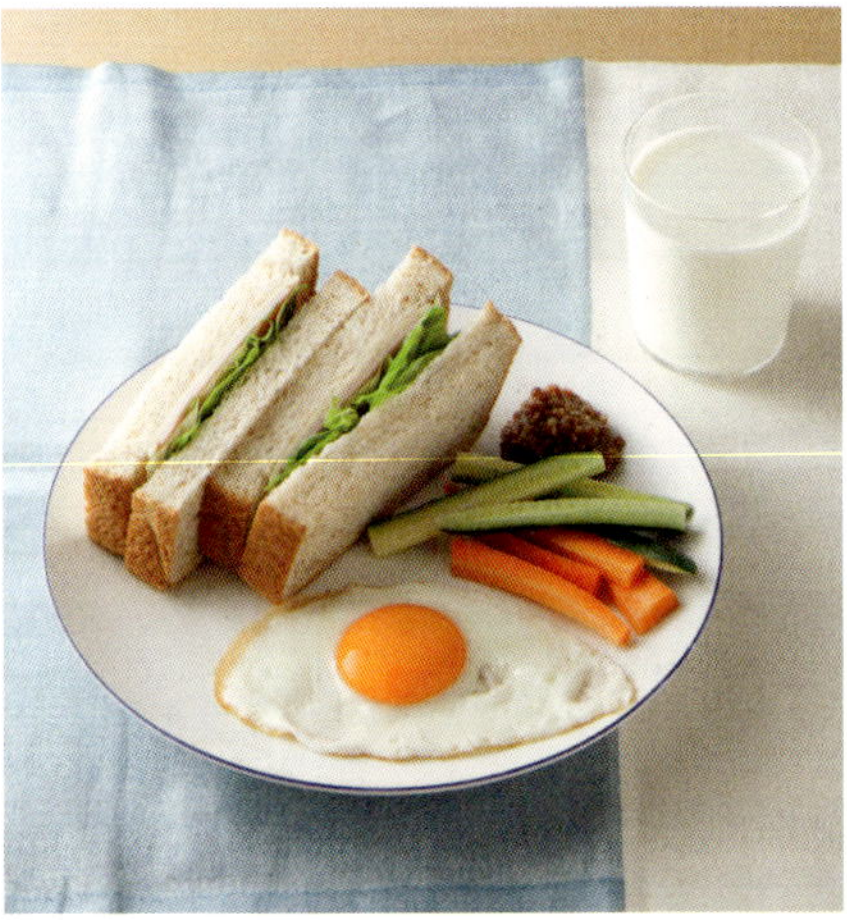

サンドイッチ

食パン6枚切り2枚　ハム10g
スライスチーズ20g　レタス10g

目玉焼き

卵1個

スティック野菜&ディップ

きゅうり25g　にんじん25g
ごま適量　オリーブ油5g

飲むヨーグルト

牛乳200㎖　ヨーグルト50g　レモン汁少々

下ごしらえアドバイス

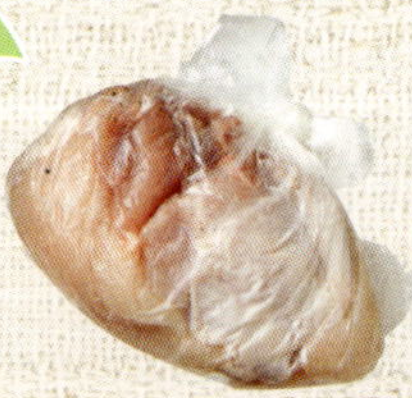

鶏もも肉を油に漬けておけば焼くだけ！

鶏もも肉は、買ってきたときに「塩、こしょうを振り、オリーブ油をまぶして保存袋に入れる」まで下ごしらえしておくと、日もちするし、忙しい日も焼くだけだから助かります。

- 1群
- 2群
- 3群
- 4群

12〜14才 1日分の食材を

晩 まぐろ丼は手軽なうえDHAがたっぷり！副菜には海藻や青菜を

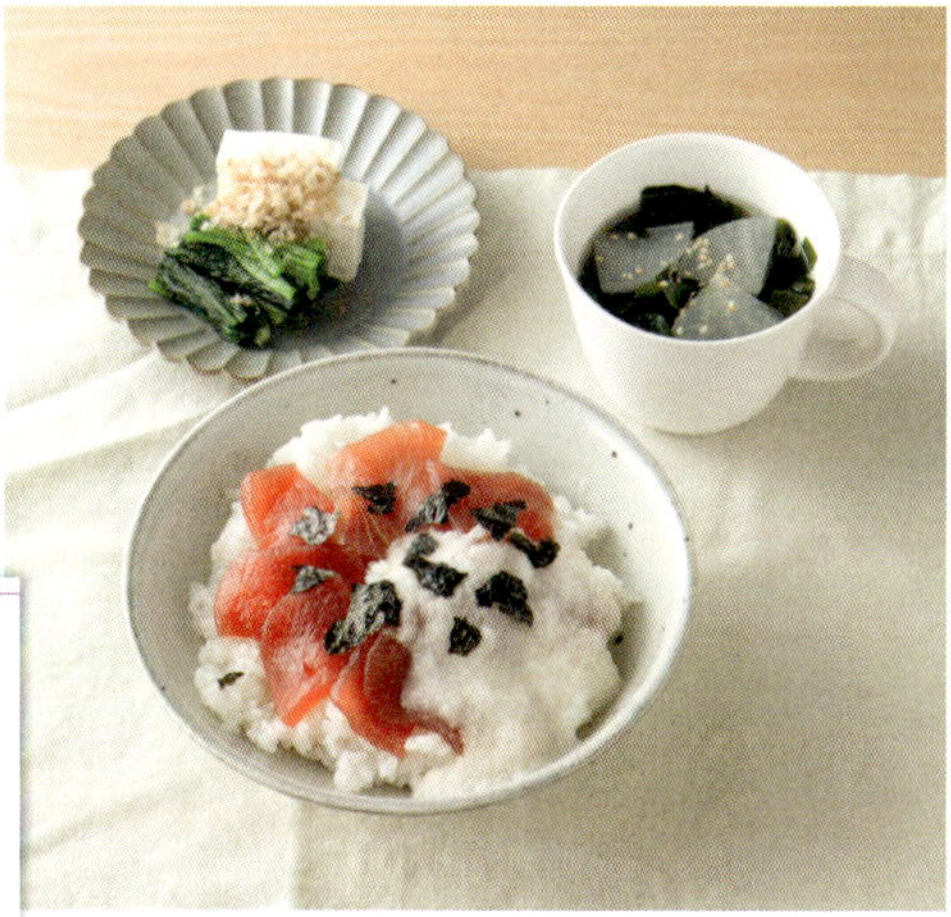

まぐろの漬け丼

ごはん大茶わん大盛り1杯　まぐろ75g　長いも50g　もみのり少々

わかめスープ

乾燥わかめ3g　大根20g　ごま適量

青菜と豆腐のおひたし

ほうれんそう40g　豆腐50g　かつお節少々

おやつ いもはしらす干しをまぜて香ばしく焼いて、果物はスムージーに！

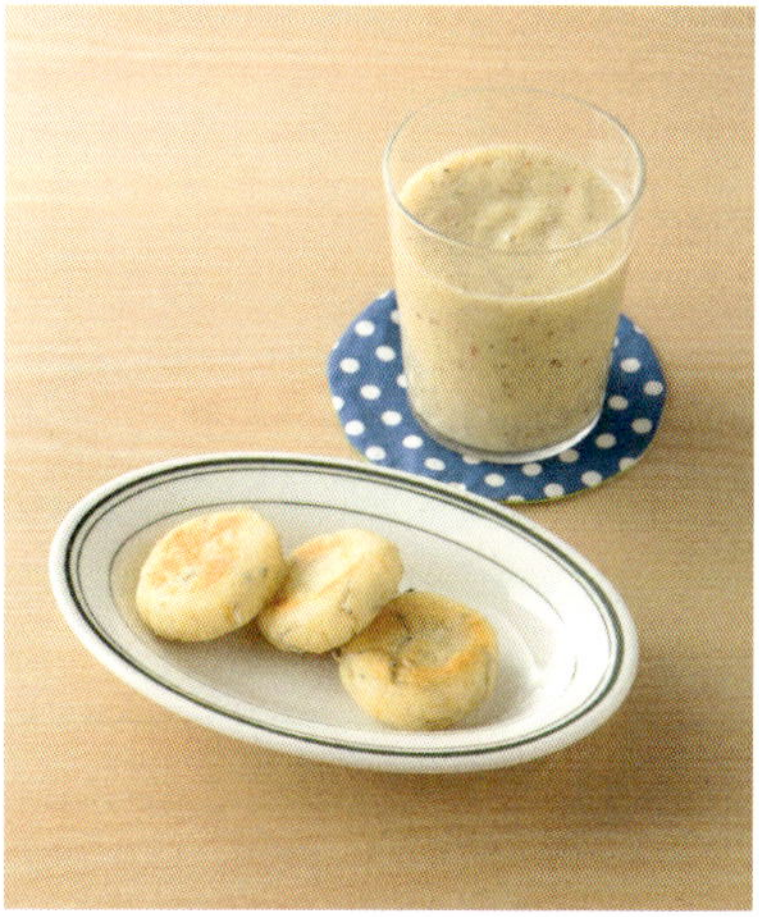

じゃがいものお焼き

じゃがいも80g　しらす干し5g

フルーツスムージー

バナナ1本　りんご1/8個　オレンジ1/4個　キウイ1/2個　くるみ5g

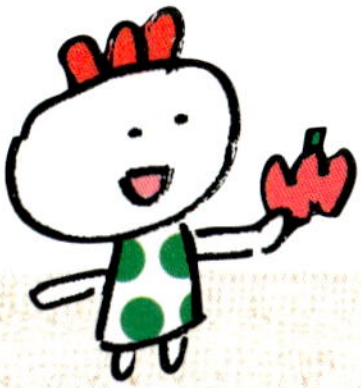

作りおきアドバイス　緑黄色野菜をたっぷり食べられる！ ラタトゥイユ

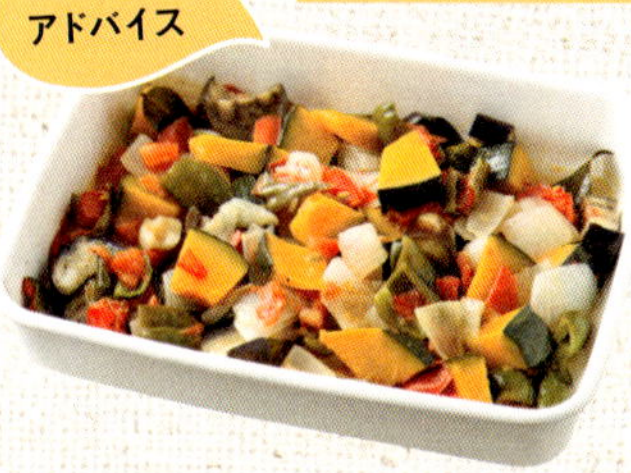

材料(3回分)
トマト…1個(210g)
かぼちゃ…150g
ピーマン…3個(135g)
玉ねぎ…1/2個(90g)
なす…1個(90g)
にんにく…1かけ
塩、こしょう…各少々
ローリエ…1枚
オリーブ油…大さじ1

作り方
1 トマト以外の野菜は、すべて一口大に切る。
2 トマトはざく切りにする。にんにくはつぶす。
3 鍋にオリーブ油、にんにくを入れて熱し、香りが立ったら**1**を加えていためる。全体に油がなじんだら、トマト、塩、こしょう、ローリエを加え、かぼちゃがやわらかくなるまで煮る。

冷蔵で3〜4日

年齢に合った適量がわかる！

おべんとうの日の栄養 Advice

昼ごはんに持たせるおべんとうも、1日3回の食事のたいせつな1食です。
栄養バランスよく、年齢に合った適量を詰めるポイントを教えます！

主食：主菜：副菜を「3：1：2」で詰める

主食 3

脳と体を動かすエネルギー源になるごはんは、おべんとう箱の約半分。量をしっかり詰めて。

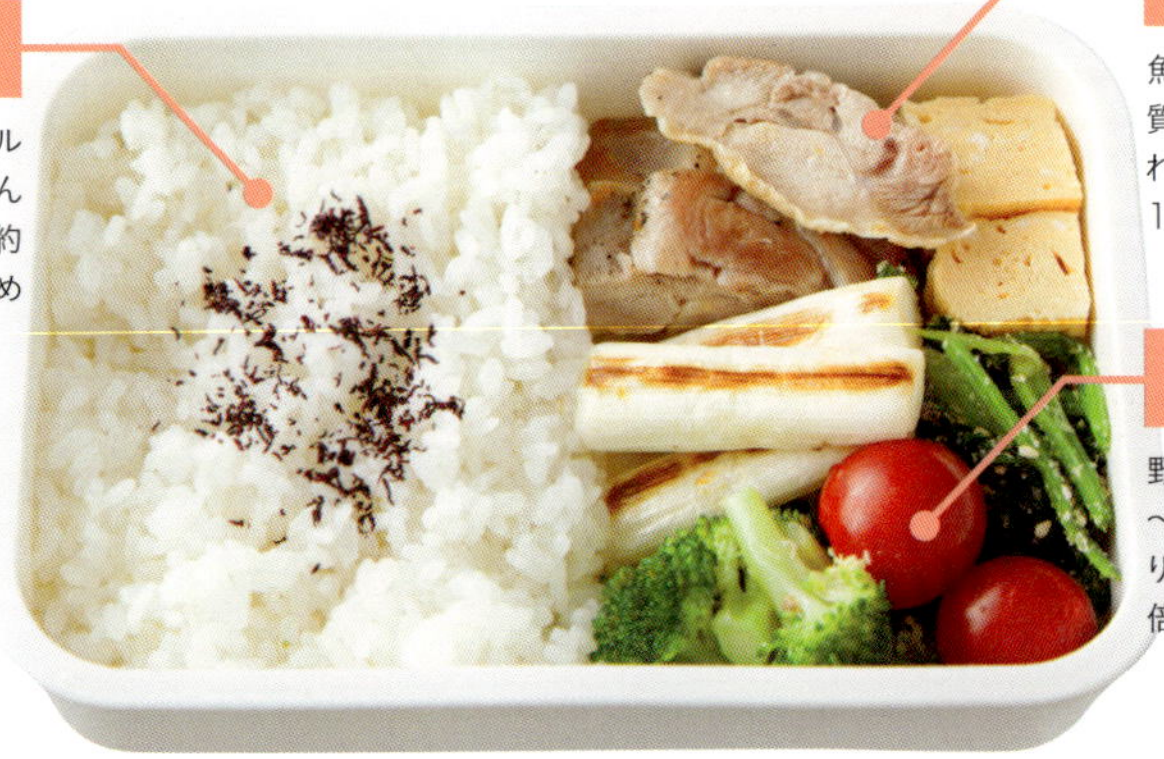

主菜 1

魚、肉、卵など、たんぱく質のおかずは、必ず入れて。おべんとう箱の1/6くらいを目安に。

副菜 2

野菜を使った副菜は2〜3種類、カラフルな彩りを意識して。主菜の倍量くらいを。

おべんとう箱に、主食：主菜：副菜を「3：1：2」の表面積比で詰めるだけで、栄養バランスがととのいます！　年齢に関係なく、比率は一定で変わりません。また、2段重ねなど、おべんとう箱の形や大きさが変わっても同じ比率です。

たとえば、こんなおべんとうを！

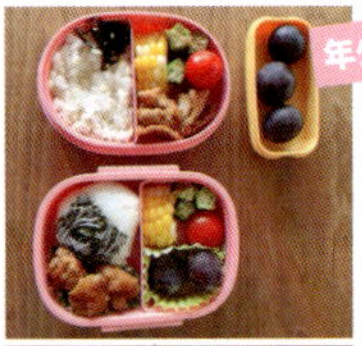

年少&年長 女の子

ランチ弁

- ごはん
- から揚げ
- オクラのおかかあえ
- ミニトマト
- とうもろこし
- ぶどう

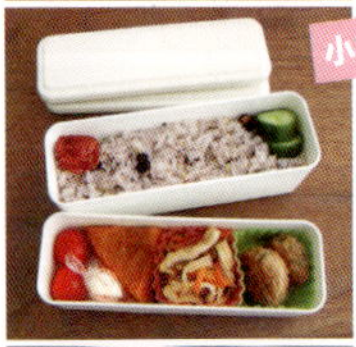

小学4年生 女の子

塾弁

- 雑穀ごはん
- 鶏つくね
- 切り干し大根
- かぼちゃの煮物
- ミニトマトとチーズ

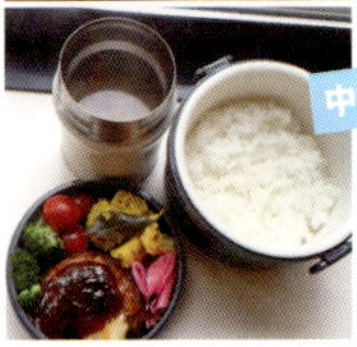

中学1年生 男の子

ランチ弁

- ごはん
- ハンバーグ
- かぼちゃサラダ
- ブロッコリー
- ミニトマト
- みそ汁

1食分の カロリー＝おべんとう箱の容量

おべんとう箱は、1食分のエネルギー量（カロリー）の数値と同じ容量のものが適量です。幼稚園から小学校低学年、中学年と年齢が上がるのに合わせて、おべんとう箱のサイズも大きくしていきましょう。

3〜5才	容量400mℓ（400kcal）
小学1・2年生	容量500mℓ（500kcal）
小学3・4年生	容量600mℓ（600kcal）
小学5・6年生	容量700mℓ（700kcal）
中学生	容量800mℓ（800kcal）

※上記は目安です。食べる量には個人差があるので、お子さんの体格や食欲に合わせて調節してください。

運動で消費する分をプラス！

スポーツする子の栄養 Advice

サッカーや野球などスポーツをしている場合は、3食にプラスして
おにぎりやサンドイッチなどの「軽食」をとり入れましょう。

運動を支える「糖質＋ビタミン」がとれるように

スポーツでエネルギーを消耗したあと（またはする前）には、軽食でおにぎりやパンなどの糖質を補うことが必要です。栄養バランスをととのえてエネルギーの代謝もよくするために、鮭フレーク、卵、豆乳などのたんぱく質と、ビタミン豊富な果物もプラスします。

たとえば、こんな軽食を！

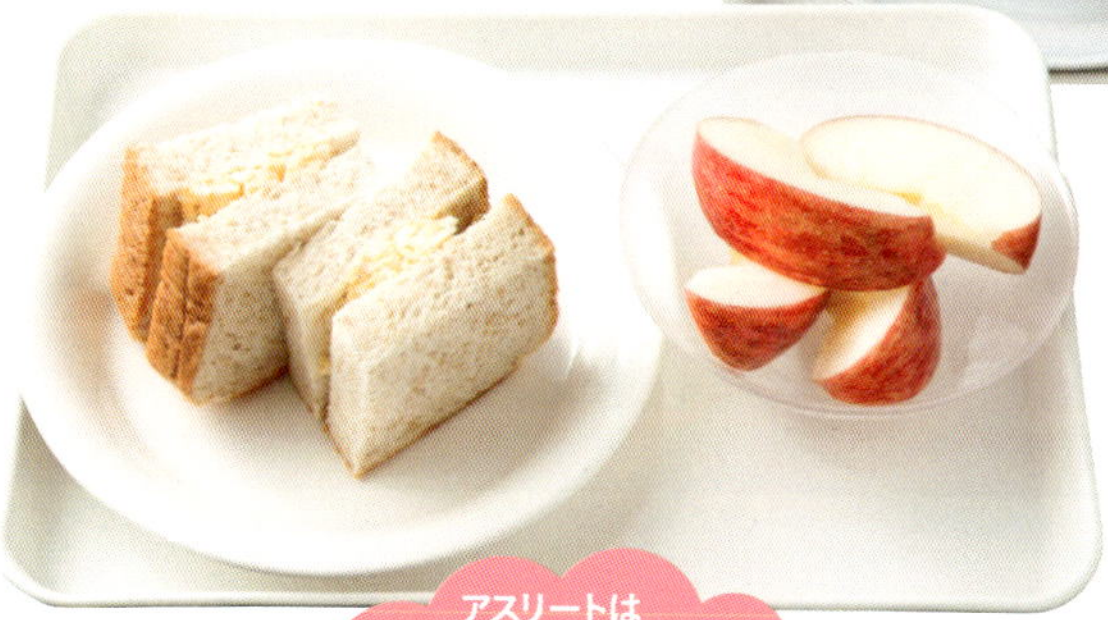

- 卵サンド
- りんご

6枚切り食パン1枚に、ゆで卵1/3個をつぶしてはさみ、りんご半分を添える。

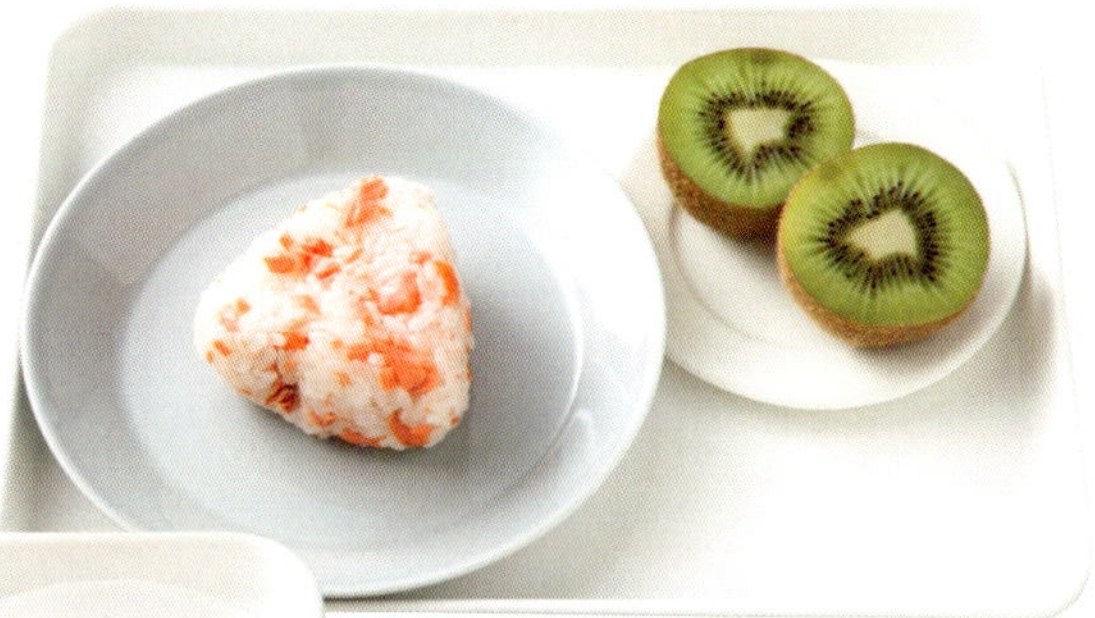

- 鮭おにぎり
- キウイ

ごはん100gに焼き鮭30gをまぜたおにぎりに、キウイ1個をプラス。

- コーンフレーク
- ドライプルーン
- 豆乳

コーンフレーク45gにドライプルーン3個をのせ、豆乳100mℓを添える。

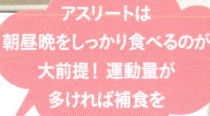

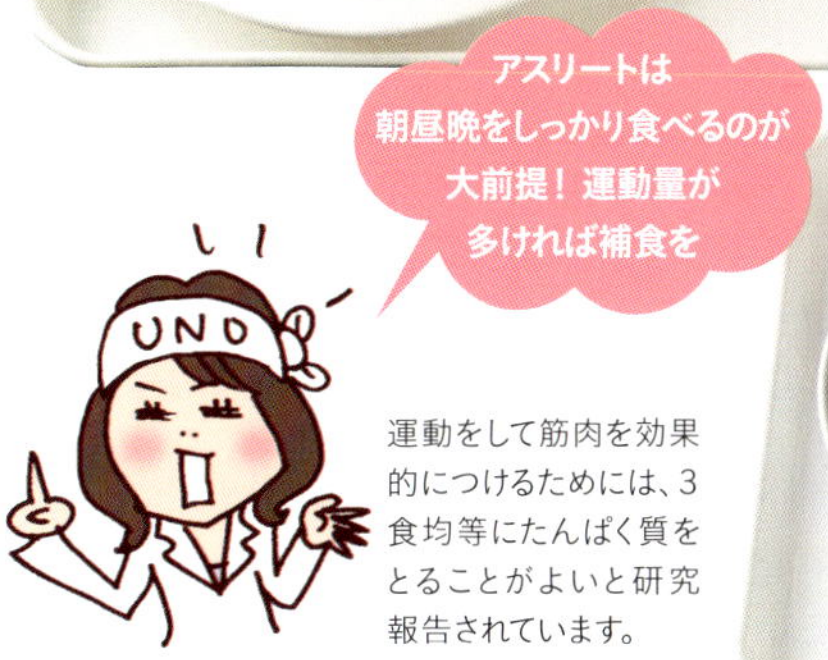

アスリートは
朝昼晩をしっかり食べるのが
大前提！ 運動量が
多ければ補食を
UNO

運動をして筋肉を効果的につけるためには、3食均等にたんぱく質をとることがよいと研究報告されています。

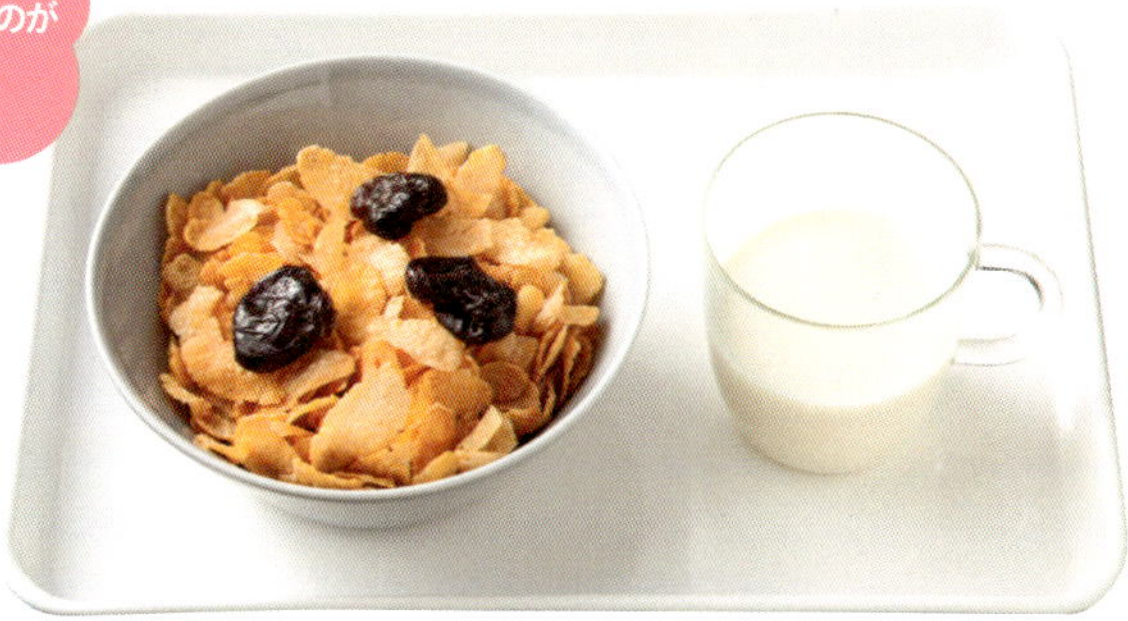

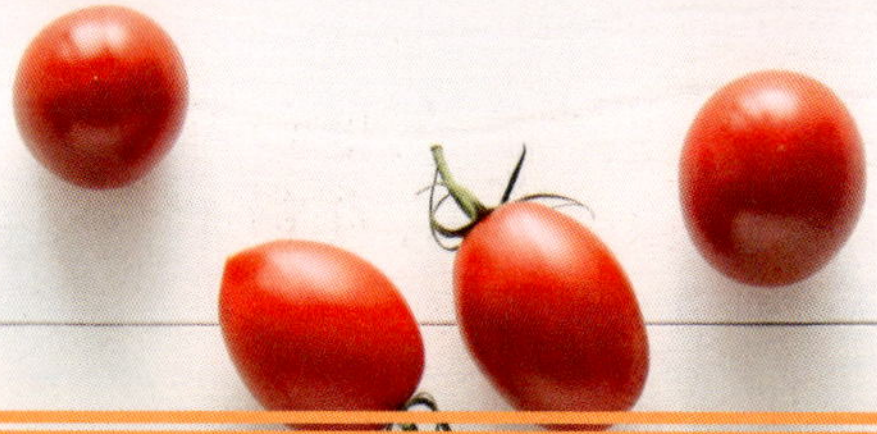

お悩み解決Q&A

Part3
「偏食」「味つけ」「小食」「大食い」どうする?

好き嫌いなく、ちゃんと食べる子に育ってほしいけれど、親の思いどおりにはいかないもの。お母さんたちの「困った!」に答えます。

Q 苦手なものも食べさせたほうがいい?

- 好きなものばかり食べておなかがいっぱいになり、苦手なものは残します。(女の子6才)

A 苦手な理由を一度ふり返ってみて!

子どもの味覚は大人の何倍も敏感で、それでいて、かむ力などは未発達です。苦手な理由として、電子レンジ使用で野菜のアクの成分であるシュウ酸などが十分に抜けていなかったり、食材が歯の数やかむ力と合わない大きさ・かたさになっていたりということも。味覚は変化するものなので、手間がかかっても子どもが食べやすい調理や味つけになるように、ぜひ工夫をしてみて。

うちはこうしています!

- トマトを家庭栽培して、いっしょに収穫したら食べるように。(男の子7才)
- 食べてほしいので、苦手な野菜は刻んでハンバーグの中へ。(女の子7才)

Never give up!

Q 食わず嫌い!?

- はじめての料理に全く手をつけません。(男の子3才)
- はじめて見るものは食べたがらないので、メニューがマンネリ化……。(女の子5才)

A うまみ食材が乏しい食生活が原因かも?

「うまみ」があると、はじめての食材でも受け入れやすいので、うまみ食材を活用しましょう。肉や魚はうまみたっぷり。野菜のうまみであるグルタミン酸の多いトマトや干ししいたけ、しめじなどを使った煮込みや汁物などにもトライしてみて。「食材のうまみ=おいしい」と脳にインプットしましょう!

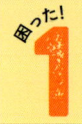

困った! 1 偏食・好き嫌い

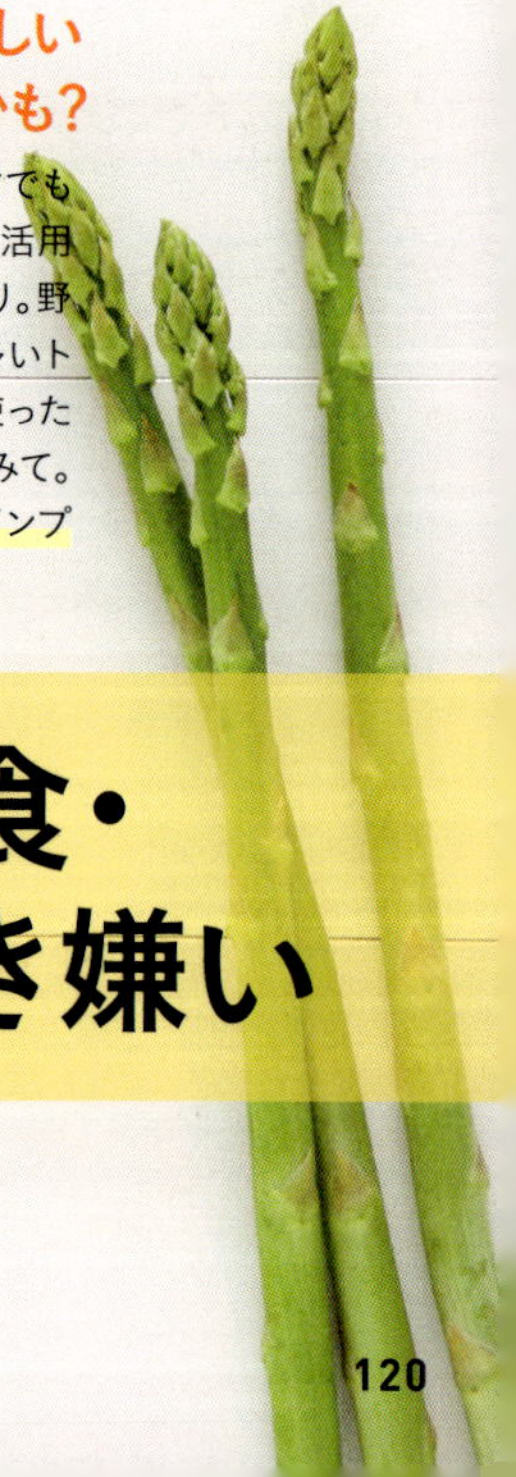

Q 炭水化物ばかり食べて、野菜や肉を食べません！

● 炭水化物が好きで、野菜や肉はほとんど食べず、栄養面の偏りが心配です。(男の子6才)

A かたさは合っている？ 鉄欠乏性貧血も心配です

野菜や肉をいやがるのは、「食べにくい」「かみ切れない」という理由がほとんど。まずは調理法を工夫しましょう。肉や魚には鉄が豊富なので、食べない場合は鉄欠乏になっている可能性も。鉄が不足すると粘膜が萎縮し、飲み込むことが苦手になることもあります。甘いものを欲したり、疲れやすいと感じたら、鉄(Fe)入りのヨーグルトやプルーンを食べさせて。鮭フレークや肉そぼろをおにぎりにまぜるのも手です。

Q どうしたら野菜を好きになる？

● チャーハンに刻んで入れれば食べるのに、生野菜は食べません。(男の子4才)

A かつおだしを使った料理で脳が喜ぶレシピをふやして

かつお節でとっただしに、脳は砂糖と同じくらいの快楽を感じます。かつおだしに野菜や海藻が合わさると、さらにうまみが強化され、ぐんとおいしくなります！　野菜＝サラダやソテーだけではなく、具だくさんみそ汁や煮物などにも挑戦してみて。ほかにも、うまみの相乗効果が期待できるポトフやチキンのトマト煮込み、あさりとしめじのリゾット、鮭の包み焼きなど、脳がおいしいと感じるレシピで野菜嫌いを克服しましょう。

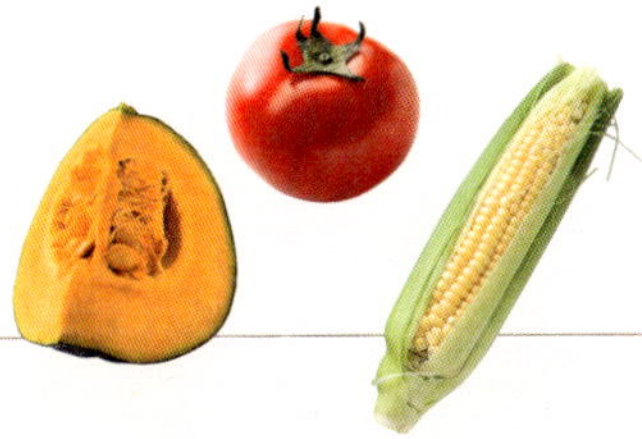

Q 「三角食べ」ができない！

● 順番に食べないで、1品完食方式。(男の子7才)
● 最後に白いごはんが残り、ふりかけ、たらこ、塩こぶなどがないと食べません。(女の子9才)

A 盛った分は残さないルールを！ ふりかけは“自家製”に

栄養バランスが自然にととのうので、三角食べは身につけたいところ。1品だけで「ごちそうさま」は困るので、「自分のお皿に盛ったものは残さない」など、ルールを決めてもいいですね。どうしても白いごはんが残るなら、ごま、ちりめんじゃこ、桜えび、青のりなどをまぜた「自家製ふりかけ」にすると、塩分を控えながら栄養強化できます。

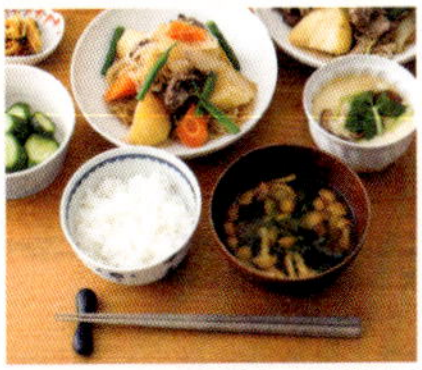

味のないごはんとおかずを交互に食べることは、「口中調味」といい、味がまざり合うことでよりおいしくなります。

Q お菓子をやめられない！

● 夕食の前にお菓子を食べてしまうけれど、親も好きなので強く言えないのが問題……。(女の子11才)

A 食事前のお菓子はガマン！ 「味見」でしのぎましょう

「おなかすいた！」と騒がれても、食事前にお菓子をあげるのは絶対にダメ。待ちきれないなら調理に参加させて、ちょっとだけ「味見」をしてもらいましょう。夕食が遅くなってしまうなら、おにぎりなどの補食を与えて、夕食を2回に分けるようにします。

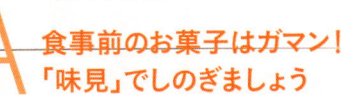

困った!

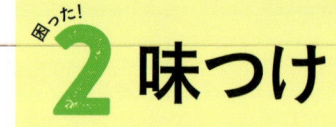

2 味つけ

Q 何才から大人と同じ味つけにできる？

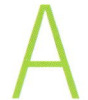

- 幼児食になったら大人といっしょ？（女の子4才）
- 辛いもの以外は大人と同じメニューだけれど、それでいい？（男の子7才）

A 消化機能を考えると小学校低学年から

胃腸だけでなく腎臓や肝臓などの機能も含めて、消化吸収が大人と同じレベルになるのは、小学校低学年くらいだと思ってください。離乳食を卒業したとたん、濃い味に慣れてしまう子は多いですが、幼児食以降も（できれば大人になるまで）だしのうまみを生かして薄味を心がけましょう。

Q なぜか洋食が好きじゃないんです!!

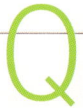

- 大人としては洋食がラクだし、食べたいのに、子どもが食べない……。（女の子5才）

A 薄味で栄養素を幅広くとれる「和食の献立」に大賛成です

洋食は、いずれは給食や外食でも食べる機会がふえるので、家庭では和食の献立を中心にするのはおすすめです。洋食で不足しがちな魚、大豆製品、海藻、きのこ、いも、みそや納豆などの発酵食品を和食でとり入れるよう、お母さんもぜひメニューを工夫しましょう。和食には魚や大豆などのブレインフード（脳を働かせる食べ物）が多く、肥満になりにくいことがメリットです。

Q 濃い味が好きで心配です！

- 調味料やふりかけを使うけれど、大丈夫でしょうか？（女の子7才）
- 塩辛いもの、甘辛いもの、どちらも好き。（女の子9才）

A 「むくみ」や「高血圧」など健康を害するリスクが！

塩分をとりすぎると、体は塩分濃度を一定に保とうとして血管の中に水分をため込むので、「むくみ」や「高血圧」を招きます。濃い味に慣れるほど舌のセンサーは鈍感になり、どんどん塩分を求める舌になっていきます。子どもだけでなく大人も要注意！　健康のためには「家族みんなで薄味」です。

塩分や糖分が濃いものに要注意！

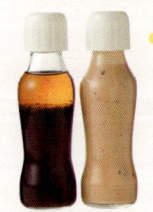

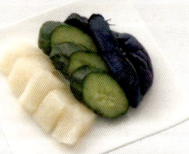

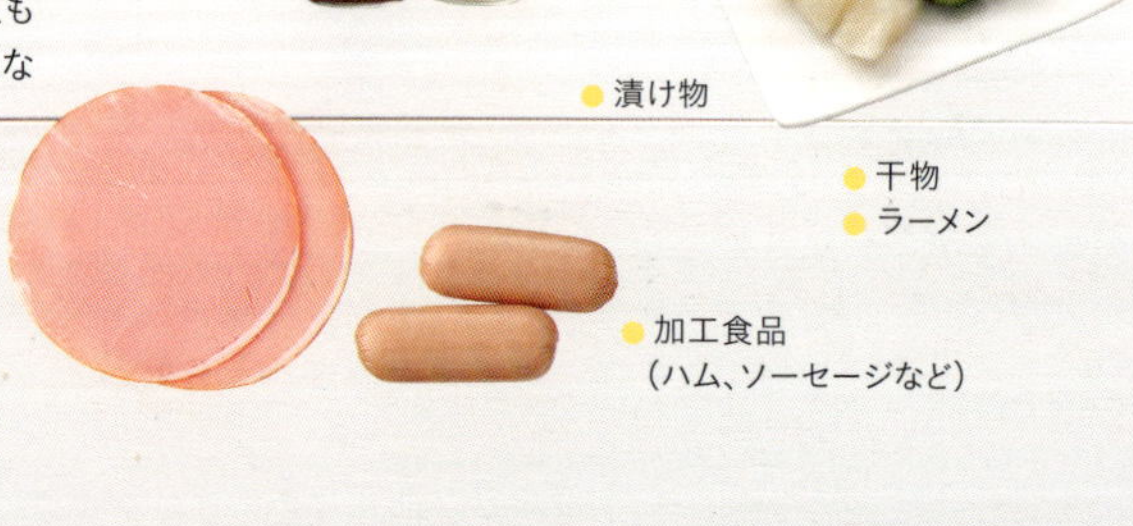

卓上で“かける”調味料（しょうゆ、トマトケチャップ、ソース、ドレッシングなど）
漬け物
干物
ラーメン
加工食品（ハム、ソーセージなど）

困った! 3 小食・やせぎみ

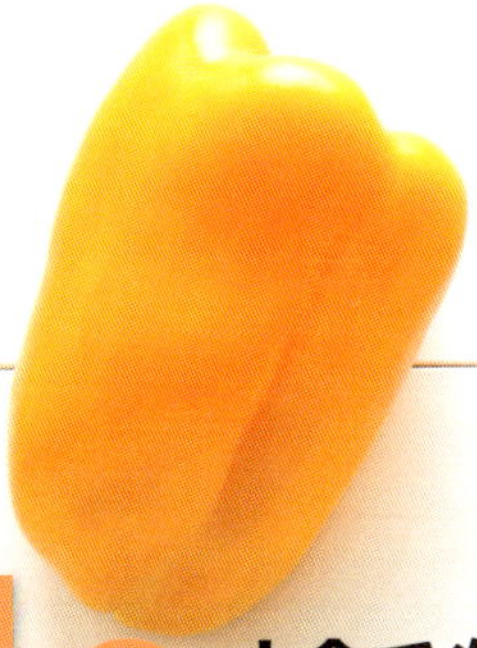

Q 小食でもふつうに育っていれば心配ない?

● 小食でも、発育が悪くなければ、ふだん食べている量が本人の適量なの?(男の子6才)

A 成長曲線の範囲内でも鉄欠乏には気をつけて

小食で体格が小さくても、成長曲線(p.94)の範囲内でふえていれば、今の食事がその子の適量なのでしょう。ただし、身長の伸びに影響するカロリー・たんぱく質不足と、鉄欠乏には気をつけて。認知機能の低下や落ち着きのなさなどに影響します。あえてカロリーが高いレシピを選ぶ、鉄の豊富な鮭や牛肉を食べ、鉄(Fe)入りのおやつやヨーグルトを与えるなどして、栄養はしっかりとることが発育を促します。

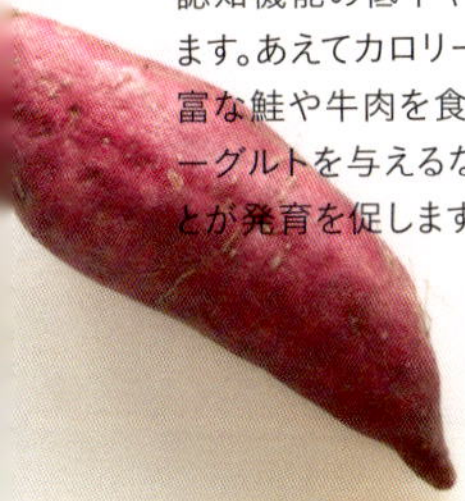

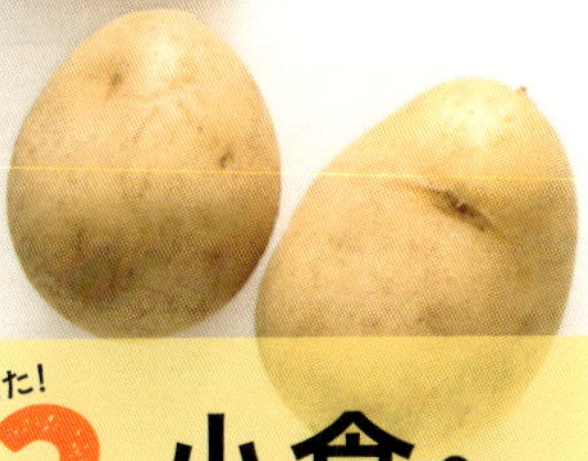

Q 食べることに興味がないみたい

● ごはんに興味がなく、あまり食べてくれません。集中力もなくて、すぐ飽きます。(男の子6才)

A 買い物から食事作りまで子どもを巻き込む作戦で!

「一生懸命に作ったから、食べて!」ではなく、「今日は何を食べたい?」と聞いて、いっしょに買い物に行ったり、野菜の切り方を相談したり、味見をしてもらったり、子どもを巻き込んでみましょう。手間はかかるかもしれませんが、そのほうがお母さんの思いは伝わり、「自分が参加して作った」食事は食欲が倍増しますよ!

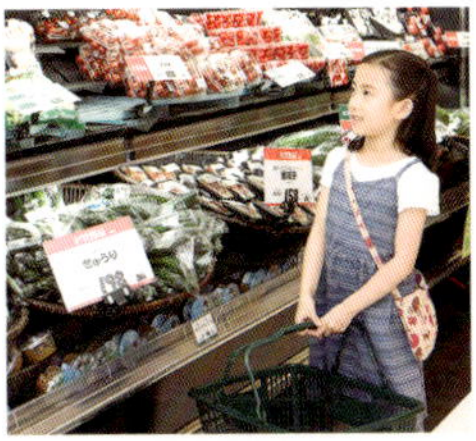

「どれが食べたい?」「新鮮なのはどれかな?」「産地はどこだろう?」。そんな会話から、食に興味をもってもらおう。

Q 量を食べません

● びっくりするほど小食で困っています。体質なのかもしれないけれど、とてもやせぎみ……。(女の子6才)

A 乳幼児貧血だった疑いがあるかも

やわらかいものが多い食事で、咀嚼《そしゃく》力が育っていないのかもしれません。また、小食や食欲不振は貧血の典型的な症状でもあります。鉄はカルシウムと並んで子どもは不足しやすく、乳幼児貧血になることがあります。食事量が少ないことで貧血のリスクがより高まるので、赤身の肉や魚、鉄(Fe)入りのおやつを選んで、鉄の摂取を意識してあげてください。運動量を高めることも食事量アップの対策になります。

うちはこうしています!

- 小柄なのですが、外で遊んだ日はよく食べます。空腹って大事!(男の子10才)
- 10才ごろから大人と同じくらい食べるように。成長期かしら!?(女の子11才)

Never give up!

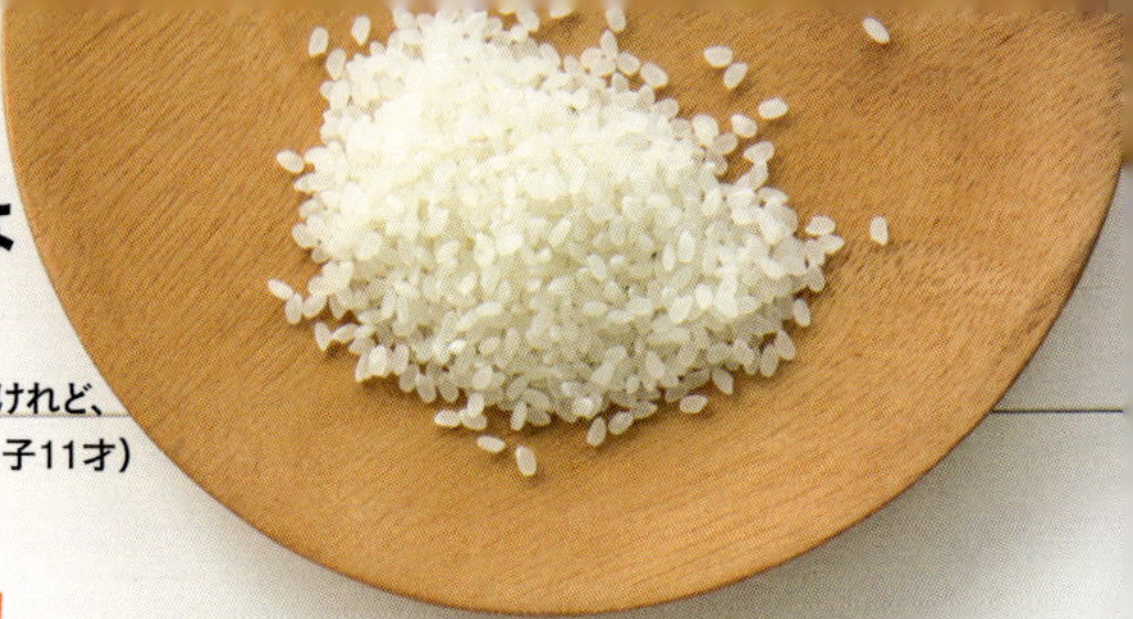

困った！

4 大食い・太りぎみ

Q 思春期の体重増加はしかたない!?

●「思春期の子どもは太りやすい」と聞くけれど、体重増加を気にしなくてもいい？（女の子11才）

A 見た目で判断して「太っている」と思わないで！

思春期の女の子は体脂肪がつく時期なので、見た目だけで判断して「太っている」と思わないでください。体重が成長曲線の範囲内なのに、ダイエットするなどもってのほか！　体重がふえたあとに身長が急に伸びる、ということもあるので、成長を見守りましょう。

Q 太らない食べ方って、ある？

●少し太りぎみです。どんなものを食べさせたらいい？（男の子10才）

A 高脂肪の揚げ物、洋食から野菜の多い和食にチェンジ

栄養バランスのとれた食事をしているなら、少しくらい太っても問題なし。ただし、「揚げ物が多い」「洋食が多い」「スナック菓子やジュースは好きなだけ」などにあてはまるなら、肥満につながるので控えましょう。かわりに、和食の献立をふやし、野菜や海藻、きのこなどをとり入れて。

高脂肪の揚げ物 ×

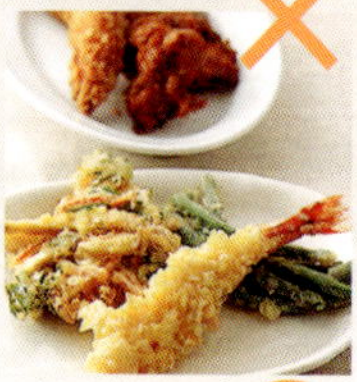

甘いジュース、お菓子 ×

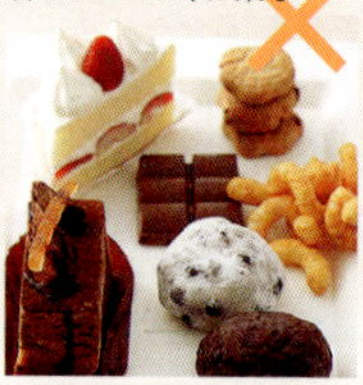

野菜たっぷりの副菜 ○

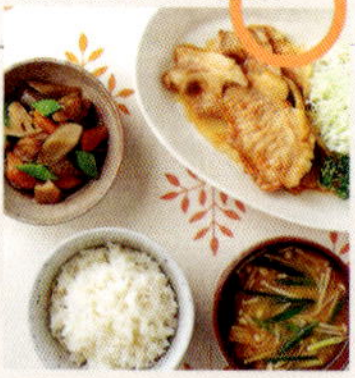

Q いくらでも食べる！

●食欲旺盛で、いくらでも食べるので、やめさせるタイミングがわからない。（女の子8才）

A バランスよく食べるように「おかわりルール」を決めては？

食事に対して意欲があるのは、いいこと。成長期に、見るからに急に太ってきたということでなければ、心配いりません。「野菜はおかわりＯＫ」「肉や魚は自分のお皿に盛った分だけ」「ごはんは茶わん2杯まで」など、好きなものばかりにならないように、おかわりのルールを決めるといいですね！

うちはこうしています！

- 「おなかすいた～」のときは干しいも、焼きみそおにぎりです。（女の子9才）
- 野菜から先に食卓に並べ、ベジタブルファーストを自然に促す！（男の子9才）

Never give up!

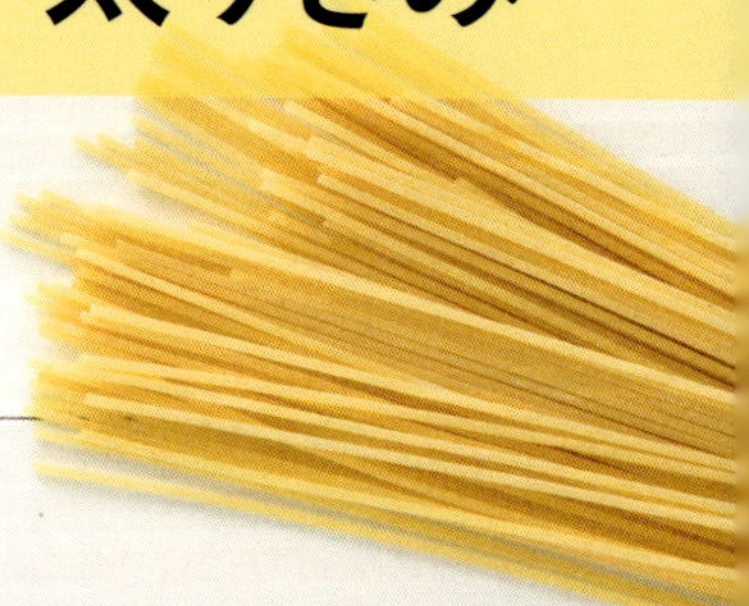

困った！ 5 かまない

Q よくかまないでまる飲みしています！

● 食べるのが早くて、口に詰め込みすぎて、最後にはまる飲みすることが……。(女の子4才)

A 食事をせかさずに食べさせてあげて

幼児期には、歯が生えそろっていてもかみ合っていなかったり、かむ力が弱いと、まる飲みすることがあります。また3才までに、奥歯が生えそろっていないのにかみつぶしやすりつぶしの必要な食材ばかりだと、まる飲みするクセがついた可能性も。保育園児を対象に行われた研究によると、よくかまない子どもは、お母さんがふだんから忙しく、食事をせかす傾向にありました(※)。子どもがゆっくり時間をかけてかめるよう、見守ってあげて。

※村上多恵子、石井拓男他：摂食に問題のある保育園児の背景因子―よく噛まないで飲み込む子について―、小児保健研究，第49巻1号、55-62、1990.

Q 歯ごたえのあるものを食べさせるべき？

● 歯を丈夫にするには、かたいものを食べさせたほうがいい？　たとえばスルメとか!?(女の子5才)

A 歯の生え方、状況も見ながらいろいろな食材を試してみて

かむことには、いい効用がたくさんあります(p.82参照)。子どもの歯の生え方も見ながら、やわらかい食べ物ばかりにならないようにして、よくかむ習慣をつけさせましょう。たとえば、咀嚼回数の目安は、同じ果物でもりんご(皮つき)はバナナの10倍！　いろいろな種類の食材を食べることで、かむ力も育ちます。

食材によってかむ回数は大きく違う！

咀嚼回数の目安

バナナ	7回
プリン	8回
かぼちゃの煮物	28回
ハンバーグ	36回
ごはん	41回
海藻サラダ	62回
りんご（皮つき）	74回
きのこのソテー	75回

「料理別咀嚼回数ガイド」（風人社）より一部抜粋

Q 早食いで太りぎみは、どうしたらいい？

● よくかまずに早食いで、太りぎみ。ずっと注意しつづけているのに直りません。(男の子9才)

A 家族で食べる機会をふやす、かみごたえを出すなど工夫を

肥満の子どもに、早食いは多いです。1人で食べると早食いになりやすく、スマホをいじりながら、テレビを見ながらの「ながら食べ」も食べ物を流し込む原因になります。家族で会話をしながら食べる、かみごたえのある食材を使うなど、早食いにならないように仕向けていきましょう。

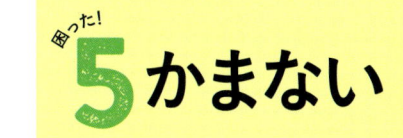

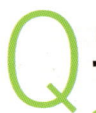

Q とにかくずっとかんでいる!

- ずっとくちゃくちゃして、かんでかんで、それでも飲み込めないものがあります。(女の子5才)

A 「おいしいね」「楽しいね」と子どもの共感力を育んで

食事がやわらかすぎても、かたすぎても、かむ力、飲み込む力は育ちません。保育園児を対象に行われた研究によると、いつまでも口の中に食べ物がある子どもは、食事を通じてお母さんとの共感力が育っていない傾向にあります(※)。「おいしいね」「楽しいね」と子どもにふだんから語りかけ、共感して、子どもの食べる様子をよく見てあげましょう!

※村上多恵子、石井拓男他:摂食に問題のある保育園児の背景因子 —食べ物を口にためる子について—、小児保健研究,第50巻6号、747-756、1991.

Q ボーッとしていて食べるのが遅い!!

- 食べながらボーッとしているので、食事に1時間くらいかかります。(女の子8才)
- 食べることがものすごく遅いのが悩み。(男の子9才)

A 食事に集中する環境づくり、時間のメリハリが大事!

「おなかがすいた!」という状態で、食事を迎えていますか? テレビがついていたり、いっしょに食べずに家族が別のことをしていませんか? 空腹で食事への期待が高まっていて、食事に集中できる環境にあれば、食べることが遅い悩みは改善するはず。また、食べ物が常にある状況もよくありません。食事の時間はいつまでとメリハリをつけて、「ごちそうさま」をして、ずっと食べられる環境は避けましょう。

うちはこうしています!

- おなかがすいている日、遊びの約束がある日は、食べるのが速い。(男の子8才)
- 家にあると食べちゃうので、お菓子の買いおきをやめました!(女の子10才)

Never give up!

困った! 6 時間がかかる

Q 大人の歯が生えそろうのは、いつ?

- かみにくそうだと思ったら、また乳歯がグラグラ! すべて永久歯になるのは、いつ?(女の子9才)

A 永久歯がそろうのは高校生! 生えかわりは長い道のり

小学校低学年ごろ、「上下の前歯が4本ずつ生えかわってひと安心」と思ったら、しばらくしてその横の歯がグラグラしだして、「かみにくい」時期がやってきます。永久歯が奥歯まで生えそろうのは17~18才ごろと、長くかかります。それまでは、歯の状況に合わせた食事作りと、むし歯にしない歯磨きがたいせつです。

永久歯の生える時期の目安

※個人差があるので、あくまでも目安です。

歯式	永久歯の名前	上あご	下あご
1番	中切歯	7~8才	6~7才
2番	側切歯	8~9才	7~8才
3番	犬歯	11~12才	9~10才
4番	第一小臼歯	10~11才	10~12才
5番	第二小臼歯	10~12才	11~12才
6番	第一大臼歯(六才臼歯)	6~7才	6~7才
7番	第二大臼歯	12~13才	11~13才
8番	第三大臼歯(親知らず)	17~21才	※生えないこともあります。

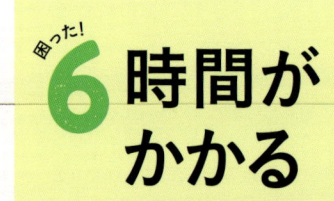

Q アレルギーになったら、一生つづく？

● 卵と小麦のアレルギーがあります。
アレルギーのまま、一生治らないの？（男の子4才）

A 多くの場合は成長とともに食べられる量がふえます

乳幼児期に多い卵、牛乳、小麦などのアレルギーは、6才までに80～90％は食べられるようになる、といわれています。年齢が上がると、除去していたものが食べられるようになっていることも多いので、専門医に相談しながら、定期的に確認しましょう。

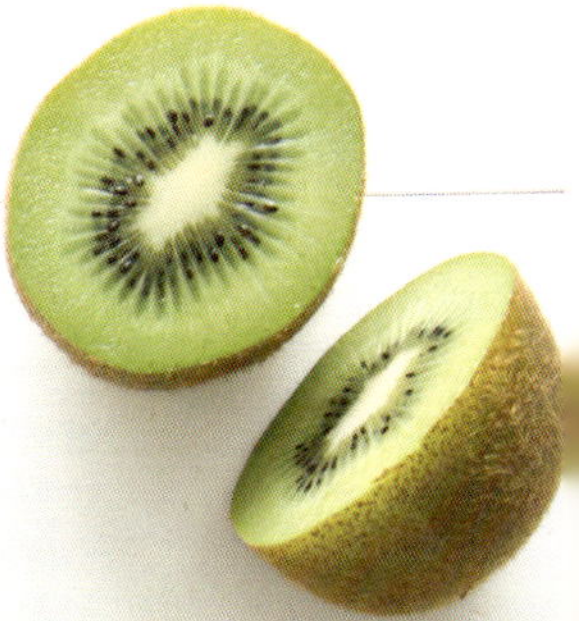

困った! 7 食物アレルギー

Q 牛乳が飲めないとカルシウム不足になる？

● 牛乳アレルギーの場合、どれくらい魚を食べれば、カルシウムは足りる？（女の子8才）

A 魚だけでなく、大豆製品や青菜もカルシウムが豊富です

食物アレルギーがあって、特定の食べ物を除去していても、ほかの食品で栄養素を補っていれば大丈夫。牛乳100mℓ（カルシウム100mg）に匹敵するのは、しらす干し大さじ3、桜えび大さじ1強、豆腐100g、納豆2パック、小松菜40～50gなどです。これらを食べて、カルシウムが不足しないようにしましょう。

カルシウム100mgがとれるもの

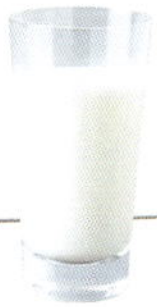
牛乳
100mℓ
＝
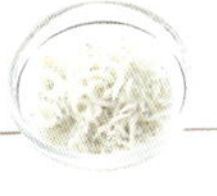
しらす干し
大さじ3
＝
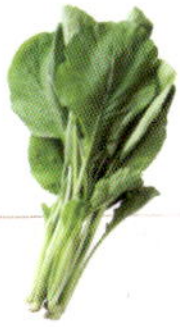
小松菜
40～50g

Q アレルギーって突然なるもの？

● 今のところは大丈夫な食材で、今後、アレルギーを発症することはある？（女の子4才）

A 食べているなら大丈夫ですが、ほかの食べ物では可能性も

離乳食で問題なく卵や牛乳を摂取していて、突然、食物アレルギーになることは考えにくいですが、幼児期にはじめて食べる、えび、かに、そば、魚卵、ナッツ、果物などで発症するという可能性はあります。どんな食べ物がアレルゲン（原因物質）になるかは予測がつかないので、少量から試してみて、症状が出たときに除去を考えましょう。

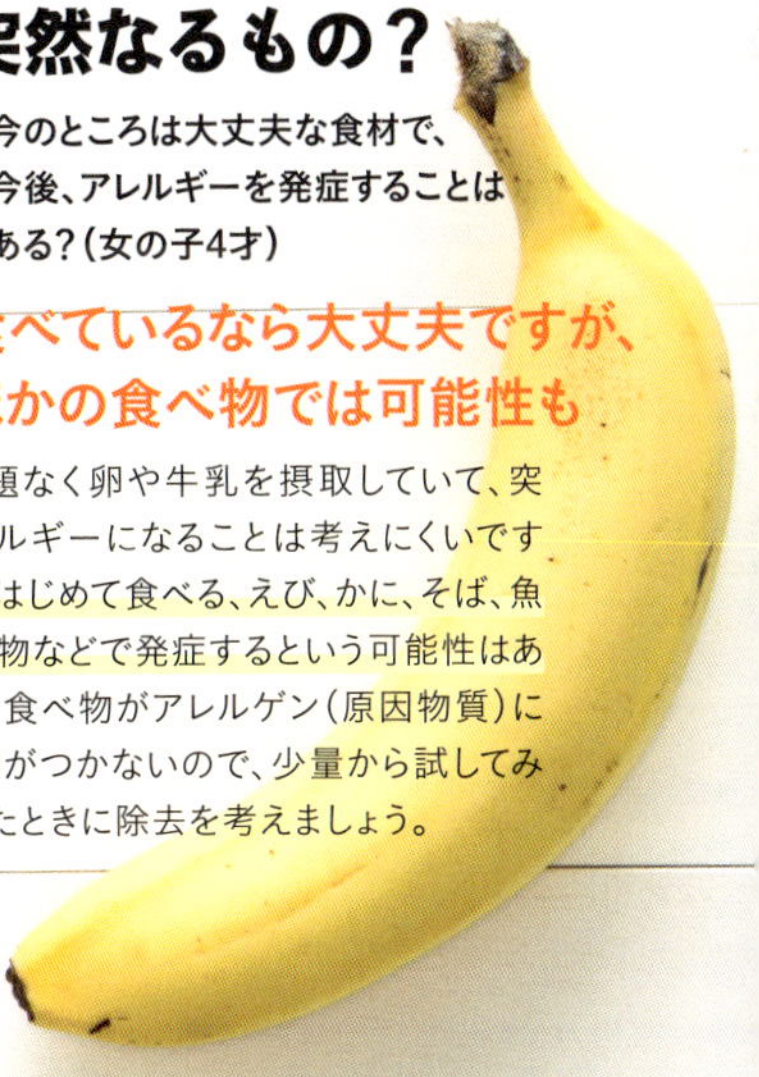

取材協力

葉山こどものための歯医者さん　徳永淳二
ラブテリ トーキョー&ニューヨーク所属
管理栄養士／島田奈美、吉川恵美、風間幸代
理学療法士／粕谷もも
研究員／奈良岡佑南、田渕泰菜、横尾美星

Staff

装丁・本文デザイン　今井悦子 (MET)
装画　上路ナオ子
料理　ほりえさわこ[Part1]、ダンノマリコ[Part2]
スタイリング　ダンノマリコ
撮影　松木 潤 (主婦の友社写真課)
イラスト　すぎうらゆう、ます田なお美
構成・文　水口麻子
編集担当　三橋亜矢子 (主婦の友社)

監修

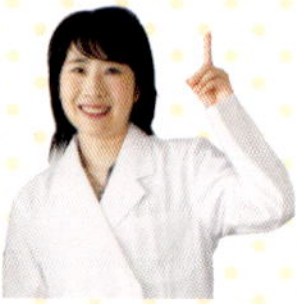

管理栄養士
宇野 薫

女子栄養大学卒。管理栄養士として予防医療に携わる。現在は女子栄養大学大学院にて母子健康の研究を行うかたわら、「ラブテリ トーキョー&ニューヨーク」での妊婦栄養研究や、妊娠・母子健康に関する最新データをもとに栄養カウンセリング教育活動を行っている。保育士養成課程での「子どもの食と栄養」担当。二児の母。

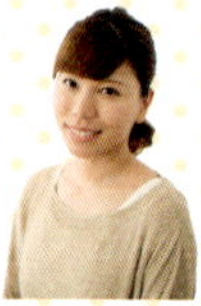

予防医療コンサルタント
一般社団法人ラブテリ代表理事
細川モモ

両親のがん闘病を機に予防医療を志し、渡米後に最先端の栄養学に出会う。栄養アドバイザーの資格を取得したのち、2009年に医師・博士・管理栄養士など13種の専門家が所属する「ラブテリ トーキョー&ニューヨーク」を発足。母子健康向上を活動目的とし、食と母子の健康に関する共同研究を複数手がける。一児の母。

主な参考文献
『Baby Book Ⅱ』(Luvtelli Tokyo & NewYork)
『子どもの食と栄養』堤ちはる・土井正子編著 (萌文書林)
『子どもの栄養と食育がわかる事典』足立己幸監修 (成美堂出版)
『新版 子どもの食生活』上田玲子編著 (ななみ書房)
『アレルギーっ子のごはんとおやつ』伊藤浩明監修・楳村春江栄養監修 (主婦の友社)

成功《せいこう》する子《こ》は食《た》べ物《もの》が9割《わり》

2017年12月31日　第1刷発行
2018年 8 月31日　第9刷発行

編　者　主婦の友社
発行者　矢﨑謙三
発行所　株式会社主婦の友社
〒101-8911　東京都千代田区神田駿河台2-9
電話 03-5280-7537 (編集)
03-5280-7551 (販売)
印刷所　大日本印刷株式会社

ISBN 978-4-07-427589-2